心电图临床技能图谱

许祥林　郭其凤　杨兴艳　著

汕頭大學出版社

图书在版编目（CIP）数据

心电图临床技能图谱 / 许祥林，郭其凤，杨兴艳著
. -- 汕头：汕头大学出版社，2019.4
ISBN 978-7-5658-3946-7

Ⅰ．①心… Ⅱ．①许… ②郭… ③杨… Ⅲ．①心电图
—图谱 Ⅳ．①R540.4-64

中国版本图书馆 CIP 数据核字(2019)第 072675 号

心电图临床技能图谱

XINDIANTU LINCHUANG JINENG TUPU

著　　者：许祥林　郭其凤　杨兴艳
责任编辑：汪小珍
责任技编：黄东生
封面设计：瑞天书刊
出版发行：汕头大学出版社
　　　　　广东省汕头市大学路 243 号汕头大学校园内　邮政编码：515063
电　　话：0754-82904613
印　　刷：朗翔印刷（天津）有限公司
开　　本：710 mm×1000 mm　1/16
印　　张：13.75
字　　数：212 千字
版　　次：2019 年 4 月第 1 版
印　　次：2019 年 9 月第 1 次印刷
定　　价：80.00 元
ISBN 978-7-5658-3946-7

前　言

　　1903 年荷兰生理学家 Willion Einthoven 应用弦线式心电图机记录到清晰可辨的心电图图形，此后，历经百余年的临床应用，心电图检查技术已经发展成为一项临床上非常重要的检查手段。更因为心电图检查技术具有简便、易行、无创、实用等特点，在全世界范围内得到了广泛的应用和推广，它为人类的健康事业做出了巨大贡献。近年来，血管疾病诊断技术的发展日新月异，新技术新方法层出不穷，如临床心脏电生理检查、数字减影法心血管造影、实时心肌声学造影等，但是心电图检查的重要性并没有因此削弱，反而在某些方面还更显突出，已经成为临床医护人员必须掌握的一项基本临床技能。

　　心电图学是一门实践性很强的学科，只有通过不断的临床实践，并反复大量地进行心电图阅读练习，才能提高心电图诊断水平和心电图鉴别诊断能力。为了使年轻医生和医学生能够学好心电图学，我们编写这本心电图临床技能图谱，其内容主要参考执业医师资格考试要求与诊断学教学大纲，适用于医学生、实习医生、规培医生以及年青医生，是准备心电图临床技能考试的重要辅助资料，也是其学习心电图的启蒙教材。

　　在编写这本心电图临床技能图谱时，我们根据心电图学自身特点，结合数十年的临床工作经验，注重理论与实践相结合，从最基本的心电图测量方法开始逐一讲解，对正常心电图和常见的异常心电图的主要特点以及心电图鉴别诊断的要点加以归纳总结，注重培养识别判断心电图的实际能力，尽量简化繁琐而抽象的理论部分。同时为了能够更好地理解相关内容，辅助以大量人工绘制的典型图片加以说明。

　　由于编写时间仓促，编写人员能力有限，书中不足之处在所难免，恳请广大同仁予以批评指正。

许祥林

2018.6.30 于遵义

目　录

上 篇
心电图基础知识

一、心电图各波群、间期与 QRS 波群的命名

1.心电图各波群与间期

心电图有四个波、二个间期、一个段组成，见下面示意图。

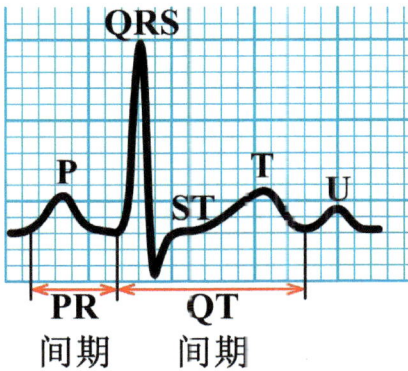

P 波：心房除极波

PR 间期：房室传导时间

QRS 波群：心室除极波

ST 段：心室早期复极

T 波：心室复极波

QT 间期：心室除极时间＋复极时司

U 波：心室后继电位

2.QRS 命名

QRS 命名原则

R 波：第一个向上的波。

Q 波：第一个向下的波。

S 波：R 波之后向下的波。

R' 波：S 波之后再向上的波。

S' 波：R' 波之后再向下的波。

QS 波：整个波群均向下的波。

波形大，用大写；波形小，用小写。

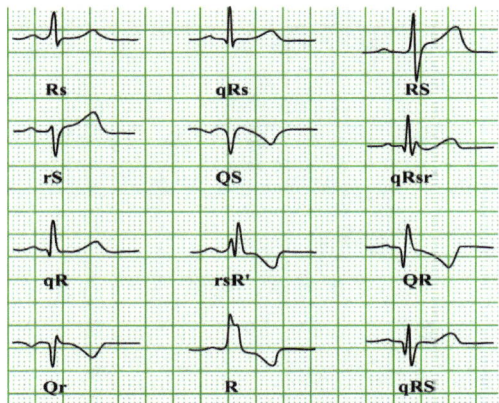

二、心电图导联

1. 心电图常规 12 导联

肢体导联：Ⅰ、Ⅱ、Ⅲ、aVR、aVL、aVF。肢体导联需安置 4 个电极于肢体上，分别是右前臂（红色），左前臂（黄色），左下肢（绿色），右下肢（黑色）。右下肢电极为回路电极（地线），理论上可以安置在身体的任何部位。

胸导联：V1、V2、V3、V4、V5、V6。胸导联需安置 6 个电极于胸部。

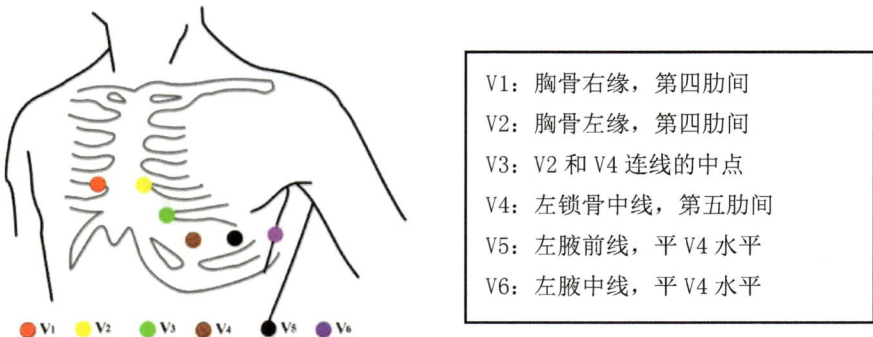

> V1：胸骨右缘，第四肋间
> V2：胸骨左缘，第四肋间
> V3：V2 和 V4 连线的中点
> V4：左锁骨中线，第五肋间
> V5：左腋前线，平 V4 水平
> V6：左腋中线，平 V4 水平

2. 特殊导联

特殊导联是指非常规 12 导联，其中临床上最常用的特殊导联有右胸导联和后壁导联，对胸痛、心肌缺血、心肌梗死的患者必须加做右胸导联和后壁导联，以避免造成漏诊。

（1）右胸导联：V3R、V4R、V5R、V6R。在右胸部，与 V3～V6 呈镜像对应关系。

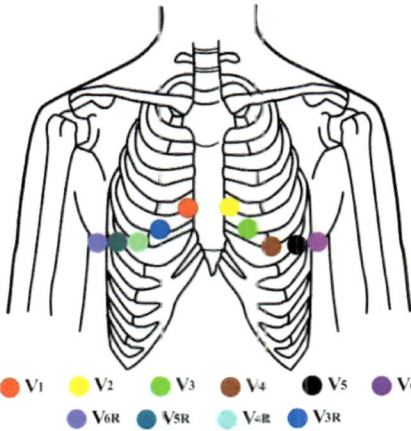

V3R：V1 和 V4R 连线的中点

V4R：右锁骨中线，第五肋间

V5R：右腋前线，平 V4 水平

V6R：右腋中线，平 V4 水平

（2）后壁导联：V7、V8、V9。

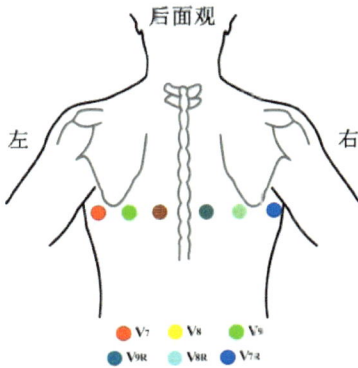

V7：左腋后线，平 V4 水平

V8：左肩胛下角线，平 V4 水平

V9：脊柱左旁线，平 V4 水平

三、心电图测量方法与基本原则

1. 心电图测量基本原则

（1）心电图记录纸由 1mm×1mm 的正方形小格构成。

根据宽度测量时间，1mm＝0.04s；

根据高度测量电压，1mm＝0.1mV。

（2）宽度测量：从内缘到内缘；

高度测量：从上缘到顶端；

深度测量：从下缘到最低点。

（3）P 波高度以 P 波起始前的水平线为准；QRS、J 点、ST 段、T 波、U 波高度以 QRS 波群起始前的水平线（或起点）为基准线。尤其是 P 波结束点下移（P-R 段下移）或 ST 段下移时，务必遵守上述测量原则，否则测量时将出现较大偏差。

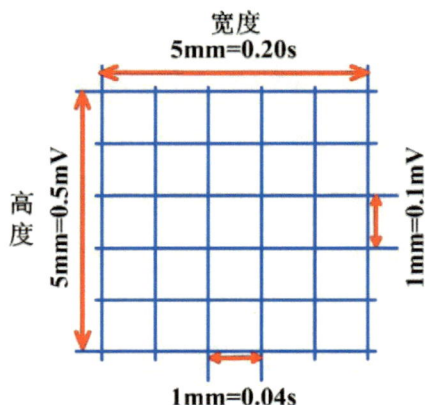

2. 心电图常用波的宽度、振幅与间期的测量图示

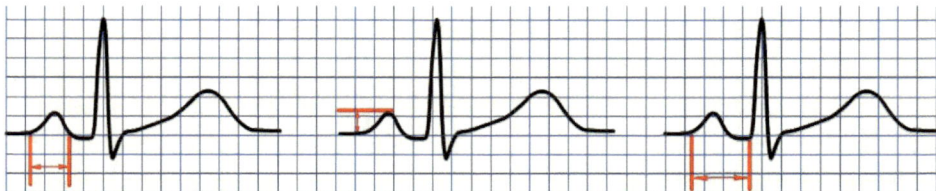

P 波的宽度应从内缘测至内缘。本图 P 波宽度为 0.08s。	P 波高度测量应以 P 波起点为基准，不能以 P 结束处或 QRS 起点为基准；本图 P 波高度为 0.10mV。	PR 间期是从 P 波起点测量至 QRS 波群起点。本图 PR 间期为 0.12s。

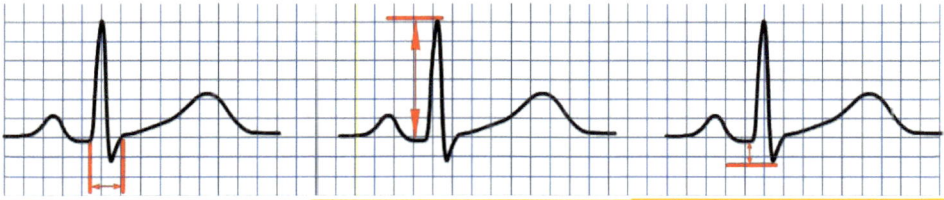

QRS 波群宽度应从内缘测至内缘。本图 QRS 宽度为 0.06s。

R 波高度测量应以 QRS 波群起点为基准。本图 R 波高度为 0.60mV。

S 波深度的测量应以 QRS 波群起点为基准，本图 S 波深度为 0.1mV.

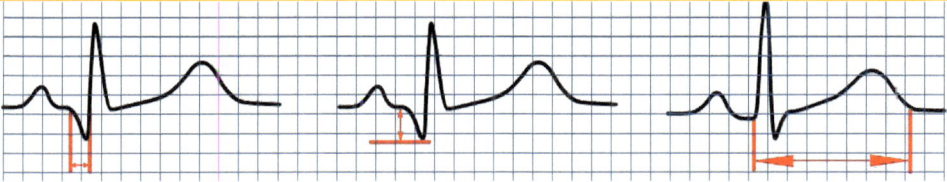

Q 波宽度测量应从内缘测至内缘。本图 Q 波宽度为 0.04s。

Q 波深度测量应以 QRS 波群起点为基准，本图 Q 波深度为 0.15mV。

QT 间期是从 QRS 波群起点测量至 T 波结束处。本图 QT 间期为 0.32s。

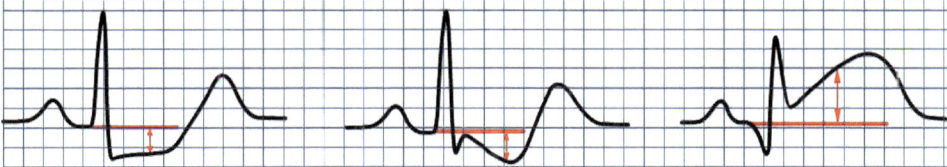

ST 段水平型下降程度测量应以 QRS 波群的起点为基准，在 J 点后 0.08s 处测量其距基线的垂直距离。本图测量 ST 下降 0.11mV。

ST 段下斜型下降程度测量应以 QRS 波群的起点为基准，在 J 点后 0.08s 处测量其距基线的垂直距离。本图测量 ST 下降 0.15mV。

ST 段抬高程度测量应以 QRS 波群的起点为基准，在 J 点后 0.08s 处测量其距基线的垂直距离。本图测量 ST 抬高 0.25mV。

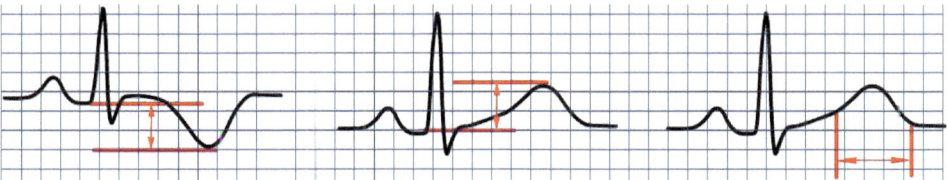

T 波深度测量应以 QRS 波群起点为基准。本图 T 波深度为 0.25mV。

T 波高度测量应以 QRS 波群起点为基准。本图 T 波高度为 0.25mV。

T 波宽度应从内缘测至内缘。本图 T 波宽度为 0.16s。由于 T 波起点不易辨认，故临床上一般不测量 T 波宽度。

3. 心率计算

心率计算公式：心率=60/R-R 间期（或 P-P 间期）。采用 RR 间期计算的是心室率，采用 PP 间期计算的是心房率，正常情况时二者一致。

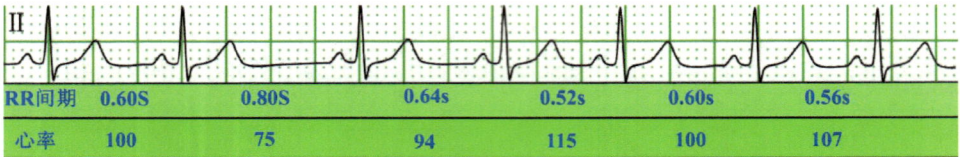

RR间期	0.60S	0.80S	0.64s	0.52s	0.60s	0.56s
心率	100	75	94	115	100	107

测量出 RR 间期（上排数据），然后根据计算公式可计算出心率（下排数据）。此时计算出的心率是每搏心率，若计算平均心率首先需要计算平均 RR 间期，然后再进行计算。如上图的平均 RR 间期=（0.60+0.80+0.64+0.52+0.60+0.56）÷6=0.62，平均心率为：60÷0.62=97 次/分，心电图报告通常选择最大每搏心率与最小每搏心率，也可选择平均心率。

4. 平均额面电轴

（1）目测法判断电轴

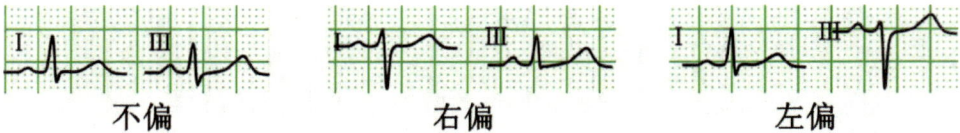

不偏　　　　　　　　右偏　　　　　　　　左偏

目测法判断电轴偏移：Ⅰ导联 QRS 主波向上，Ⅲ导联 QRS 主波向上，电轴不偏；Ⅰ导联 QRS 主波向上，Ⅲ导联 QRS 主波向下，且Ⅰ导联 QRS 代数和的绝对值小于或等于Ⅲ导联时，电轴左偏；Ⅰ导联 QRS 主波向下，Ⅲ导联 QRS 主波向上，电轴右偏。

（2）电轴正常与电轴偏移

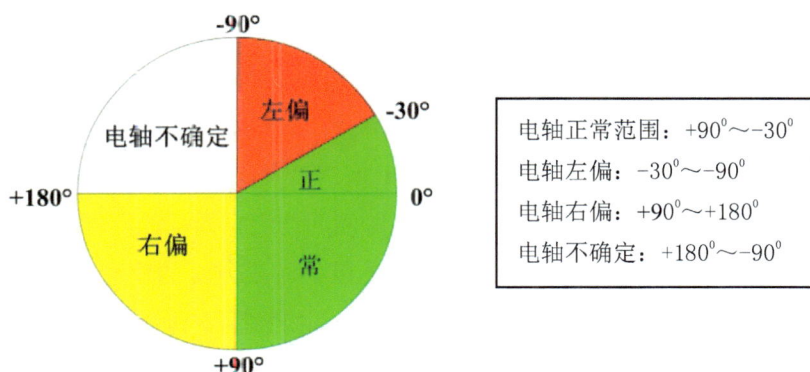

电轴正常范围：+90°～-30°

电轴左偏：-30°～-90°

电轴右偏：+90°～+180°

电轴不确定：+180°～-90°

5. 心电图常用测量方法

　　心电图测量方法有三种，即目测法、电子标尺测量法与12导联同步测量法。目测法是心电图传统测量方法，通过心电图图纸上的定标方格判断心电图图形的宽度与振幅（1小格的宽度为0.04秒，高度为0.1mV），适用于小范围内的测量。电子标尺测量法是在心电图数字化技术与计算机技术的基础上发展起来的测量技术，具有测量简便、快捷、准确的特点，但在小范围的测量上容易出现误差。12导联同步测量法是在心电图数字化技术与计算机技术的基础上发展起来，结合了现代心电图的最新理念，也是目前国际上广为提倡的测量方法。

　　（1）目测法

　　目测法是心电图的传统测量方法，以往是通过肉眼直接在心电图图纸上进行测量。现代心电图为便于测量，一般都提供有放大镜，点击放大镜后将鼠标移动至要测量的画面上，可以更准确地进行测量，还可通过提高增益和走速与放大镜配合进一步是图形放大，以便于测量，目测法尤其适用与短距离的测量。

　　（2）电子标尺测量

　　电子标尺测量也是数字化心电图所具备的测量方法，通过拖动鼠标即可测量宽度或高度，一般来说电子标尺与目测法不同的是适合于大范围的测量：如RR间期、QT间期、R波的高度等，但小范围的测量不及目测法方便，所以临床上常常将二者结合起来配合应用。

（3）12 导联同步测量法

12 导联同步测量是现代心电图学提出的最新理念，也是在现代计算机技术与心电图数字化技术的基础上得以实现的，该方法同时要求心电图数据采集必须为 12 导联同步采集，其测量的基本观点是 12 导联 P 波最先起始的导联为 P 波起点，12 导联 P 波最后结束的导联为 P 波终点，以此测量的 P 波宽度为实际 P 波宽度。同理，P-R 间期、QRS 宽度、QT 间期均遵循同样的测量原则。

12 导联同步测量方法在测量的理念上以往测量方法的理念有着很大的差异，其测量结果自然与以往的测量结果会有一定的差异，比如 12 导联同步测量的 P 波宽度比以往单导联测量的宽度要宽，但目前临床上使用的正常值仍然沿用过去的正常值，主要是 12 导联同步测量的应用时间还比较短。

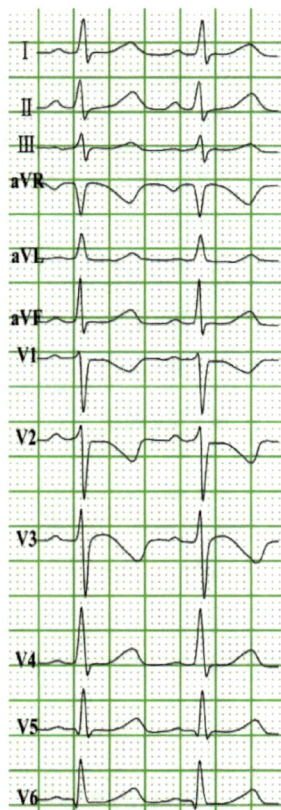

同步 12 导联心电图可以进行 12 导联同步采样、同步记录，在心电图测量上也提出了新的要求，各波群、间期与段的测量有了新定义。

（1）P 波宽度测量：从最早的 P 波起点测量至最晚的 P 波终点。

（2）QRS 波群宽度测量：从最早的 QRS 波群起点测量至最晚的 QRS 波群终点。

（3）P-R 间期测量：从最早的 P 波起点测量至最早的 QRS 起点。

（4）Q-T 间期测量：从最早的 QRS 起点测量至最晚的 T 终点。

根据左图可见，若仅在 II 导联上测量 P-R 间期，其测量值为 0.16s。但图中可见 P 波起始最早的导联是 II 导联，因此测量时应从 II 导联的 P 波开始测量，而 QRS 起始最早的是 V6 导联，因此测量的终止点应为 V6 导联的 QRS 起点，以此测量的 P-R 间期为 0.14s。

同样原理，单导联测量的 QT 间期与十二导联同步测量的 QT 间期也不一样。

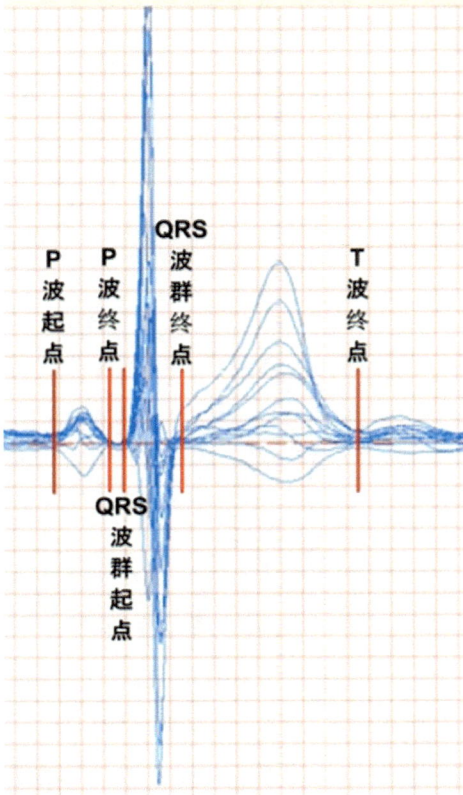

叠加技术的应用使得心电图 12 导联同步测量得以真正能够实现。左侧图为 12 导联叠加后的心电图，图中可见 QRS 起点差异很大，所以单独在任何一个导联上测量，所测量的 P 波宽度、PR 间期、QRS 宽度、QT 间期都不能代表其真实情况。准确的测量方法是：P 波起点在最早的导联上测量，P 波终点在最晚的导联上测量，QRS 波群起点在最早的导联上测量，QRS 波群终点在最晚的导联上测量，T 波终点在最晚的导联上测量。

四、正常心电图

1. 正常心电图分析顺序

（1）判断窦性心律：观察 12 导联的 P 波形态，Ⅱ直立，aVR 倒置，V1 导联直立或正负双向，V5、V6 导联直立。

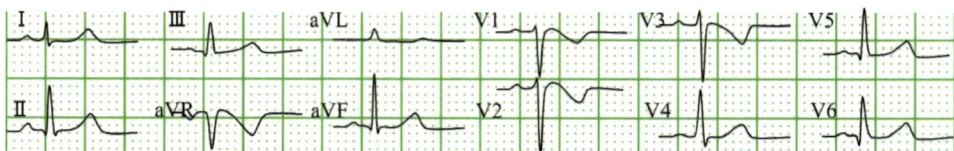

（2）P 波测量：P 波宽度和高度应以 12 个导联中测量的最大值为准，P 波宽度通常选择Ⅱ导联测量，P 波高度分别在肢体导联和胸导联选择最高的 P 波测量。

（3）P-R 间期测量：如果不能采用 12 导联同步测量，则原则上应以 12 个导联中测量的最大值为准，通常情况下Ⅱ导联 P 波最清晰，所以一般选择在Ⅱ导联测量为宜。

（4）QRS 波群分析：根据Ⅰ、Ⅲ导联的主波方向判断心电轴偏移，观察 V1～V6 导联 QRS 形态演变规律，判断逆钟向转位和顺钟向转位，观察肢体导联和胸导联有无异常 Q 波；测量肢体导联和胸导联最大振幅的电压，判断低电压，测量 V1、V5 导联的 R 波及 R+S，判断左右室的电压增高（参见心室肥厚）。QRS 时间测量一般选 V2、V3 为宜。

QRS 波群演变规律与顺钟向转位和逆钟向转位

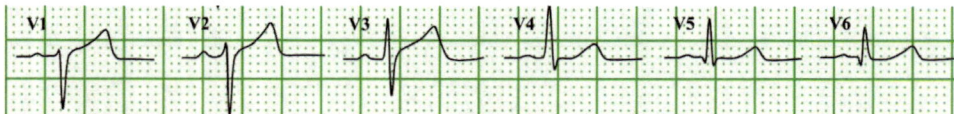

胸导联 QRS 演变规律：V1～V6 导联 R 波逐渐增高，S 波逐渐减小，R/S 逐渐增大，

V3 呈 RS 型，一般最大 S 波在 V2 导联，最大 R 波在 V4 导联。

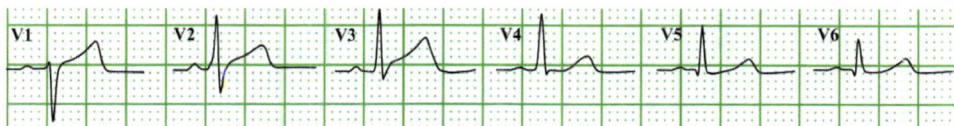

当 RS 图形出现在 V2 导联，R/S≥1 时为逆钟向转位。

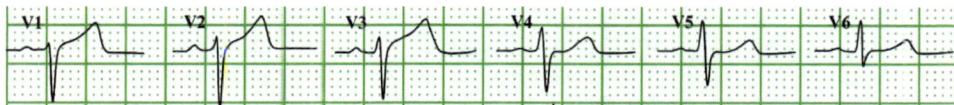

当 RS 图形出现在 V5 导联，R/S≤1 时为顺钟向转。

肢导低电压与胸导低电压

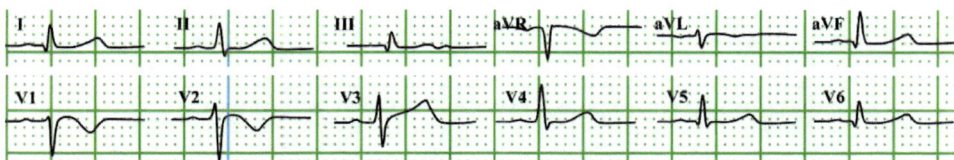

6 个肢体导联至少有 1 个导联的 QRS 波群整个振幅应＞0.5mV，否则为肢导低电压。

6 个胸导联至少有 1 个导联的 QRS 波群整个振幅应＞0.8mV，否则为胸导低电压。

（5）ST 段分析：观察 12 导联 ST 段是否有压低或抬高。少数情况下 ST 段可能会出现延长或缩短，如低血钙可使 ST 平段延长，而高血钙可使 ST 段平段缩短。

（6）T 波：T 波分析以观察 T 波形态和振幅为主，而 T 波的宽度一般不测量，主要是因为 T 波起点多不明确，因此，难以准确测量 T 波宽度。

在肢体导联上重点观察 QRS 主波向上的导联其 T 波是否直立，在胸导联上观察 V1～V6 是否符合正常演变规律，观察 12 导联上是否有 T 波振幅过低。

胸导联T波正常演变

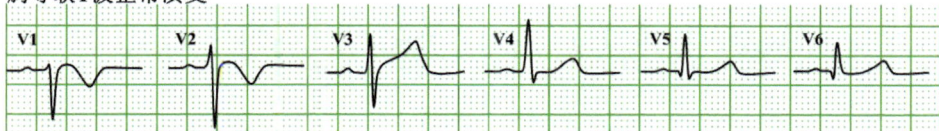

胸导联T波异常

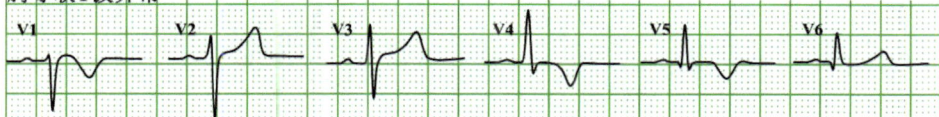

T 波在胸导联的正常演变规律：胸导联 V1～V3 导联 T 波可以直立，也可以倒置（儿童 V4 也可以倒置），但从 V4 开始 T 波应直立（见上图第一行）。

下行 V1、V2 导联 T 波直立，而 V3、V4 导联出现倒置，属异常 T 波改变。

（7）QT 间期测量选 V5、V6 导联进行测量为宜。

（8）观察 U 波，正常情况下 U 波多在 V2～V4 导联较为明显，分析 U 波时主要观察 U 波的方向及振幅，如 U 波出现倒置，或振幅超过 T 波，或与 T 波融合则表明 U 波异常。

（9）测量 RR 间期或 PP 间期，计算心率。

（10）根据分析及测量结果做出心电图诊断

2. 正常心电图各波群与间期的主要特征及其正常值

	形　态	振　幅	时　间
P 波	圆钝，Ⅱ直立，aVR 倒置	肢导＜0.25mv，胸导＜0.20mV	＜0.12s
P-R 间期	0.12～0.20s。心率快和年龄小相应短。心率慢和年龄大相应长，老年人可达 0.22s		
QRS 波群	Ⅰ、Ⅲ主波向上，V1～V6R 波逐渐增高，S 波逐渐减小，R/S 逐渐增大，V3、V4 呈 RS 型，无异常 Q 波	肢导至少有一个导联＞0.5mV，胸导至少有一个导联＞0.8mV。高限见心室肥厚	0.06～0.10s
ST 段	与基线处于同一水平，可轻微偏移：下移：任一导联＜0.05mV。抬高：（呈上斜型抬高。V1、V2＜0.3mV，V3＜0.5mV，V4～V6 及肢导＜0.1mV		
T 波	与 QRS 主波方向一致。胸导联特点：V1～V3 倒置或直立（V1～V3 直立，V4～V6 不可再倒置），V4～V6 直立	＞同导联 R/10 波	一般不测量
QT 间期	正常值为 0.32～0.44s，因受心率影响，临床上常使用 QTc（校正后的间期）		
U 波	T 波后 0.02～0.04s 左右出现，＜同导联 T 波，与 T 波方向相同		

五、心房肥大与心室肥厚的心电图

1. 右房肥大心电图特征

诊断标准：P波高尖，肢体导联振幅≥0.25mV，和/或胸导联≥0.20mV。

鉴别诊断：窦性心动过速与甲亢在心电图上可表现P高尖，需与右房肥大鉴别，二者鉴别需结合病史和其他形态学检查（如心脏B超）。

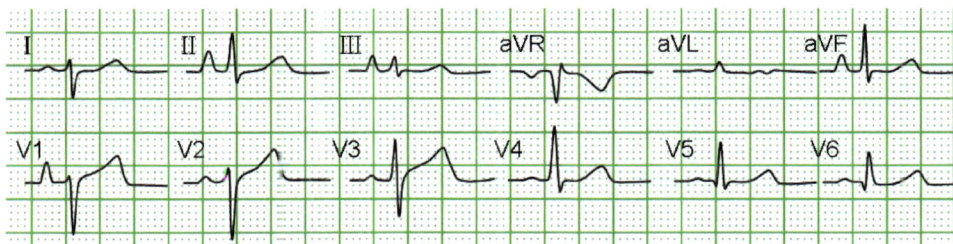

II导联P波振幅=0.30mV，V1导联P波振幅=0.30mV。心电图诊断：右房肥大。

2. 左房肥大心电图特征

（1）P波增宽，t≥0.12s。

（2）P波呈双峰，峰间距≥0.04s。

（3）PV1呈正负双向，PtfV1（终末电势）≤-0.04mms。

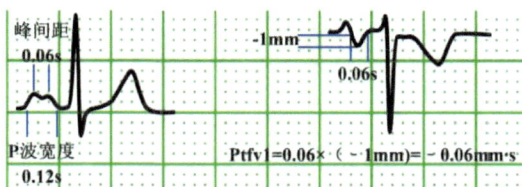

其中第一项特征是心电图诊断左房肥大的必备条件。其他二项为辅助条件。

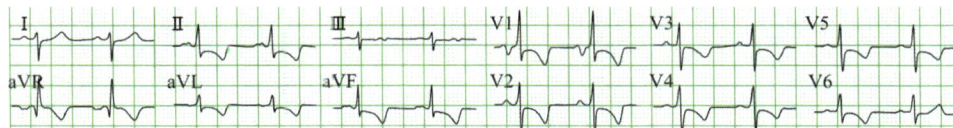

本例心电图为二尖瓣狭窄患者心电图，表现有右室肥厚和左房肥大。

3. 右室肥厚心电图特征

（1）QRS 形态：V1 由 rS→Rs 或 qR；V5 由 qRS→RS；aVR 由 Qr 或 QS→qR。

（2）QRS 电压：RV1+SV5＞1.05mV，RaVR＞0.5mV。

（3）QRS 时间：略增宽，0.10～0.11s。

（4）ST-T 改变：ST 段下降，T 波倒置。

（5）电轴：右偏。

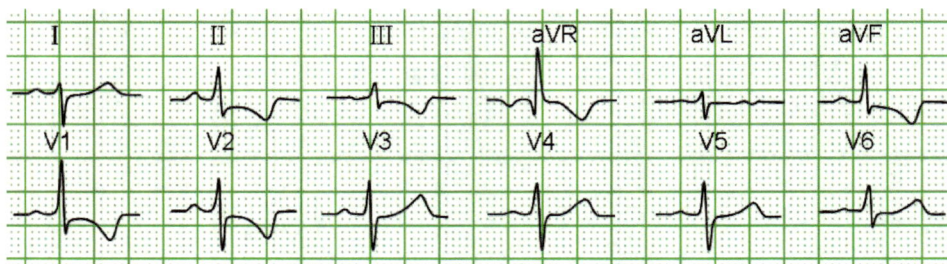

4. 左室肥厚心电图特征

（1）QRS 电压：RV5＞2.5mV，RV5+SV1＞4.0mV（女＞3.5mV），R I ＞1.5mV，RaVL＞1.2mV，RaVF＞2.0mV，R I +SIII＞2.5mV。

（2）QRS 时间：略增宽，0.10～0.11s。

（3）ST-T 改变：ST 段下降，T 波倒置。

（4）电轴：左偏。

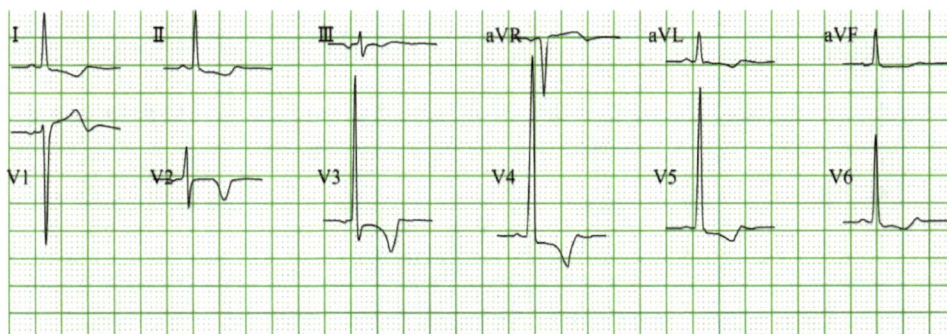

5.心室肥厚时临床常用名词

心室高电压：仅有电压增高，达到诊断标准，无电轴和 ST-T 改变。

心室肥厚：电压+电轴的相应改变。

心室肥厚劳损：电压-ST-T 改变，电轴的相应改变（可无）。

6.房室增大的心电图改变及其诊断方面的几点说明

（1）心室肥厚的电压标准

心室肥厚的电压诊断标准在心室肥厚的诊断上有很重要的地位，是心室肥厚诊断的主要指标，但各和电压标准的特异性与敏感性差异极大，同时影响 QRS电压改变的因素又有很多，如年龄、性别、种族、体型等，因此，目前不能确定那项电压指标更为可靠。此外，还需要指出的是现阶段使用的 QRS 电压诊断标准是 35 岁以上人群的诊断标准，16—35 岁年龄段的诊断标准尚未建立。

（2）ST-T 改变

心室肥厚出现 ST-T 改变以往认为是心室肌存在绝对性缺血和相对性缺血所致的原发性改变，但目前普遍认为是一种继发性改变。而心室肥厚合并心肌缺血时发生 ST-T 改变如何与之鉴别现阶段还没有明确标准。

（3）肥厚劳损

肥厚劳损是多年来心电图在心室肥厚时一直沿用的名词，但目前认为劳损一词并不准确，因此不建议使用。此外，ST-T 改变在心室肥厚的诊断上又有重要价值，因此，如何在诊断心室肥厚时凸显 ST-T 的诊断价值目前尚无标准可以借鉴。

（4）心房肥大

心房存在解剖异常或生理异常时均可导致心电图出现 P 波异常改变，因此根据 P 波宽度和高度判断左右心房增大的可靠性不高，此类心电图改变可能是多种因素所致，因此建议使用心房异常替代以往所用的名词：肺型 P 波、二尖瓣型 P 波、先天性 P 波等。但目前该观念在国内还没有被普遍采纳。

（5）右室肥厚

需要特别指出的是心电图诊断右室肥厚的敏感性很低，但部分诊断的特异性较高，其中先心病诊断的准确性最高，其次是成人后先心病和原发性肺动脉高压，而慢性肺部疾病的准确性最低。

六、心肌缺血

　　心肌缺血的心电图改变主要表现为 ST-T 的改变，但由于造成 ST-T 改变有很多非缺血性原因，如：离子紊乱、脑血管意外、肥厚型心肌病等，因此临床鉴别诊断尤为重要。心电图诊断心肌缺血时既要重视心电图的图形改变，更要重视结合临床资料进行综合性判断。

　　根据心电图的表现不同可以分为损伤型改变和缺血型改变，损伤型改变是 ST 段的改变，包括心内膜下心肌损伤（ST 段压低）和心外膜下心肌损伤（ST 段抬高），缺血型改变是 T 波的改变，包括心内膜下心肌缺血（T 波高耸）和心外膜下心肌缺血（T 波倒置）

1.ST 压低

　　心电图 ST 压低常见有以下几种形态：水平型、上斜型、下斜型，见下图。其中水平型和下斜型压低≥0.05mV，上斜型≥0.075mV 有临床意义。ST 压低提示缺血发生于心内膜。

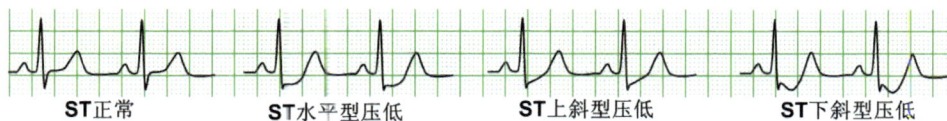

ST正常　　　ST水平型压低　　　ST上斜型压低　　　ST下斜型压低

2.ST 抬高

　　心电图 ST 抬高常见有以下几种形态：水平型、上斜型、弓背向上型，见下图。其中水平型和弓背向上型临床意义较大。ST 抬高提示缺血累及心外膜，临床上常常诊断为心肌损伤。

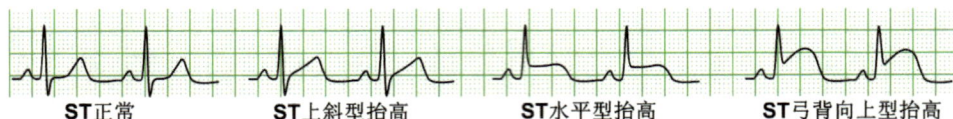

ST正常　　　　ST上斜型抬高　　　　ST水平型抬高　　　　ST弓背向上型抬高

3.T波改变

心肌缺血所致的 T 波改变可以表现为倒置和高耸，同时伴有双肢对称，也可伴有 ST 改变和 QT 延长。

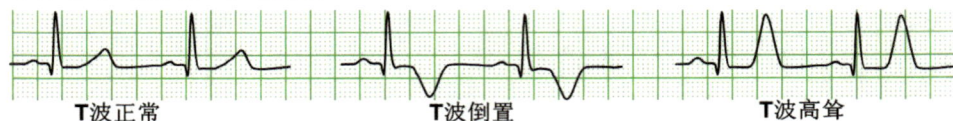

T波正常　　　　　　　　　T波倒置　　　　　　　　　T波高耸

4.其他心电图改变

心肌缺血后除 ST-T 改变外，还可能表现有其他改变，如一过性 Q 波、U 波倒置、QRS 波增宽、QRS 振幅变化等，但发生频率较低，尚无明显规律可循。

（1）P 波增宽

P 波作为心房除极时间在心肌缺血时会发生延长，心电图主要表现为 P 波间期增宽≥0.11 秒。运动试验诱发心肌缺血时 P 波增宽表现尤为明显。运动试验过程中随着心率增快，P 波会逐渐缩窄。而冠心病患者运动后 P 波非但不缩窄反而增宽，其△P 波≥0.02s 具有诊断价值（△P 波=运动后 P 波宽度－运动前 P 波宽度）。通常情况下心肌缺血所致的 P 波宽度增加主要表现在 P 波明显的导联，如Ⅱ、aVF 导联等，但 P 波增宽出现的导联多不具有冠脉病变定位诊断价值。

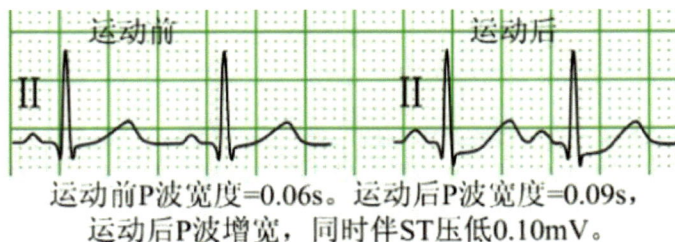

运动前P波宽度=0.06s。运动后P波宽度=0.09s，运动后P波增宽，同时伴ST压低0.10mV。

（2）QRS 波群振幅变化

心肌缺血时 R 波振幅增高，S 波减少或消失，但持续时间短。缺血所致的 R

波增高可能是因为缺血导致心室容积增大（Brody 效应），也可能与急性损伤阻滞有关。

心肌缺血导致的 QRS 振幅改变发生率较低，同时由于 QRS 波群振幅改变的影响因素较多，如心室壁的厚度、心室除极的不均一性、激动在心室内的传导速度、心脏在胸腔内的位置、心率快慢以及肺内含气量等，因此 QRS 振幅改变对心肌缺血的敏感性与特异性均较低，一般临床上极少以此诊断心肌缺血。

（3）一过性 Q 波

心肌严重缺血时，由于氧自由基损伤与钙离子超载单独或者协同损伤心肌细胞膜及其离子通道，导致钠离子通道失活，从而导致心肌电动力的暂时丧失，出现电静止，在缺血区域产生异常 Q 波。这种异常 Q 波与心肌梗死不同，多呈一过性，一旦缺血心肌恢复了血供，心肌细胞的电活动能力也随之恢复，异常 Q 波数分钟到数小时后迅速消失，少数患者可持续数日。血清酶正常可协助诊断。

一过性 Q 波通常与 ST 段改变相伴发生，但在诊断心肌缺血上较 ST 段改变更具特异性，且有定位诊断价值。偶有报道急性脑梗塞时可出现一过性 Q 波。

5.动态改变

心电图上出现 ST-T 动态改变在心肌缺血的诊断上非常重要，具有很高的特异性，如患者胸痛或运动后出现 ST-T 改变，而胸痛终止或停止运动后 ST-T 恢复，则诊断心肌缺血的可靠性很高；反之，胸痛终止或停止运动后 ST-T 无变化，则心肌缺血的可能性较小。

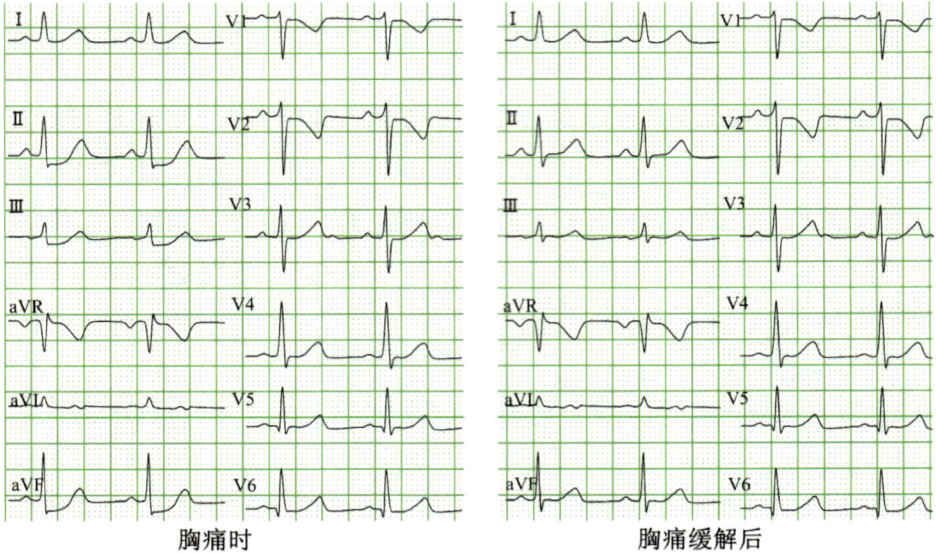

胸痛时　　　　　　　　　　　　　胸痛缓解后

　　本例患者胸痛前后心电图比较有明显改变。胸痛时下壁导联（Ⅱ、Ⅲ、aVF）ST 呈水平型压低 0.10～0.25mV，胸痛缓解后心电图无异常改变。心电图诊断：下壁心肌缺血。

七、急性心肌梗死

1.早期心肌梗死心电图特征

早期心肌梗死，又称超急性损伤期，发生于冠脉闭塞数分钟，持续时间数十分钟，该时期的心肌梗死在心电图上的最大特点是无异常 Q 波出现。

心电图特征：T 波高耸，继而出现 ST 段抬高，无异常 Q 波。

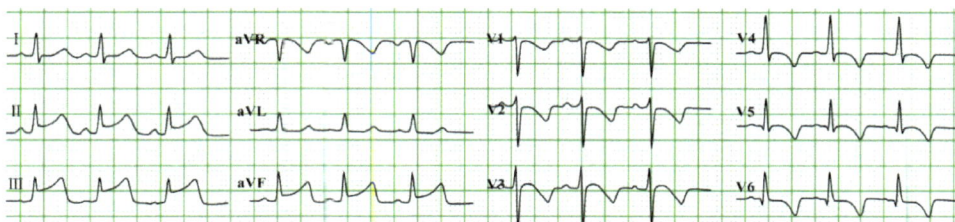

早期下壁心肌梗死，广泛前壁心肌缺血。Ⅱ、Ⅲ、aVF 导联 ST 抬高，无 Q 波；
V1～V6 导联 T 波倒置。

2.急性起心肌梗死心电图特征

急性期心肌梗死发生在冠脉闭塞数小时至数天的时间内，其心电图改变多具有特异性，并有典型的演变，其诊断多不困难。

心电图特征：（1）QRS 改变：出现异常 Q 波。（2）ST-T 改变：ST 呈弓背向上性抬高与 T 波融合成单向曲线。

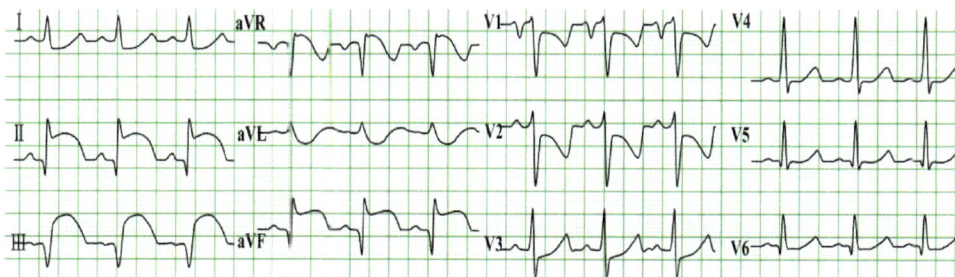

3. 近期心肌梗死心电图特征

近期心肌梗死，又称亚急性期，或演变期，其发生时间为数周至数月，一般 T 波由直立转变为倒置或双向即表明进入该期，此时，其心电图主要变化表现在 T 波上，由深倒置逐渐变浅，部分患者异常 Q 波逐渐变小。

心电图特征：（1）QRS 改变：异常 Q 波较急性期加深。（2）ST-T 改变：ST 恢复至基线水平，T 波倒置。

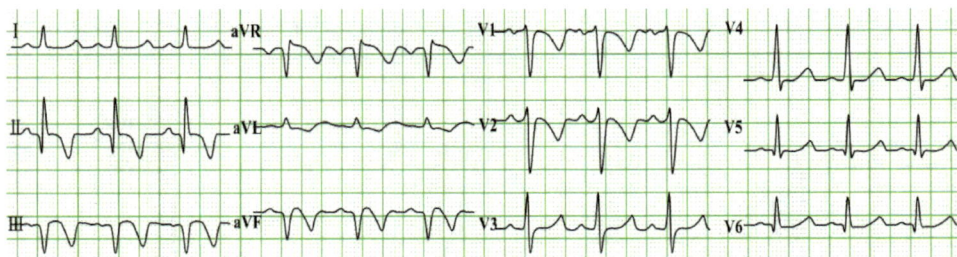

4. 陈旧期心肌梗死

陈旧性心肌梗死的主要依据是异常 Q 波，一般在≥2 个相邻导联同时出现诊断价值较大，根据单独一个导联存在异常 Q 波而诊断则误诊率很高。近年来人们开始重视碎裂 QRS 波在诊断陈旧性心肌梗死上的价值，并认为其诊断价值高于异常 Q 波。

心电图特征：（1）QRS 改变：异常 Q 波。（2）ST-T 改变：ST 恢复至基线水平，T 波恢复正常，部分患者持续倒置。

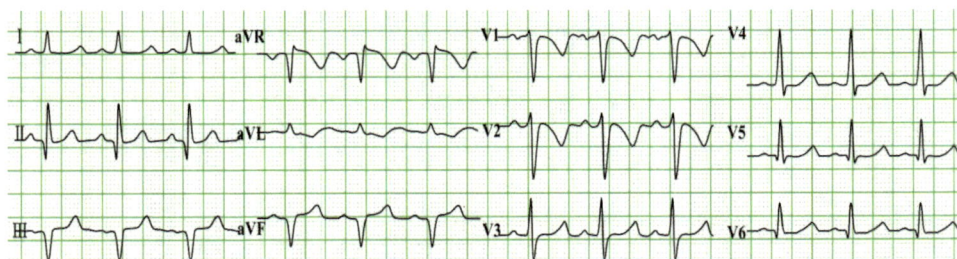

5.心肌梗死演变

观察心肌梗死的演变是临床工作中的一项重要内容，对判断病人病情变化和确定下一步治疗方法都有重要意义。

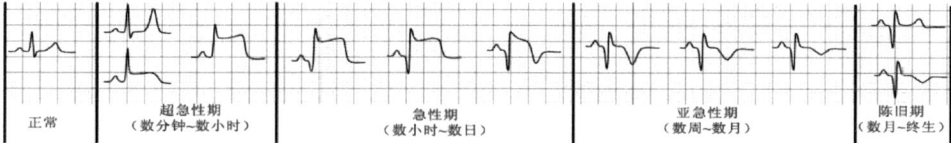

| 正常 | 超急性期（数分钟~数小时） | 急性期（数小时~数日） | 亚急性期（数周~数月） | 陈旧期（数月~终生） |

6.心肌梗死定位

急性心肌梗死的定位立以异常 Q 波出现的导联为准，而不能以 ST 段和 T 波改变出现的导联为标准。其原因是异常 Q 波代表的是心肌坏死，而 ST 段与 T 波改变反映的是心肌损伤与心肌缺血，通常是可逆的改变。超急性心肌梗死由于尚未出现异常 Q 波，其定位则是以 ST 改变为标准。

心肌梗死部位	异常 Q 波出现的导联	病变血管
下　　壁	Ⅱ、Ⅲ、aVF	右冠脉或左回旋支
前间壁	V1、V2、V3	左前降支
前侧壁	V5、V6、（V4）	左前降支
高侧壁	Ⅰ、aVL	左回旋支或左前降支
前　　壁	V3、V4、（V5）	左前降支
广泛前壁	V1、V2、V3、V4、V5、V6	左前降支
后　　壁	V7、V8、V9	左回旋支或右冠脉
右　　室	V3R、V4R、V5R	右冠脉

八、窦性心律及窦性心律失常

1. 窦性心律定义

由窦房结产生激动并除极心房和心室的心律为窦性心律。

心电图判断窦性心律有赖于 P 波在部分导联的形态特点，其中 I、II 导联直立，aVR 导联倒置，V1 导联直立或正负双向，符合上述特征的 P 波又称为窦性 P 波。

正常窦性心律是在窦性心律的基础上同时达到以下条件：（1）窦性 P 波规律出现；（2）P 波频率为 60～100 次/分；（3）PP 间期之差<0.12s；（4）P-R 间期≥0.12s。

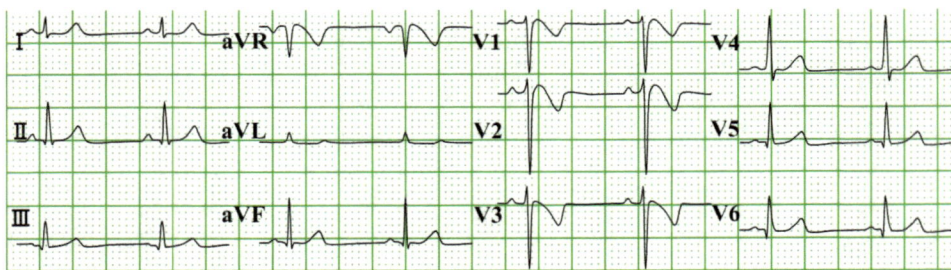

P 波在 II 导联直立，aVR 导联倒置，为窦性心律，RR（PP）间期为 0.72s，心率=83 次/分。
心电图诊断：正常心电图。

2. 窦性心动过缓

窦性心律时当其频率<60 次/分时即为窦性心动过缓。

窦性心动过缓主要见于正常人，正常情况下人在安静休息时心率就可以在 60 次/分左右波动，而在睡眠时甚至可以仅为 30～40 次/分。当心率<45 次/分时为严重窦性心动过缓，需要警惕窦房结功能低下和窦房阻滞的存在。

窦性心动过缓的心电图诊断比较容易，明显的窦性心动过缓可伴有交界性逸搏或房性逸搏，甚至出现室性逸搏。严重窦性心动过缓需要警惕窦房阻滞的可能。

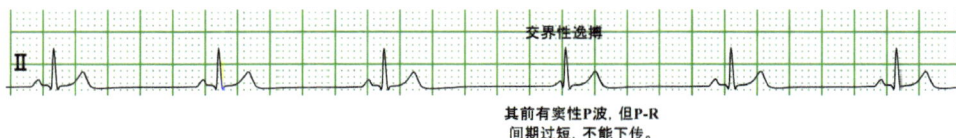

交界性逸搏

其前有窦性P波，但P-R
间期过短，不能下传。

3. 窦性心动过速

窦性心律时当其频率≥100次/分时即为窦性心动过速。

窦性心动过速多为机体的一种生理反应，儿童更为多见。由于窦房结受心脏自主神经的支配，当交感神经张力增高，迷走神经受抑制时心率就会增快，如运动、兴奋、激动、紧张等情况下心率会明显增快。病理情况下也会出现心率增快的现象，如甲亢、心衰、发热、疼痛等。

窦性心动过速的心电图诊断比较简单，一般不会出现误诊或漏诊，但是当心率过快时，窦性P波会与其前的T波融合，此时需要细心加以辨别。

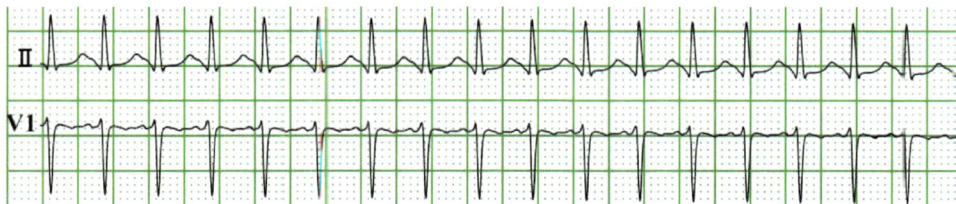

4. 窦性心律不齐

窦房结不规律地发放冲动致使窦性节律不规则现象即为窦性心律不齐。心电图判断标准：窦性心律的基础特征上PP间期之差>0.12s。

窦性心律不齐根据其发生机理与心电图表现形式不同分为下列四种类型。

（1）呼吸性窦性心律不齐

最常见，随呼吸周期变化而发生的窦性心律不齐。

（2）非呼吸性窦性心律不齐

与呼吸周期无关的窦性心律不齐。

（3）游走性节律

起搏点不固定而造成的窦性心律不齐，包括窦房结内游走性节律和心房内游走性节律。

（4）室相性窦性心律不齐

发生于二度或高度房室阻滞时的一种窦性心律不齐，机理不清。

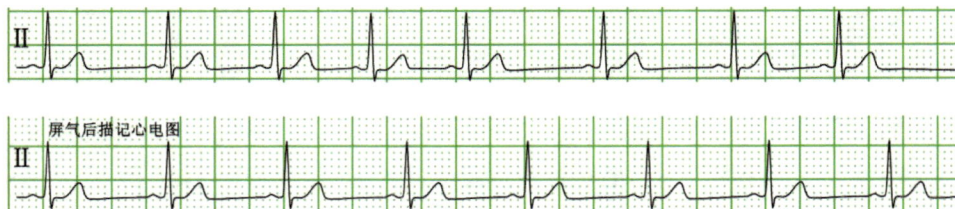

5. 窦性停搏

窦房结较长时间不能产生激动，致使心房和/或心室不除极即为窦性停搏。

窦性停搏多是器质性病变所致，如炎症、缺血以及退行性改变等累及窦房结或窦房结周围组织，使窦房结不能产生激动或激动不能传出，从而导致窦性停搏。当迷走神经张力增高时，窦房结受到抑制，也会发生窦性停搏，所以正常人在夜间睡眠时偶尔可见窦性停搏。

窦性停搏心电图表现为突然延长的 PP 间期，长 PP 间期与短 PP 间期无整倍数关系。窦性停搏时间过长时多伴有交界性逸搏或室性逸搏。

窦性停搏需要与二度窦房阻滞鉴别，在体表心电图上二者鉴别较为困难。此外，需要说明的是窦性停搏与三度窦房阻滞在体表心电图上无法区分。

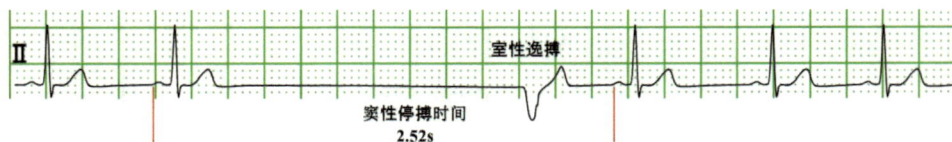

九、过早搏动

1. 早搏常见间期的测量

（1）P'-R 间期与 R-P' 间期的测量

异位激动（非窦房结产生的激动）除极心房产生的 P 波称为 P'，P'在 QRS 之前需测量 P'-R 间期，P'在 QRS 之后则需测量 R-P'间期。

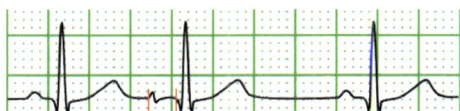

P'-R间期=0.14s

R-P'间期=0.09s

从早搏的 P'开始测量至其 QRS 波群起始处

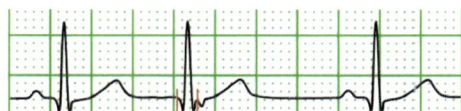

从早搏的 QRS 波群起始处开始测量至 P'起始

（2）联律间期

联律间期：早搏，即异位激动与其前的窦性激动之间的距离即为联律间期，房性早搏与室性早搏的联律间期在测量上略有不同，交界性早搏联律间期的测量与室性早搏的联律间期测量相同。

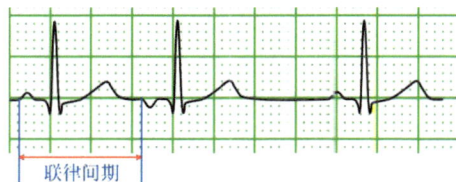

房性早搏的联律间期为早搏前的窦性 P 波至房性早搏 P'波之间的距离

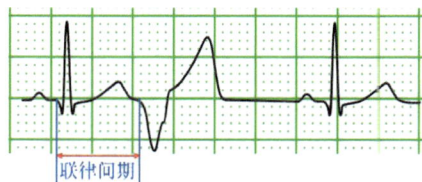

室性早搏的联律间期为早搏前的窦性 QRS 波群至室性早搏的 QRS 波群之间的距离

（3）完全代偿间歇与不完全代偿间歇

代偿间歇：早搏出现后替代了一次窦性激动，使其后出现一个较长的间期，即为代偿间歇，有完全性与不完全性二种代偿间歇，与异位激动是否侵入窦房结有关。

完全与不完全代偿间歇的判断：如果早搏前后的窦性 P-P 间期＝2 个窦性 P-P 间期，则为完全性代偿间歇，如果早搏前后的窦性 P-P 间期＜2 个窦性 P-P 间期，则为不完全性代偿间歇。房性早搏多为不完全性代偿间歇，室性早搏与交界性早搏多为完全性代偿间歇。

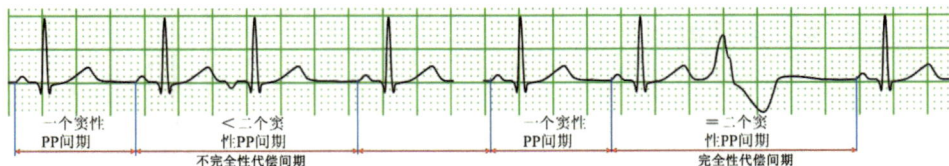

2. 室性过早搏动

典型室性早搏心电图特征

（1）提前出现的形态怪异的 QRS-T 波群，QRS 时间≥0.12s；（2）其前后无相关 P 波；（3）T 波与 QRS 主波方向相反；（4）其后有完全性代偿间歇。

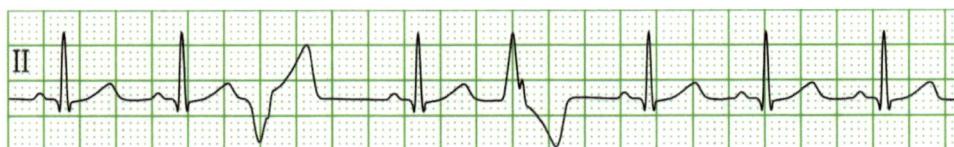

R on T 型室性早搏

当室性早搏出现在前一心动周期的 T 波之上，即落在 T 波顶峰之前 30ms（心室易损期）处时，称为 R on T 现象，此种室性早搏称为"R on T 型室性早搏"，偶联间期通常较短＜0.43s。

R on T 现象分为两型：

A 型：是指发生在 QT 间期正常时的 R on T 现象，临床上较少见；

B 型：是指发生在 QT 间期延长基础上的 R on T 现象，其发生是由于某些不正常的临床情况，如心肌缺血、高度房室阻滞中的心动过缓、奎尼丁、胺碘酮等药物应用、低血钾、过低温、颅内损害使心肌复极延长，超过了室早联律间期，这时的早搏易引起多个折返环而出现反复搏动、短阵室速，甚至室扑、室颤。

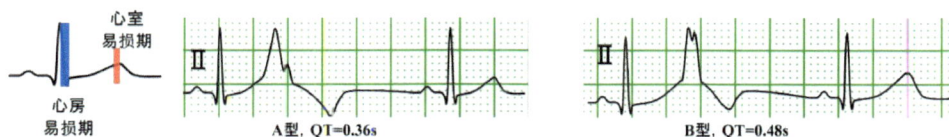

功能性与器质性室性早搏的鉴别

功能性室早与器质性室早的鉴别诊断

室早可见于正常人、无器质性心脏病患者或有器质性心脏病的病人中，一般需要结合临床表现综合分析其性质。

从心电图角度，下列各因素有助于区分功能性和器质性室早：（1）QRS 波群时间：超过 0.16s 提示心肌严重受累，器质性室早可能性大；（2）QRS 波群形态：异位起搏点位于右室前壁（或室间隔前缘）和心底部的室早多属功能性；（3）QRS 波群形态结合 ST-T 改变；（4）进行运动负荷试验时，一般认为休息时有室早，运动时消失者多属功能性；运动时出现且为频发，则器质性的可能性大；（5）单纯根据室早的频度不能确定其性质，但若室早为连发，如呈二联律、三联律、短阵室速，多较为严重；若室早呈多源性或多形性，并合并有房早或结早，可能反应心室或传导系统有广泛损害，亦是器质性室早的征象。

3. 房性早搏

典型房性过早搏动的心电图特征

（1）提前出现的 P'-QRS-T 波群；（2）P'波与窦性 P 波不同，P'-R≥0.12s；（3）QRS 呈室上型；（4）其后有不完全性代偿间歇。

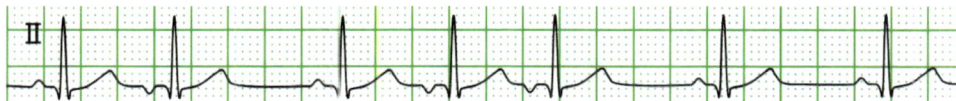

特殊房性过早搏动的心电图特征

（1）房性过早搏动伴室内差异性传导：除 QRS 形态怪异外，其他特征均符合典型房性早搏的特征。需要与室性过早搏动鉴别。

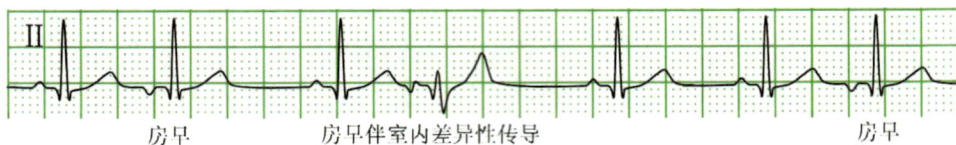

房早　　　　房早伴室内差异性传导　　　　房早

（2）房性过早搏动未下传：可见提前出现的P'波，其后无QRS波群跟随，其后有不完全性代偿间期。需要与窦性停博鉴别。

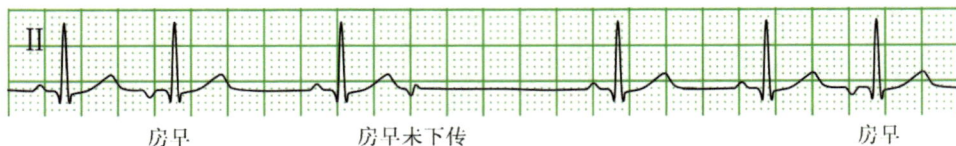

房早　　　　房早未下传　　　　房早

房性早搏的临床意义

房性早搏多见于器质性心脏病患者，也可见于正常健康人和无心脏病患者，但正常健康人频发性房性早搏极为少见。

下列房性早搏的出现通常提示与器质性心脏病有关：

（1）频发性且持续存在的房性早搏；（2）成对出现的房性早搏；（3）多形性或多源性房性早搏；（4）频发房性早搏形成二联律或三联律；（5）运动后房性早搏的频率增加；（6）洋地黄使用后出现的房性早搏。

4.交界性过早搏动的心电图特征

（1）提前出现的QRS-T波群；（2）其前可见P'波，P'-R<0.12s，或其后可见P'波，R-P'<0.20s，或其前后无相关P'波；（3）QRS呈室上型；（4）其后有完全性代偿间歇。

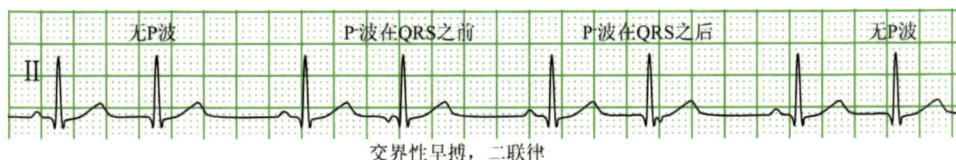

无P波　　　P波在QRS之前　　　P波在QRS之后　　　无P波

交界性早搏，二联律

交界性早搏临床意义

交界性早搏与房性早搏同属室上性早搏，二者在临床意义和治疗上有诸多相同之处。

交界性早搏较为少见，其发生常见于器质性心脏病人，尤其是洋地黄中毒可引发频发交界性早搏，偶尔也见于正常人而无临床意义。

　　一般交界性期前收缩预后较好，不需要治疗。频发和持久的交界性期前收缩可伴发于风湿性心脏瓣膜病或冠心病等心脏疾病。交界性早搏单发出现对血流动力学影响小，连发者可使心排血量减少，交界性早搏伴有前向性隐匿性传导出现长间歇时对血流动力学的影响较大。交界性早搏如起搏点过低或出现较早，有时会诱发室性快速性心律失常。

十、心房扑动与颤动

1. 心房扑动的心电图特征

（1）P波消失，代之以大小、形态、间距相等的"F"波，频率为250～300次/分；（2）QRS呈室上型；（3）RR间期是否整齐取决于房室传导比例是否固定，房室传导比例稳定则RR间期整齐，否则RR间期不等。

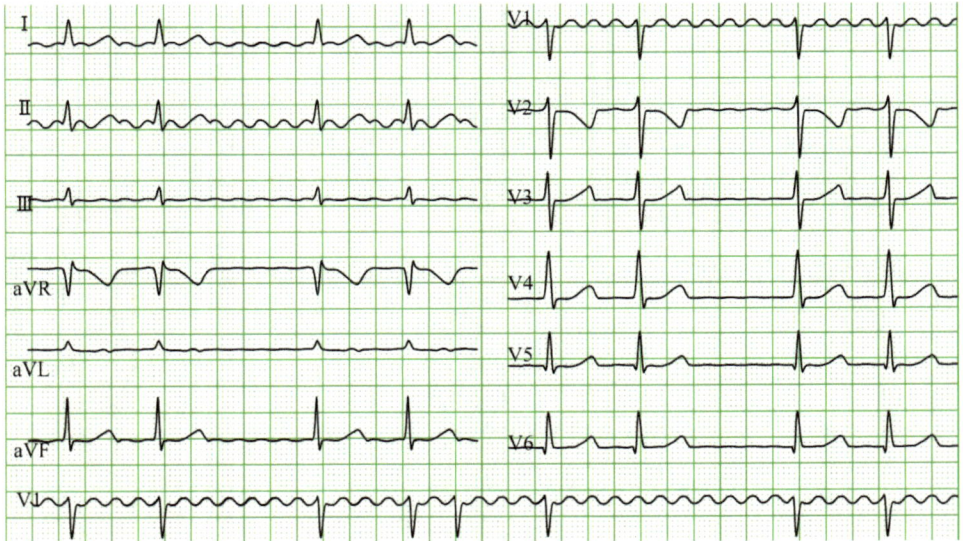

上图为常规12导联+长V1导联的心电图。长V1导联第5个QRS波群其前有1个F波，房室间为1:1传导，第7个QRS波群前有10个F波，房室间为10:1传导。

2. 心房扑动的测量

（1）心房率的测量：由于FF间期是相等的，所以任选一个FF间期测量即可。FF间期=0.20秒，心房率=300次/分。

FF间期=0.20s

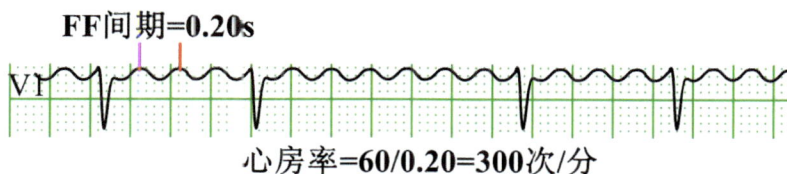

心房率=60/0.20=300次/分

（2）心室率的测量：由于房室传导比例不一致，所以 RR 间期不等。应测量 10 个 RR 间期，计算平均心室率。

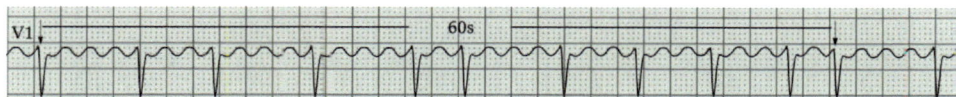

（3）房室传导比例：房扑时 F 波规则，所以可以判断房室传导比例，即几个 F 波下传一次心室。当房室传导比例均为 1:1 时心室极快，与心房率一致（250～300 次/分），极易发生室扑、室颤，属临床重症；当房室传导比例 10:1 或 10:1 以上时，心室率缓慢，提示房室传导功能障碍。

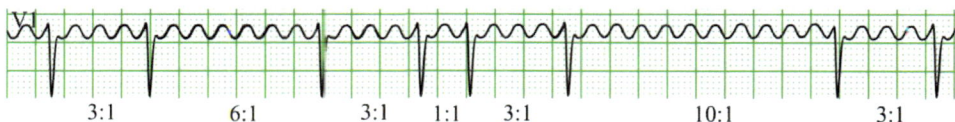

3. 心房颤动的心电图特征

（1）各导 P 波消失，代之以大小、形态、间距不等的"f"波，"f"波的频率 350～600 次/分；（2）R-R 间期绝对不等；（3）QRS 波群呈室上型。

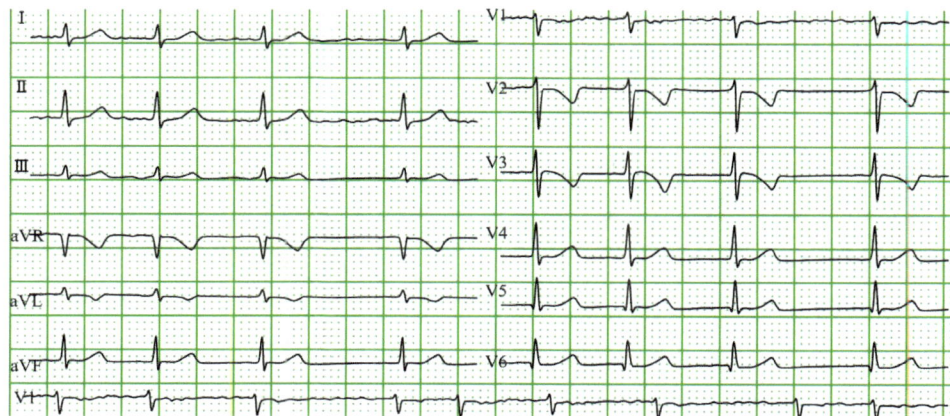

上图为常规 12 导联+长 V1 导联的心电图。常规 12 导联及长 V1 导联可见 P 波消失，代之以 f 波。一般情况下，f 波在 V1 导联最为清楚，另外Ⅱ、Ⅲ、aVF 也能较清楚观察到 f 波，而其他导联通常不能看见清晰可辨的 f 波。

4. 心房颤动时心房率与心室率的测量方法

平均 ff 间期的测量与平均心房率的计算

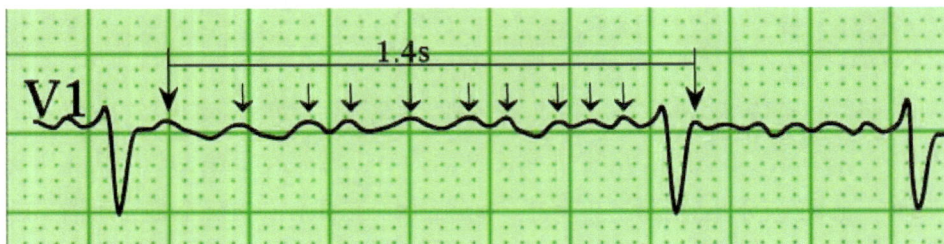

每个箭头代表一个 f 波，共 11 个 f 波，其间有 10 个 f-f 间期，故平均 f-f 间期=1.40÷10=0.14s，计算平均心房率为 60÷0.14=428 次/分。由于房颤波的间距极为不等，所以测量时选择不同部位测量结果会不同，有时会差距很大。

平均 RR 间期的测量与平均心室率的计算

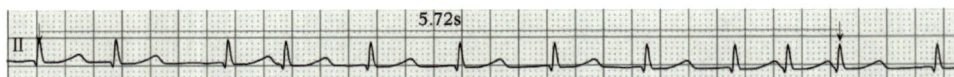

上图箭头所示为平均 R-R 间期测量的起止点，其间有 10 个 R-R 间期，故平均 R-R 间期=5.72÷10=0.572s，计算平均心室率为 60÷0.572=105 次/分。

5. 房颤合并三度房室阻滞

房颤合并三度房室阻滞时，心房激动 "f 波" 不能下传至心室，心室则由阻滞区下方起搏点激动和控制。阻滞区下方异位起搏点既可能是房室交界区，亦可能是心室。

心电图特点：P 波消失，代以大小形态间距不一之 f 波，RR 间期相等，心室率缓慢而节律匀齐，当 QRS 室上型，频率 40～60 次/分为伴有交界性逸搏性心律；当 QRS 波群宽大畸形，频率 20～40 次/分为伴室性逸搏性心律。

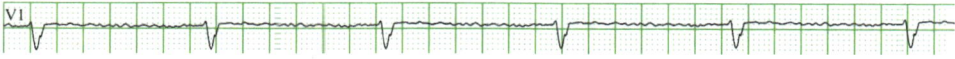

房颤合并三度房室阻滞，伴室性逸搏性心律

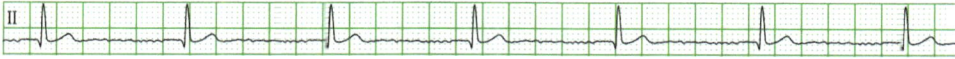

房颤合并三度房室阻滞，伴交界性逸搏性心律

6. 房颤合并预激综合征

房颤合并预激综合征或者房颤伴室内差异性传导都可出现宽大畸形 QRS 波群，两者在心电图上不易鉴别。特别是房颤伴预激时容易导致极快心室率诱发猝死或心衰。

快速心室率房颤容易伴室内差异性传导，引发心力衰竭，临床上需洋地黄控制心室率，但是由于洋地黄可以加速旁道传导抑制房室传导，导致极快心室率，因此预激综合征合并房颤时禁用洋地黄，二者心电图鉴别具有临床意义。

以下特征支持预激合并房颤：QRS 波群起始部粗钝有预激波，由于预激程度不同，QRS 波群宽窄不等，RR 间期不等且频率快，多大于 180 次/分。支持伴室内差异性传导心电图特征：QRS 波群起始部锐利无预激波，起始向量与正常图形相同，QRS 波群宽窄程度变化不大，多呈右束支阻滞型，且多与长-短周期后出现。

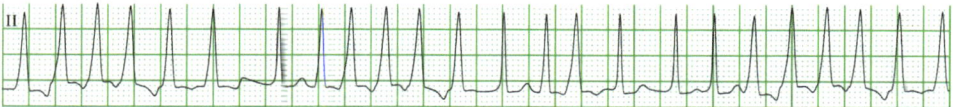

房颤合并预激综合征

十一、室上性心动过速

1. 典型室上性心动过速的心电图特征

（1）可见一系列快速而匀齐的 QRS-T 波群；（2）P' 与窦性 P 波不同，P'波可在 QRS 波群之前、之后或无 P' 波；（3）QRS 形态正常；（4）心室率为 150～220 次/分。

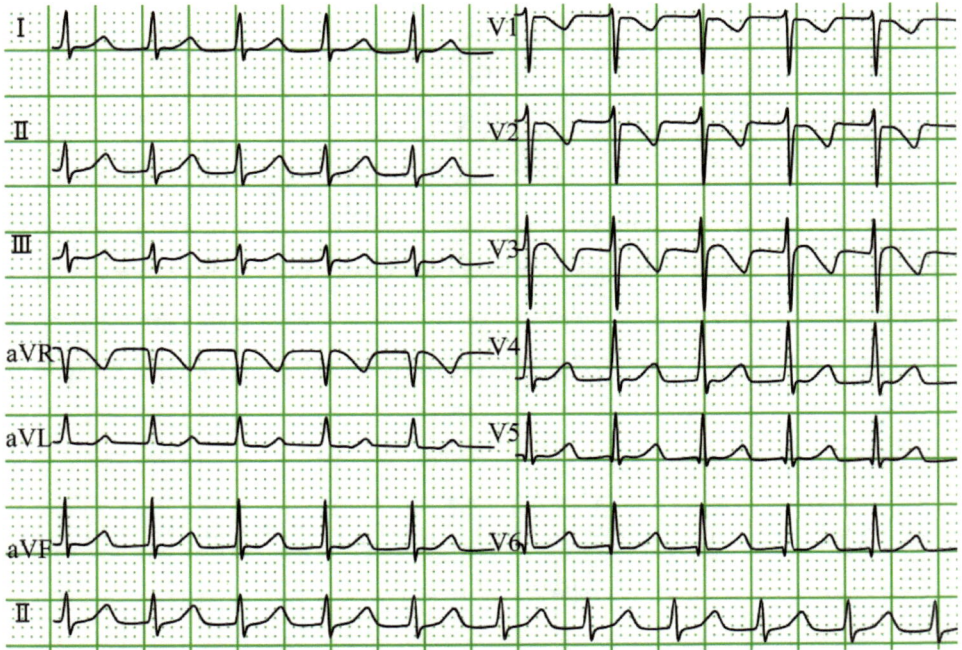

2. 室上性心动过速的鉴别诊断

（1）室性心动过速

通常情况室上性心动过速与室性心动过速二者根据 QRS 形态与宽度即可很

容易鉴别。但是，当室上性心动过速伴室内差异性传导、室内阻滞，或其发生是逆向型房室折返所致时，其 QRS 形态怪异，时间增宽（t≥0.12s）。此时需要与室性心动过速鉴别（见室性心动过速），其鉴别诊断常常较为困难。

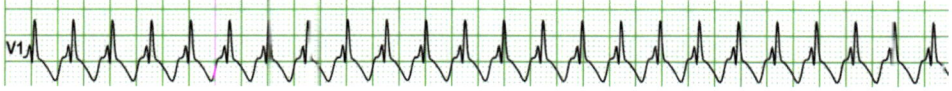

阵发性室上性心动过速伴完全性右束支阻滞

（2）2:1 心房扑动

2:1 心房扑动时容易误诊为阵发性室上性心动过速，无等电位线可供鉴别。

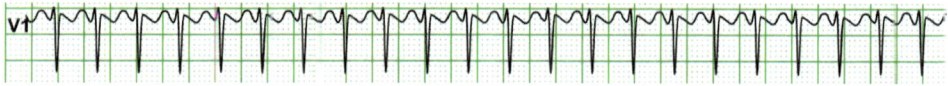

2:1 心房扑动

十二、快速性室性心律失常

1. 室性心动过速

（1）可见一系列快速而匀齐的形态怪异的 QRS-T 波群，t≥0.12s；（2）其前后无相关 P 波，T 波与 QRS 主波方向相反；（3）出现房室分离、心室夺获和室性融合波有助于诊断；（4）心室率为 140～200 次/分。

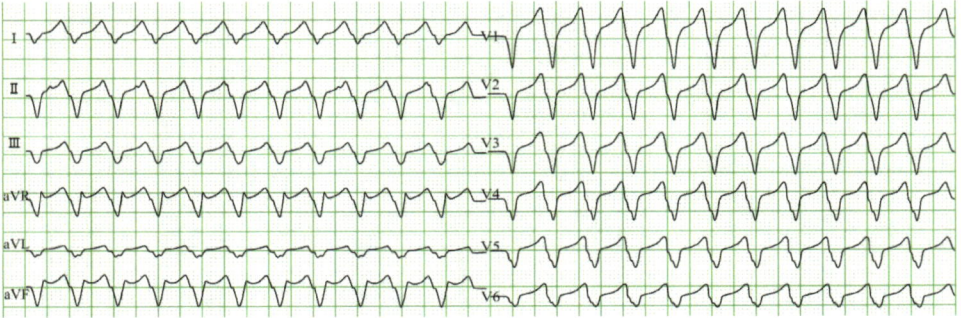

名词解释

（1）房室分离：P 与 QRS 无关，PP 间期与 RR 间期各自成节律的现象。

（2）心室夺获：心室在被异位节律点持续支配的情况下，窦性激动偶然下传心室的现象称为心室夺获。其特点是 QRS 形态正常，其前有窦性 P 波，PR 间期≥正常 PR 间期。

（3）室性融合波：心室的一次除极由二个起搏点同时发出的冲动共同除极的现象称为室性融合波，通常是窦性与室性二个起搏点形成的。其特点是 QRS 形态介于正常与异常之间，其前有窦性 P 波，PR 间期＜正常 PR 间期。

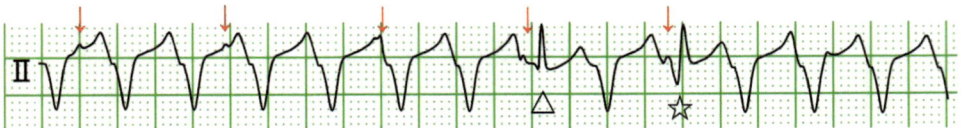

箭头所示为窦性 P 波，△所示为心室夺获，☆所示为室性融合波。

2. 扭转型室性心动过速

是一种恶性室性心动过速，易反复发作，易转为室颤。其心电图的重要特点是形态怪异 QRS-T 波群以基线为中心作上下扭转，伴有 QT 间期延长，常为 R on T 所诱发，临床上常表现为反复发作的心源性晕厥。扭转型室速是一种恶性心律失常，极易转化为室扑或室颤。

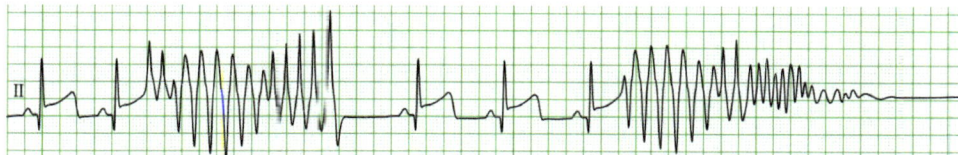

本例患者为下壁心肌梗死，QT 间期=延长（0.50s），第一个室性激动有 R on T 现象，随后发生扭转型室性心动过速，持续 3 秒左右自行终止，后一次扭转室速发作转为室扑室颤。

3. 特发性室性心动过速

无明确器质性心脏病患者发生的室速称为特发性室速。常见于年轻人，预后好，如反复发作可有黑朦，头晕等症状。维拉帕米能有效终止及预防发作，发生机制可能与触发活动机制有关。心动过速波群多呈束支阻滞图形，根据起源部位不同分为右室特发室速及左室特发室速。

右室特发室速：激动起源于右室流出道，心电图表现为 II、III、aVF 导联 R 波高大，胸导联表现左束支阻滞图形。

左室特发室速：激动起源于左心室左后分支分布区域。心电图表现为胸导联右束支阻滞型，肢体导联呈左前分支阻滞型，V5，V6 主波向下，QRS 波群无明显增宽，多在 0.12s。

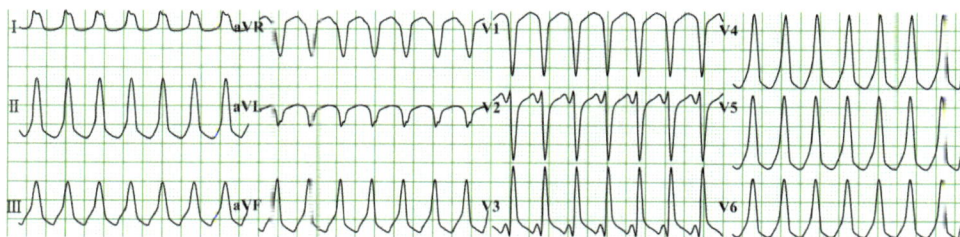

右室流出道特发性室性心动过速

4. 双向性室性心动过速

该型室速 QRS 波群主波方向交替性改变。多见于洋地黄中毒，低钾，严重器质性心脏病等。发生机制：（1）自律性双向室速，心室内两个相距较远起搏点，交替发放激动；（2）折返性双向性室速：心室内有两个固定折返环路交替传导激动，束支及其分支间的交替；触发活动。

心电图表现：其发生基础心律常为房颤心律，RR 间期整齐或呈长短交替变化，频率 140～180 次/分，QRS 时间大于 0.12s。常表现为束支阻滞交替性出现。

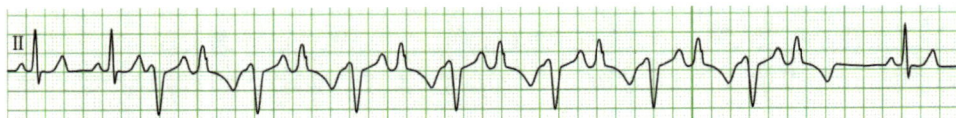

5. 心室扑动与心室颤动

各导联 P-QRS-T 波群消失，代之以大小、间距、形态相等的大振动波为室扑，而代之以大小、间距、形态不等的小颤动波为室颤，室扑与室颤均为临终前心电图。

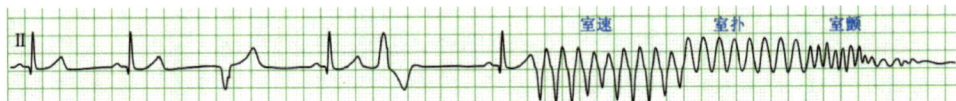

十三、房室阻滞

1. 一度房室阻滞的心电图特征

P-R＞0.20s，或 P-R＞正常高限（根据年龄和心率而确定）。

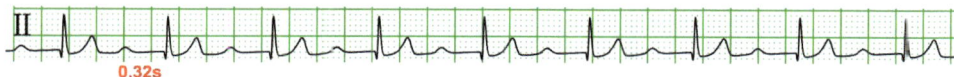

0.32s

2. 二度房室阻滞

（1）二度Ⅰ型房室阻滞的心电图特征

①P-R 逐渐延长，直至 QRS 波群脱落，脱落后 P-R 间期再缩短，再延长，再脱落，周而复始；②R-R 间期逐渐缩短，继以一个长 R-R 间期，长 R-R＜2×最短 R-R 间期。

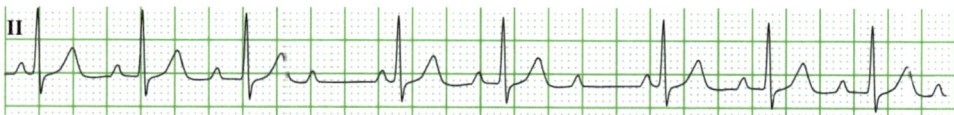

（2）二度Ⅱ型房室阻滞的心电图特征

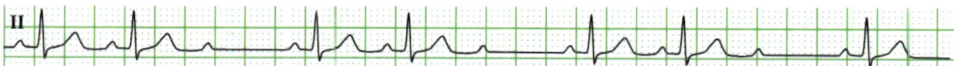

二度房室阻滞由于 QRS 波群脱落，所以心室率与心房率不一致，心电图测量时应分别测量 P-P 间期和 R-R 间期来分别计算心房率和心室率。见示意图。

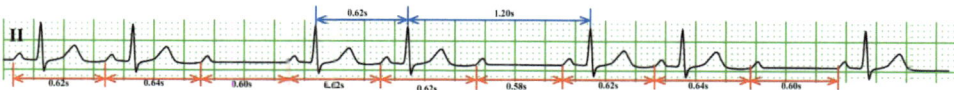

P-P 间期测量与正常心电图 P-P 间期测量相同，即测量出最长 P-P 间期与最短 P-P 间期，本图最长 P-P 间期为 0.64s，最短 P-P 间期为 0.58s，所以心房率是 94～103 次/分。

由于有 QRS 波群脱落，所以 R-R 间期长短不一，此时应测量一个完整阻滞周期的 R-R 间

43

期长度，然后求得平均 R-R 间期，并计算平均心室率。一个完整阻滞周期的 R-R 间期长度从第一个开始传导的 QRS 波群起，至下一次第一个开始传导的 QRS 波群。一个完整阻滞周期应从第 1 个下传的 QRS 波群开始到下一次第 1 个 QRS 波群结束。平均 R-R 间期＝完整阻滞周期的 R-R 间期长度÷R-R 间期个数，上图平均 R-R 间期＝1.82÷2=0.91s，平均心室率=60÷0.91=67 次/分。

二度房室阻滞临床上常常还需要描述房室传导比例，或房室阻滞比例，以此反应传导阻滞程度，见示意图。

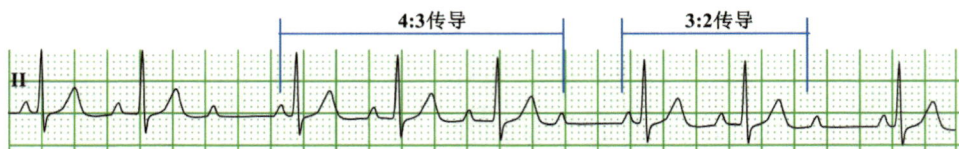

房室传导比例是指一个阻滞周期内的总 P 波数与下传 P 波数的比例，而房室阻滞比例是指一个阻滞周期内总的 P 波数与阻滞的 P 波数的比例。上面心电图 II 度 I 型房室传导阻滞，前一个阻滞周期里有中 34 个 P 波，其中 3 个 P 波后有 QRS 波群跟随，即 3 个 P 波下传，1 个 P 波后无 QRS 波群跟随，即 1 个 P 波脱落，故房室传导比例为 4:3 传导，而房室阻滞比例为 3:1 阻滞；后一个阻滞周期里有 3 个 P 波，其中 2 个 P 波后有 QRS 波群跟随，即 2 个 P 波下传，1 个 P 波后无 QRS 波群跟随，即 1 个 P 波脱落，故房室传导比例为 4:3 传导，而房室阻滞比例为 4:1 阻滞。

（3）高度房室阻滞心电图特征

部分 P 波与 QRS 无关，房室间传导比例≥3:1，即可见连续 2 次或 2 次以上的 QRS 波群脱落，伴交界性逸搏或室性逸搏。

高度房室阻滞有时诊断较困难，尤其要与三度房室阻滞鉴别。如果高度房室阻滞合并有其他心律失常，则会使诊断更加困难，需要认真分析。

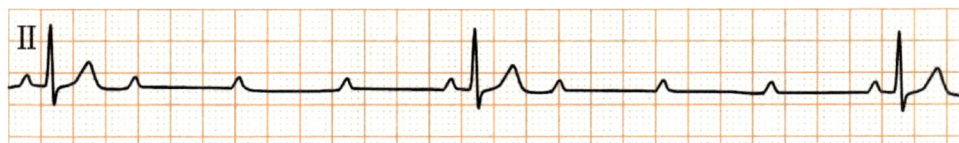

高度房室阻滞，房室间呈 4:1 传导

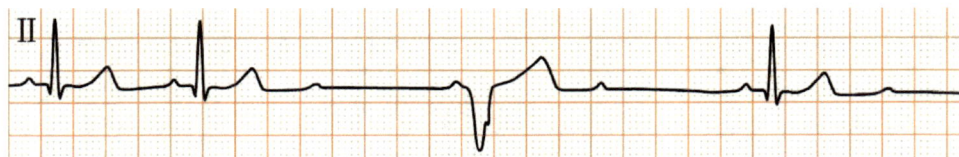

高度房室阻滞，伴室性逸搏

3. 三度房室阻滞的心电图特征

P 波与 QRS 波群完全无关，P-P 与 R-R 各自成节律，P-P 间期<R-R 间期，房率＞室率。出现交界性逸搏性心律或室性逸搏性心律。

交界性逸搏性心律与室性逸搏性心律的鉴别

	心室率	QRS 形态
交界性	40～60 次/分	室上性
室　性	20～40 次/分	怪异

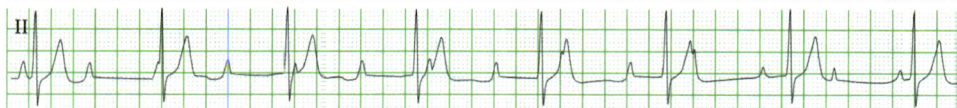

三度房室阻滞伴交界性逸搏性心律

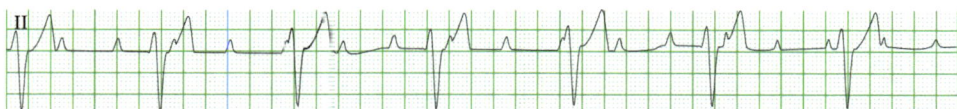

三度房室阻滞伴室性逸搏性心律

十四、室内阻滞

1. 完全性右束支心电图特征

QRS：时限≥0.12s；V1 呈 rsR'型，或"M"型；各导终末部分增宽，粗钝。

ST-T：V1 呈继发性改变。

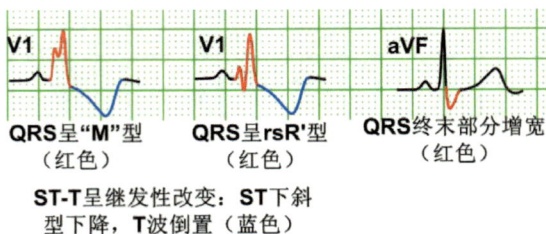

QRS呈"M"型（红色）　QRS呈rsR'型（红色）　QRS终末部分增宽（红色）

ST-T呈继发性改变：ST下斜型下降，T波倒置（蓝色）

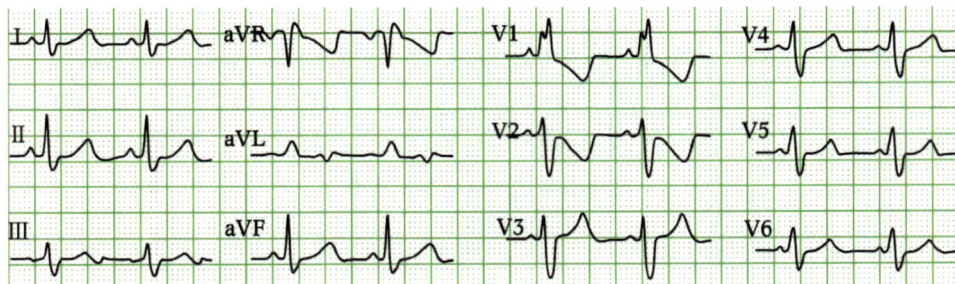

2. 完全性左束支阻滞心电图特征

QRS：时限≥0.12s；V5、V6 呈 R 型，R 波有挫折；V1、V2 呈 rS 型或 QS 型。

ST-T：V5、V6 呈继发性改变。

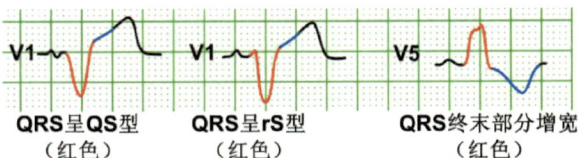

QRS呈QS型（红色）　QRS呈rS型（红色）　QRS终末部分增宽（红色）

ST段抬高，非心梗所致的ST段抬高（蓝色）　ST-T呈继发性改变：ST下斜型下降，T波倒置（蓝色）

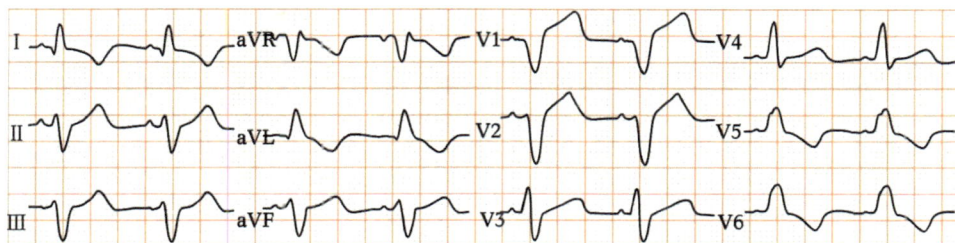

3. 左前分支阻滞心电图特征

QRS：Ⅰ、aVL 呈 qR 型，Ⅱ、Ⅲ、aVF 呈 rS 型，SⅢ＞SⅡ，心电轴：左偏，≤－45°。

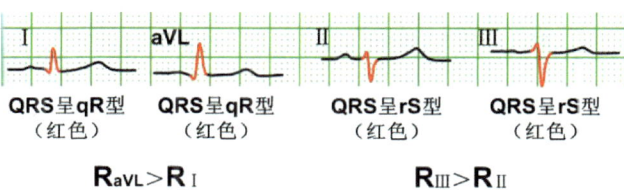

Ⅰ	aVL	Ⅱ	Ⅲ
QRS呈qR型（红色）	**QRS呈qR型**（红色）	**QRS呈rS型**（红色）	**QRS呈rS型**（红色）

$R_{aVL}>R_{Ⅰ}$　　　　　　　$R_{Ⅲ}>R_{Ⅱ}$

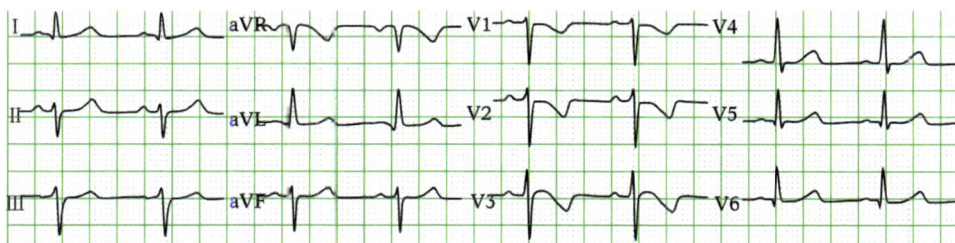

4. 左后分支阻滞心电图特征

QRS：Ⅰ、aVL 呈 rS 型，Ⅱ、Ⅲ、aVF 呈 qR 型，RⅢ＞RⅡ，心电轴：右偏，≥＋120°。

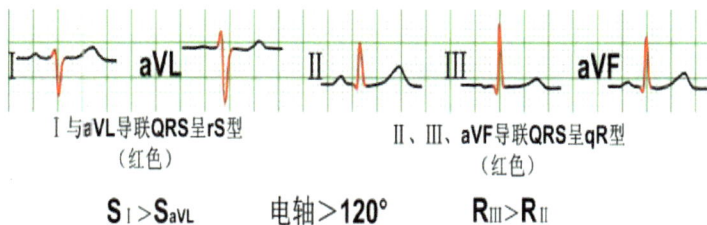

Ⅰ	aVL	Ⅱ　Ⅲ	aVF
Ⅰ与aVL导联QRS呈rS型（红色）		Ⅱ、Ⅲ、aVF导联QRS呈qR型（红色）	

$S_{Ⅰ}>S_{aVL}$　　　电轴＞120°　　　$R_{Ⅲ}>R_{Ⅱ}$

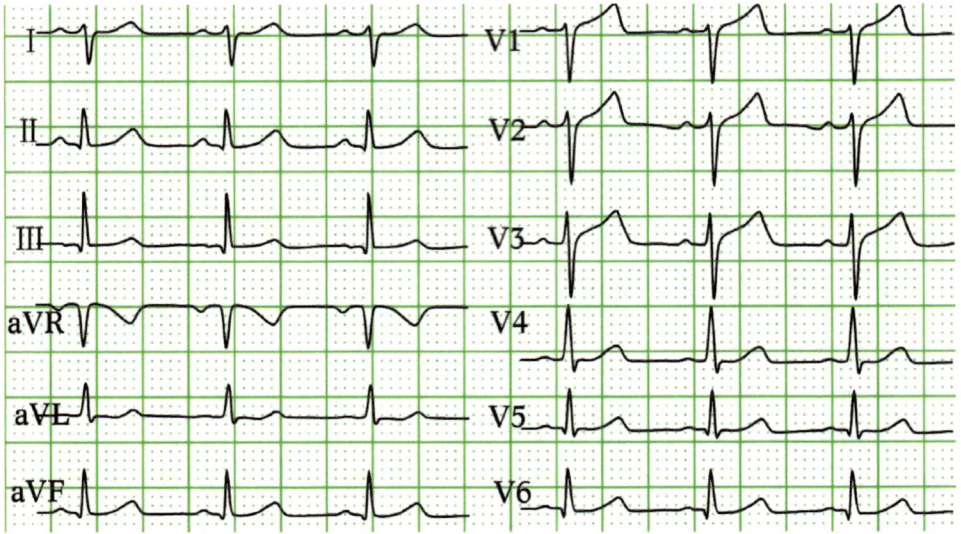

十五、心室预激

1. 典型心室预激的心电图特征

P-R 间期缩短，

QRS：增宽，时间=0.12 秒，

　　　起始粗钝，形成 △ 波，

P-J 间期不变，≤0.26s，

ST-T 呈继发性改变。

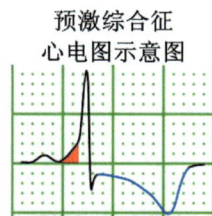

预激综合征
心电图示意图

预激波（红色部分）
ST-T继发性改变（蓝色部分）

根据 V1 导联预激波和 QRS 波群的主波方向粗略判断旁路位置

	V1 导联 QRS 主波方向	V1 导联预激波方向
左侧旁路	向上	向上
右侧旁路	向下	向下

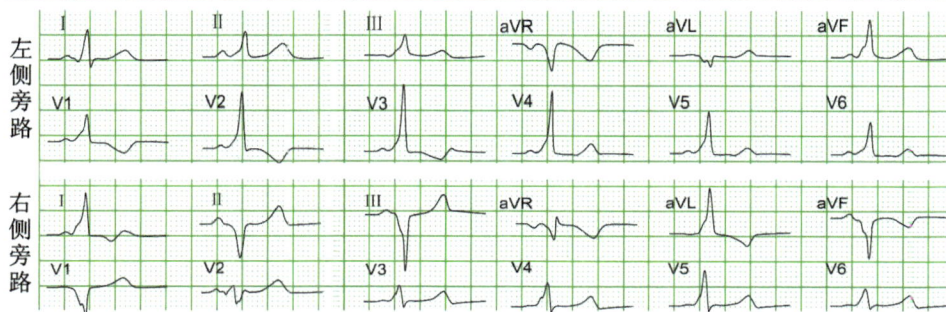

2. 心室预激的鉴别诊断

（1）与心肌梗死鉴别

鉴别要点	P-R 间期	预激波	QRS 波群宽度
心室预激	＜0.12s	有	≥0.12s
心肌梗死	≥0.12s	无	0.06～0.10

（2）心室预激伴心肌梗死

心室预激改变心室的初始向量，可掩盖异常 Q 波，同时心室预激的 ST-T 的继发性改变又使缺血和损伤的 ST-T 改变不典型，因此常造成心室预激时心肌梗死漏诊，应警惕，消除心室预激是最好的办法，但较困难。

十六、钾离子紊乱的心电图改变

1. 低血钾

低血钾时心电图出现下列改变：ST 压低、T 波低平或倒置、U 波增高并与 T 波融合。还可以有 QT 间期和 PR 间期延长、P 增高。

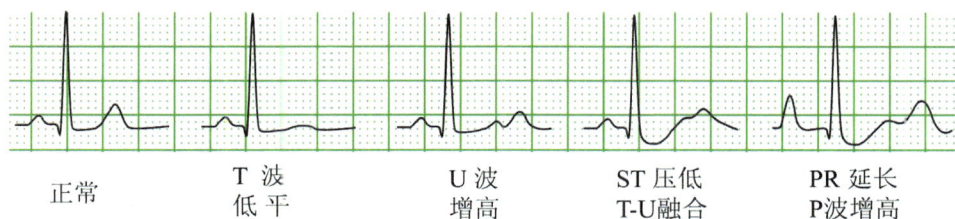

| 正常 | T 波低平 | U 波增高 | ST 压低 T-U融合 | PR 延长 P波增高 |

严重低血钾可能引发恶性心律失常，如室性心动过速、多形性室性心动过速，甚至心室扑动与心室颤动。

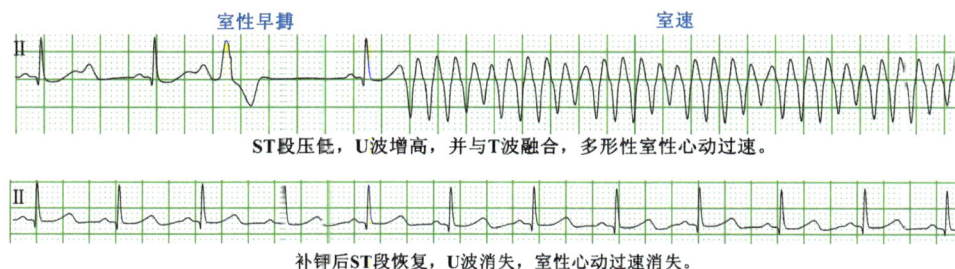

ST段压低，U波增高，并与T波融合，多形性室性心动过速。

补钾后ST段恢复，U波消失，室性心动过速消失。

2. 高血钾

高血钾时心电图出现下列改变：T 波高尖且基底部变窄、QT 间期缩短、ST 压低、P 波变低增宽甚至消失、PR 间期延长、QRS 增宽。当 P 波消失 QRS 增宽时心电图诊断为窦室传导，又称窦室节律，是由于高血钾造成弥漫性完全性心房肌传导阻滞，同时合并高度室内阻滞，此时需与室性异位激动鉴别。

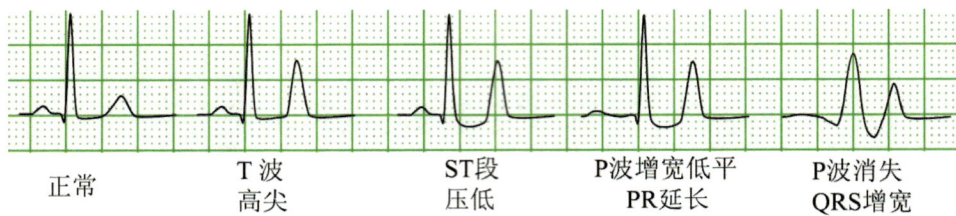

| 正常 | T 波
高尖 | ST段
压低 | P波增宽低平
PR延长 | P波消失
QRS增宽 |

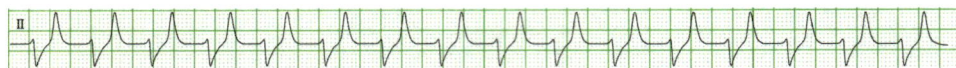

高血钾，窦室传导，P波消失，QRS波群增宽，T波高尖。

十七、人工起搏心电图

1. 人工心脏起搏器编码

I	II	III	IV	V
起搏心腔	感知心腔	反应方式	程控功能	其他
0 无	0 无	0 无	0 无	0 无
A 心房	A 心房	I 抑制	P 简单程控	P 抗心动过速
V 心室	V 心室	T 触发	M 多项程控	S 电击
D 心房+心室	D 心房+心室	D（I+T）	C 遥测	D（P+S）
S 心房或心室	S 心房或心室		R 频率调整	

注：暗影部分为临床常用编码，需掌握。

2. 分类

根据起搏时间：临时起搏器、永久起搏器

根据起搏部位：心房起搏、心室起搏

根据起搏方式：非生理性起搏（VVI、VOO、VVT）

　　　　　　　生理性起搏（AAI、AAIR、VVIR）

3. 单腔人工心脏起搏心电图

（1）心电图基本图形

①起搏信号：起搏信号又称 S 波、刺激信号、起搏脉冲、钉标等，是人工起搏器发放的电刺激脉冲在心电图上的具体表现。S 波的形态、振幅、宽度、方向受多种因素的影响，如起搏电极的类型、起搏器释放的电能、心电图记录的导联等。

②P 波：心房起搏时，由于心房的除极顺序和除极时间发生改变，故心房除极波在形态上不同于正常 P 波，其变形程度与起搏电极在心房的位置有关。

③QRS 波群：心房起搏时，心室除极与复极和正常相同，故 QRS-T 形态正常。

心室起搏时，心室除极与复极和正常不同，故 QRS-T 形态异常，其形态特点与心室起搏部位有关。

右室心尖部起搏，QRS 呈 LBBB 形态，伴电轴左偏。根据 V5、V6 形态特点可分为二类。

（2）单腔起搏器的计时周期

①起搏间期：连续二个起搏信号之间的距离。

②逸搏间期：起搏器感知自身心搏后再次发放脉冲的时间。逸搏间期=起搏间期+滞后间期，无滞后功能的起搏器，二者相等。

（3）常见单腔人工心脏起搏的类型与心电图表现

①AAI：常用，主要用于房室传导功能正常的病窦患者。

心电图表现：

当自身房率＜起搏频率时为 S 波+起搏性 P 波+正常 QRS-T 波群。

当自身房率＞起搏频率时为自身 P 波+正常 QRS-T 波群。

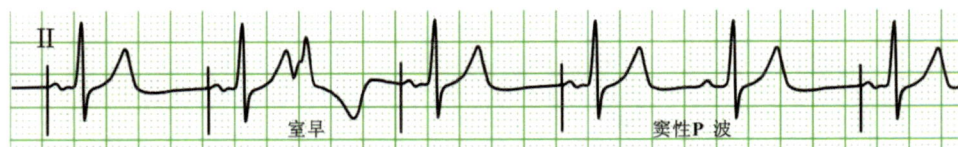

起搏间期为 1.00s，AAI 起搏器对室早无感知，因此室早不影响起搏间期。起搏器感知自身
P 波后抑制起搏信号发放，起搏间期重新调整，QRS 波群形态与正常窦性下传的一致。

②VVI：常用，主要用于房颤、房扑伴室率缓慢者。

心电图表现：

当自身室率＜起搏频率时为 S 波+起搏性 QRS-T 波群。

当自身室率＞起搏频率时为正常 QRS-T 波群。

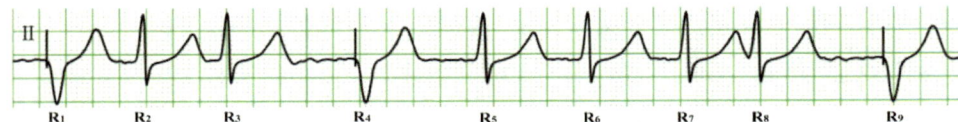

R1、R4、R9 为心室起搏，QRS 增宽，其前有心室起搏信号，其余 QRS 为
室上性激动下传，故 QRS 形态正常。本例心电图的基本心律为心房颤动。

4.双腔人工心脏起搏心电图

（1）双腔起搏器的计时周期

双腔起搏器的计时周期较为复杂，下面仅就几个常用的计时周期做简单的介绍。

①下限频率：二次心房起搏的距离，是起搏器的最低频率，也称为基础起搏频率。当双腔起搏器以 DDD 或 DVI 方式起搏时，A-A 间期=V-V 间期，此时 V-V 间期等于下限频率，但当起搏器以 VDD 或 VAT 方式起搏时，V-V 间期小于下限频率。

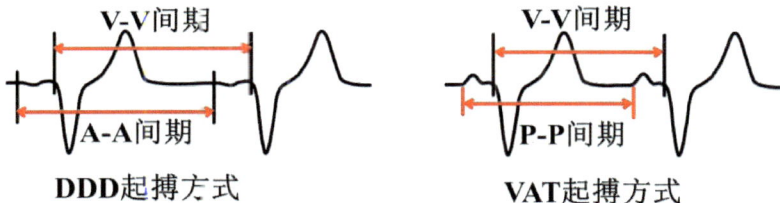

②上限频率：是起搏器的最高频率，指感知心房而能触发心室起搏的最短间期，一旦心房感知频率超过上限频率时，起搏器将以文氏现象或 2:1 的房室减慢心室率。

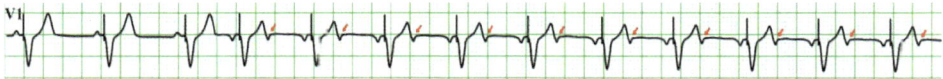

双腔起搏器感知自身 P 波的频率超过起搏器设置的下限频率时,起搏器以 VDD 方式工作,即感知 P 波起搏心室。但当自身 P 波频率超过起搏器设定的上限频率时,起搏器以 2:1 方式触发心室,红色箭头为感知后天触发心室。

③A-V 间期：又称 A-V 延迟，是双腔起搏器设置的特殊间期，类似心电图上的 P-R 间期。当有心房感知或起搏事件后开始启动 A-V 间期，若 A-V 间期结束时仍无心室激动出现 则起搏器发放心室起搏以起搏心室，其目的是尽可能使室上性激动下传除极心室，因此通常 A-V 间期设置的时间长于 P-R 间期。

A-V 间期根据感知与起搏的不同组合，可分为 As-Vs（心房感知-心室感知，等于 PR 间期）、As-Vp（心房感知-心室起搏）、Ap-Vs（心房起搏-心室感知）、

Ap-Vp（心房起搏-心室起搏）。As-Vs 间期=P-R 间期= Ap-Vs 间期≥As-Vp 间期以及 Ap-Vp 间期；As-Vp 间期=Ap-Vp 间期。

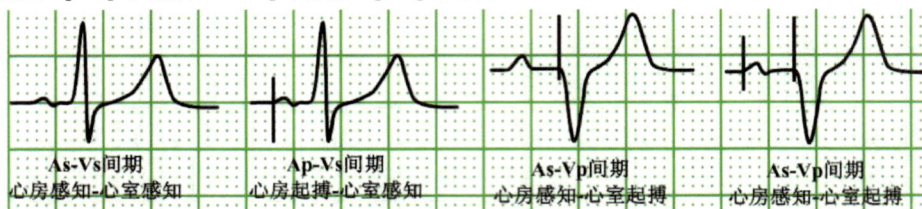

As-Vs 间期　　　**Ap-Vs 间期**　　　**As-Vp 间期**　　　**As-Vp 间期**
心房感知-心室感知　心房起搏-心室感知　心房感知-心室起搏　心房感知-心室起搏

（2）双腔起搏（DDD）心电图基本图形

DDD 是目前临床上最常用的一种起搏器，适用于任何一种需要安装起搏器的患者。DDD 功能复杂，可控参数多，有 20 余种起搏方式。通常情况下，DDD 可以根据自身心律和 P-R 间期的变化作以下四种转换。

①OOO：自身房率＞起搏器下限频率；P-R 间期＜A-V 间期

②VDD：自身房率＞起搏器下限频率；P-R 间期＞A-V 间期

③AAI：自身房率＜起搏器下限频率；P-R 间期＜A-V 间期

④DVI：自身房率＜起搏器下限频率；P-R 间期＞A-V 间期

心电图表现：

基本图形是：心房起搏信号+P 波+心室起搏信号+QRS 波群

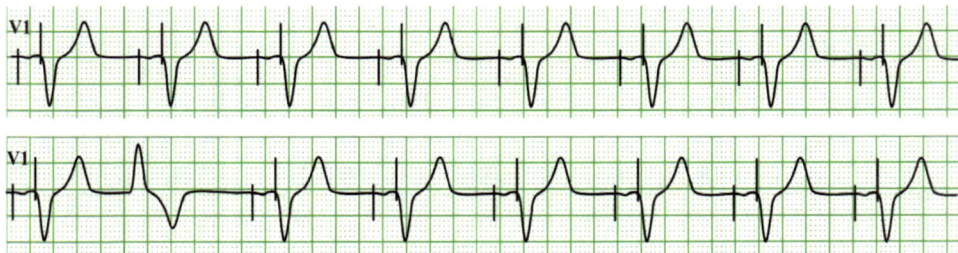

OOO 方式：心房和心室起搏均为抑制状态，心电图无起搏信号。

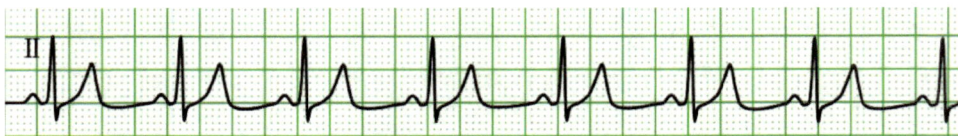

VDD 方式：感知心房后触发心室起搏，P 波+心室起搏信号+QRS 波群。

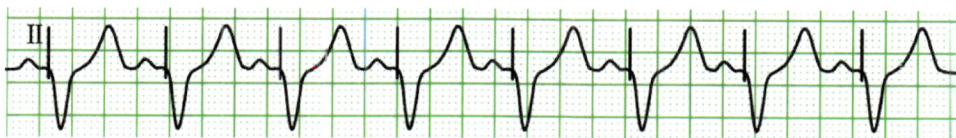

AAI 方式：心房起搏后下传心室，心房起搏信号+P 波+QRS 波群。

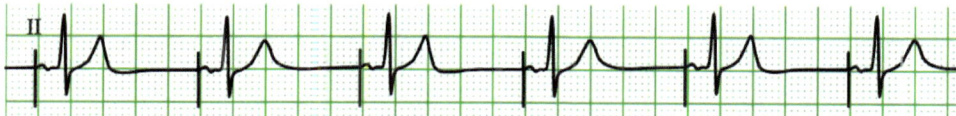

DVI 方式：双腔起搏，可感知心室，但不感知心房。

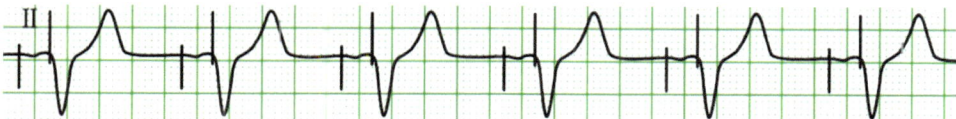

下 篇
心电图图谱

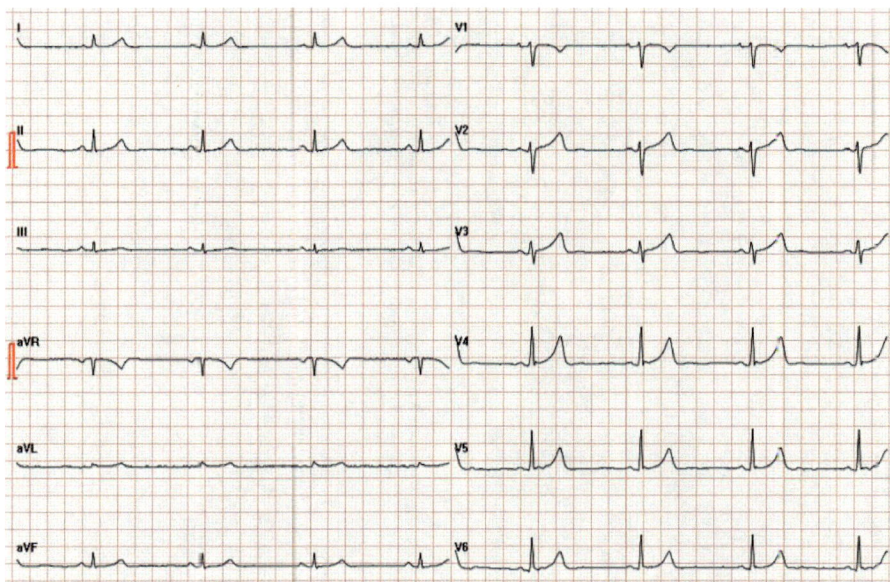

1. 女性，51岁，腹部不适3天，心电图正确诊断是：
   A.房性早搏　　B.正常心电图　　C.窦性心动过缓　　D.心肌缺血

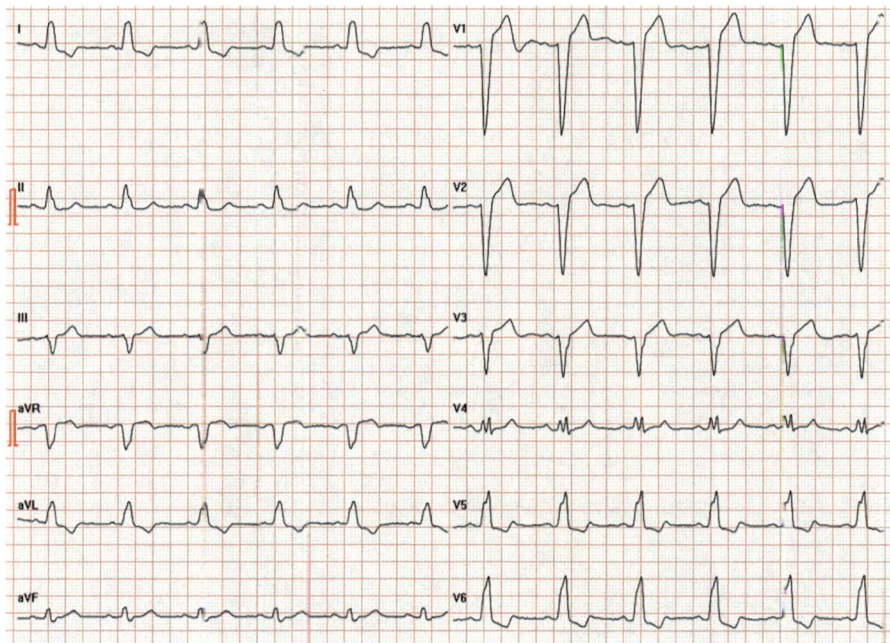

2. 男性，54岁，体检，心电图正确诊断是：
   A.正常心电图　B.完全性左束支阻滞　C.急性前间壁心肌梗死　D.心肌缺血

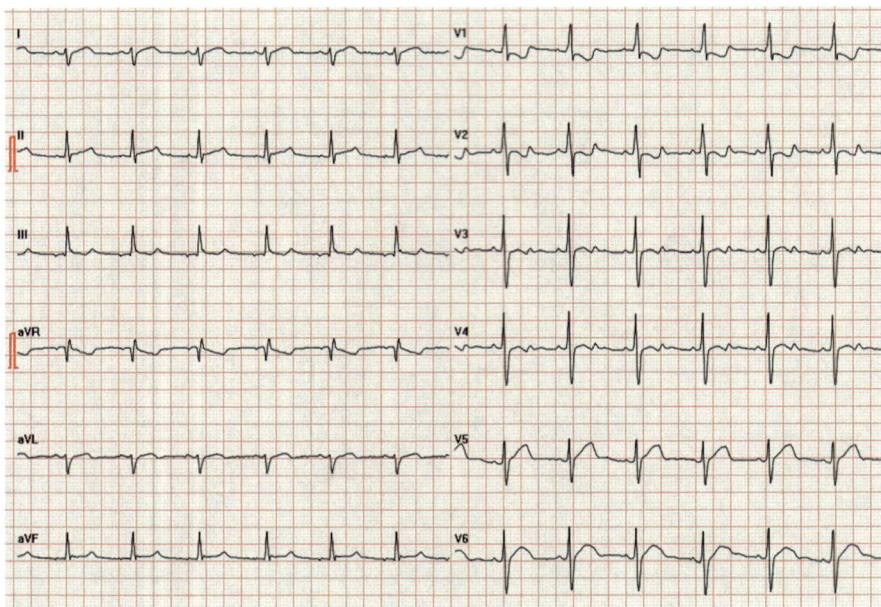

3.男性，6岁，外院诊断"先心病"，心电图正确诊断是：

A.左室肥厚　　B.右室肥厚　　C.正常心电图　　D.房性早搏

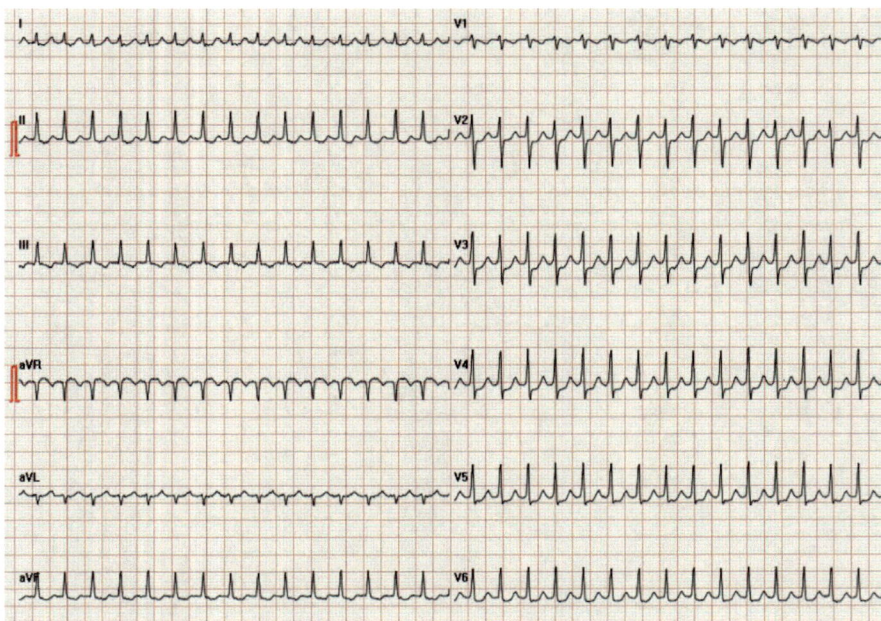

4.女性，42岁，突发心悸1小时，心电图正确诊断是：

A.窦性心动过速　　B.心房颤动　　C.房性早搏　　D.阵发性室上性心动过速

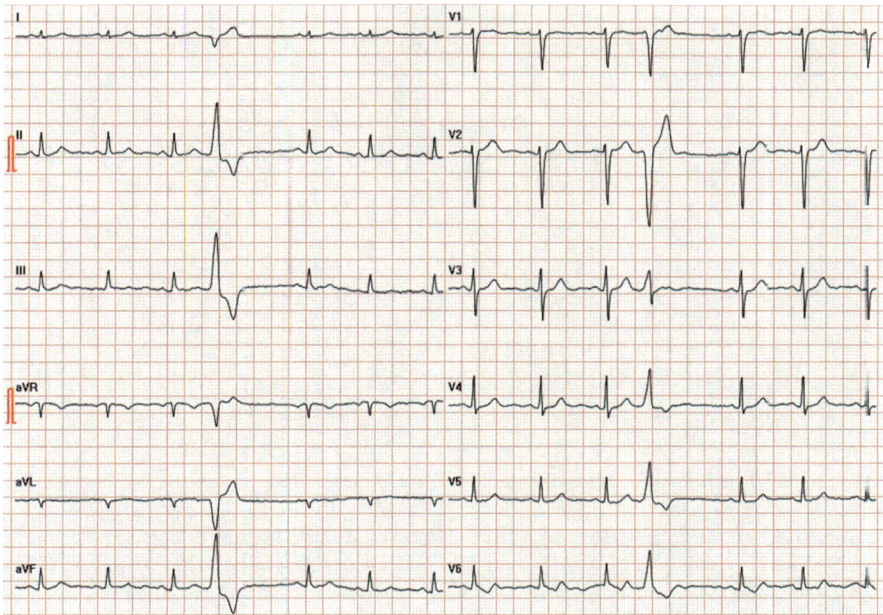

5. 女性，44 岁，上腹部疼痛 1 小时，心电图正确诊断是：
　　A. 急性下壁心肌梗死　　B. 窦性心律不齐　　C. 心肌缺血　　D. 室性早搏

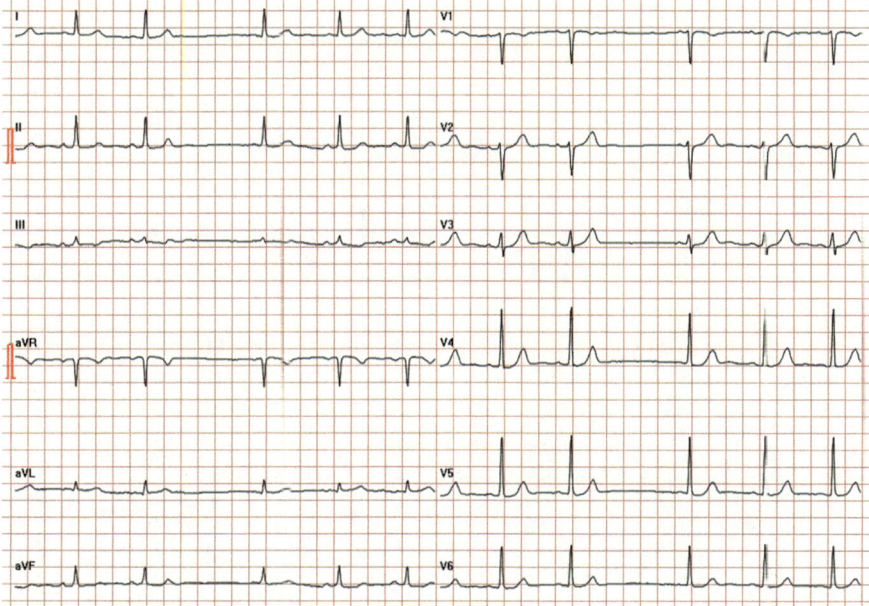

6. 女性，59 岁，胸闷不适数日，心电图正确诊断是：
　　A. 二度 Ⅱ 型房室阻滞　　B. 窦性停搏　　C. 房性早搏未下传　　D. 窦性心律不齐

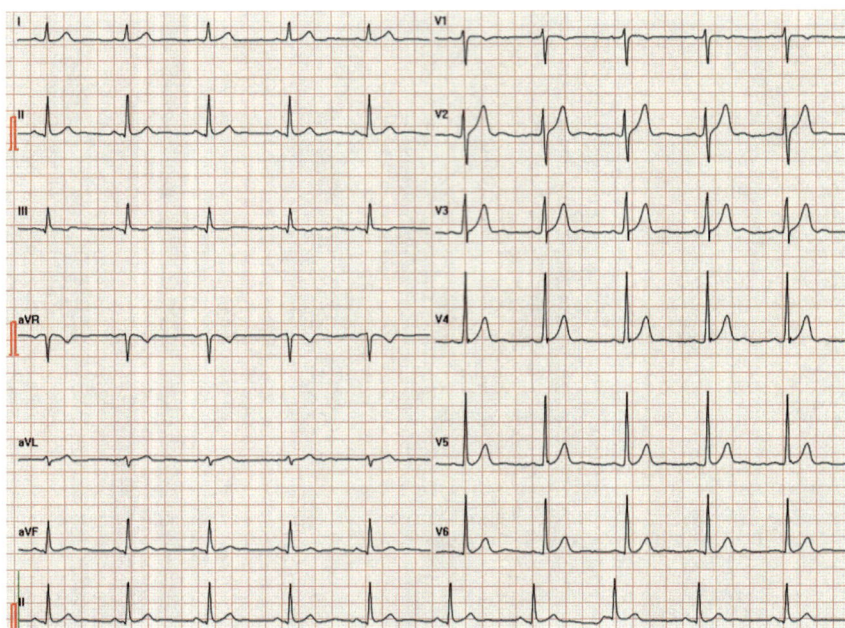

7. 男性，33 岁，头晕 3 月，心电图正确诊断是：

A. 房性早搏　　B. 正常心电图　　C. 左室肥厚　　D. 室性早搏

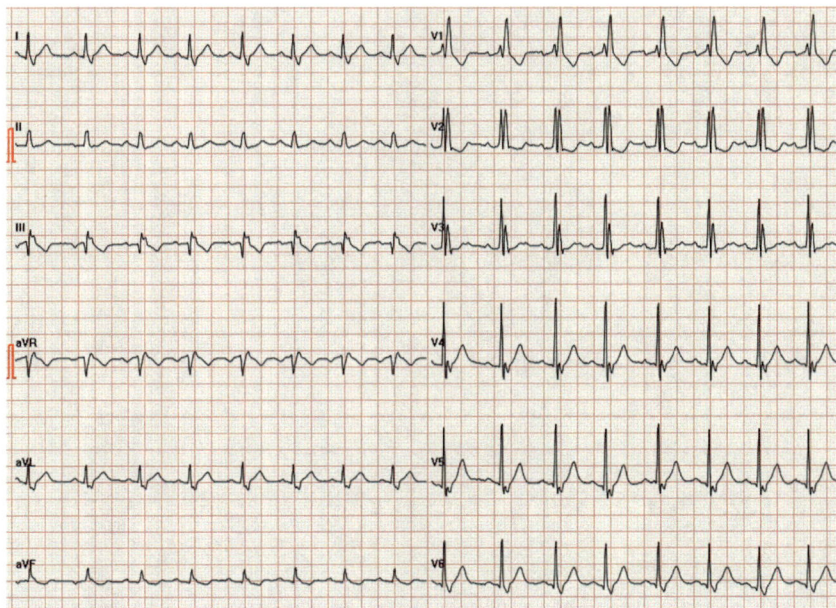

8. 男性，62 岁，右眼车祸伤术前，心电图正确诊断是：

A. 正常心电图　　B. 完全性右束支阻滞　　C. 完全性左束支阻滞　　D. 右室肥厚

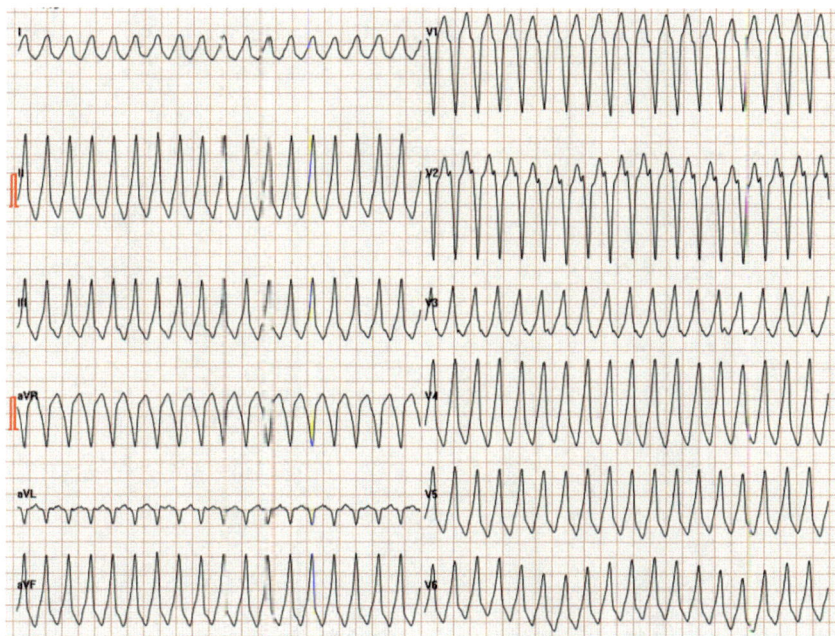

9. 男性，53 岁，头昏，神志不清 1 小时，心电图正确诊断是：

A. 窦性心动过速 B. 心房颤动 C. 阵发性室性心动过速 D. 急性前间壁心肌梗死

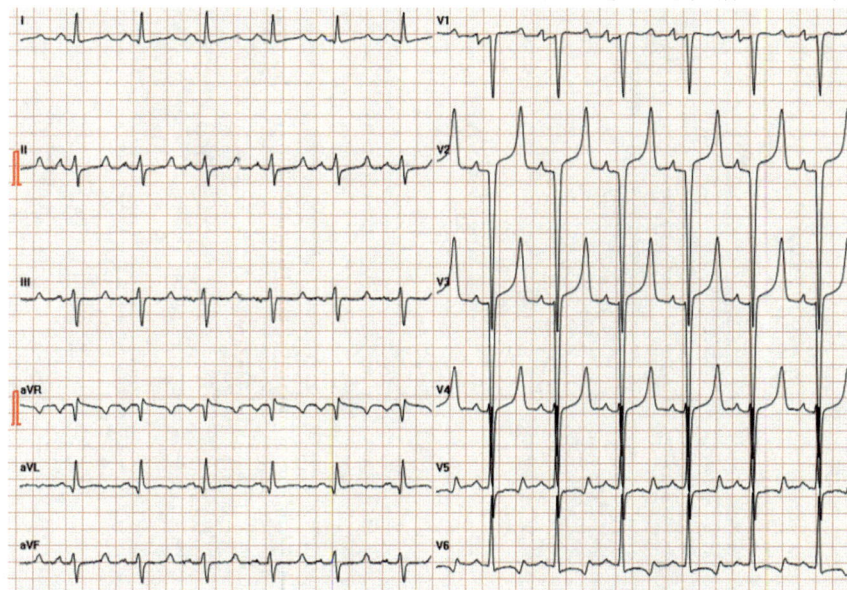

10. 男性，32 岁，食少、纳差、全身乏力半年，门诊查心电图如上，其心电图
正确诊断是：

A. 左室肥厚 B. T 波高耸，心肌缺血 C. 高血钾心电图改变 D. 二度房室阻滞

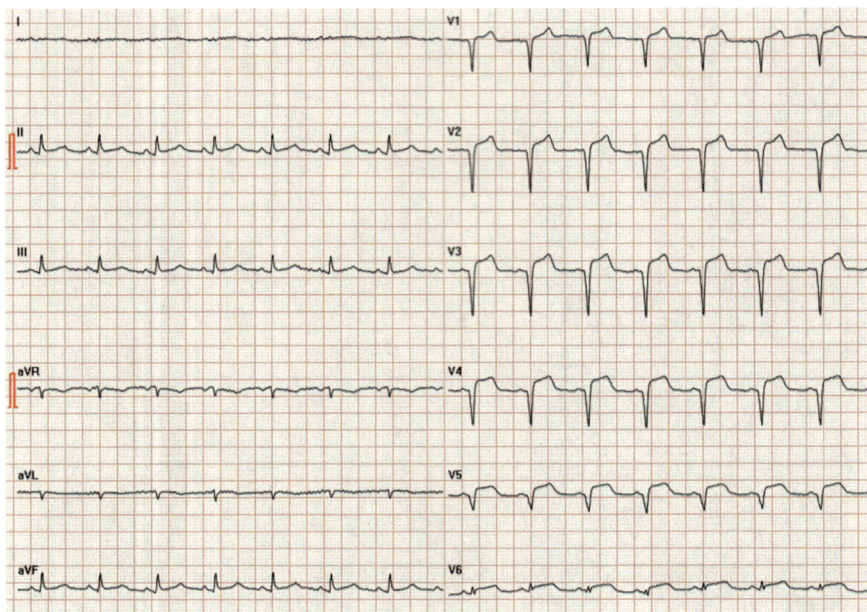

11. 男性，63 岁，胸痛 2 小时，心电图正确诊断是：

    A. 正常心电图   B. 急性广泛前壁心肌梗死   C. 完全性左束支阻滞   D. 右室肥厚

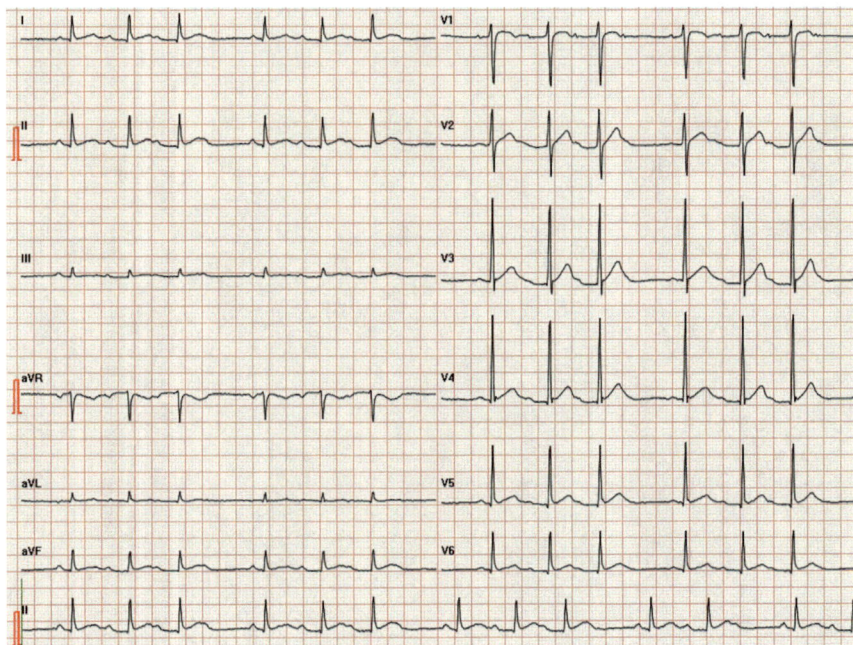

12. 男性，75 岁，肺癌，心电图正确诊断是：

    A. 正常心电图   B. 房性早搏未下传 C. 二度 I 型房室阻滞   D. 二度 II 型房室阻滞

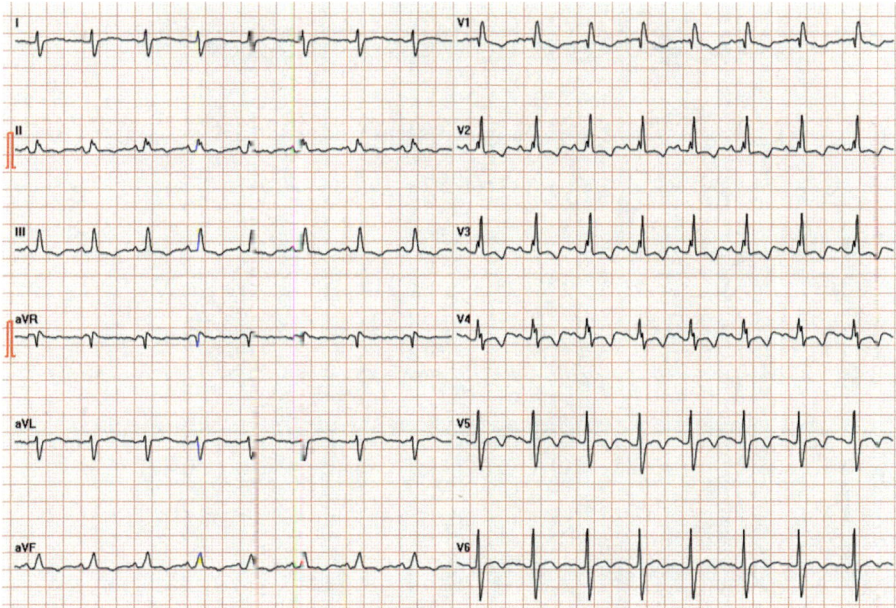

13.女性，44 岁，肺炎，心电图正确诊断是：

    A.右室肥厚   B.左室肥厚   C.完全性左束支阻滞   D.急性前间壁心肌梗死

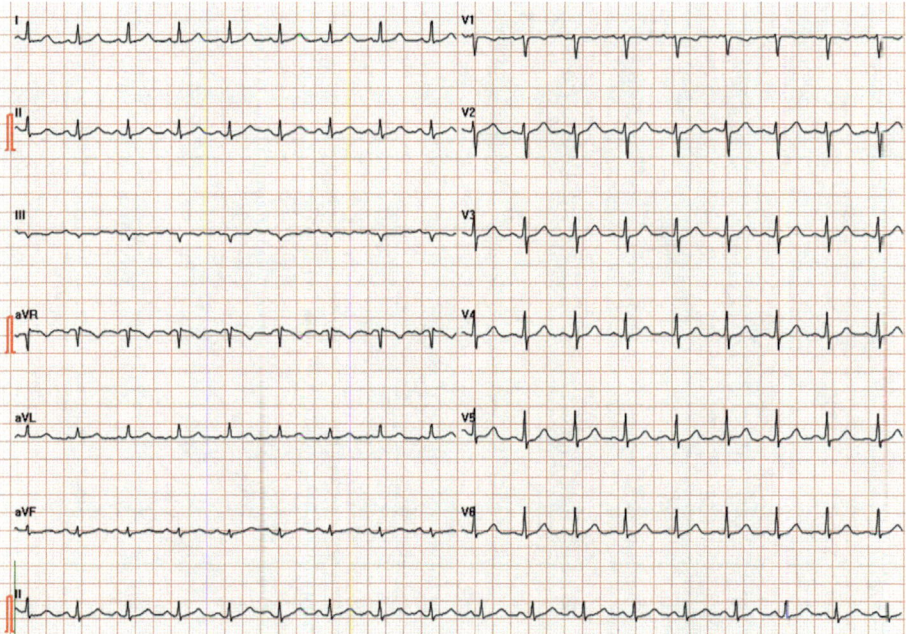

14.女性，50 岁，心悸 2 小时，心电图正确诊断是：

    A.窦性心动过速   B.房性早搏   C.早期复极   D.正常心电图

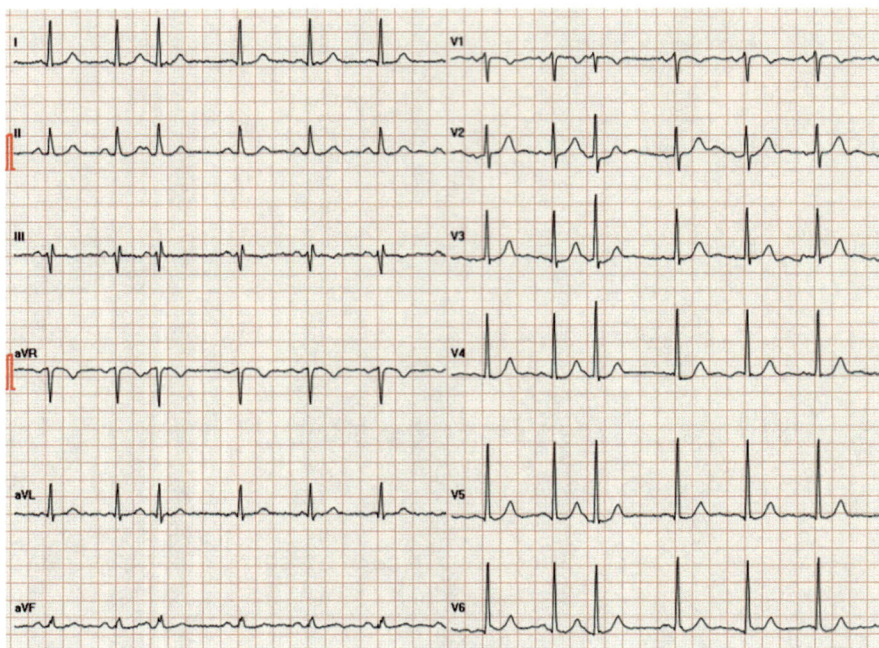

15.男性，75 岁，体检，心电图正确诊断是：
    A.室性早搏   B.窦性心动过速   C.房性早搏   D.正常心电图

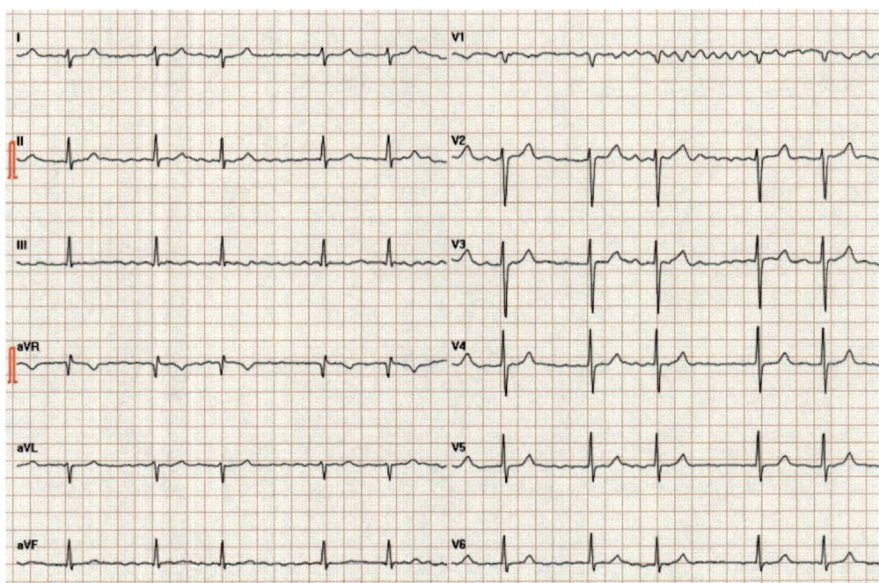

16.女性，51 岁，高血压病，心电图正确诊断是：
    A.房性早搏   B.心房颤动   C.正常心电图   D.窦性心律不齐

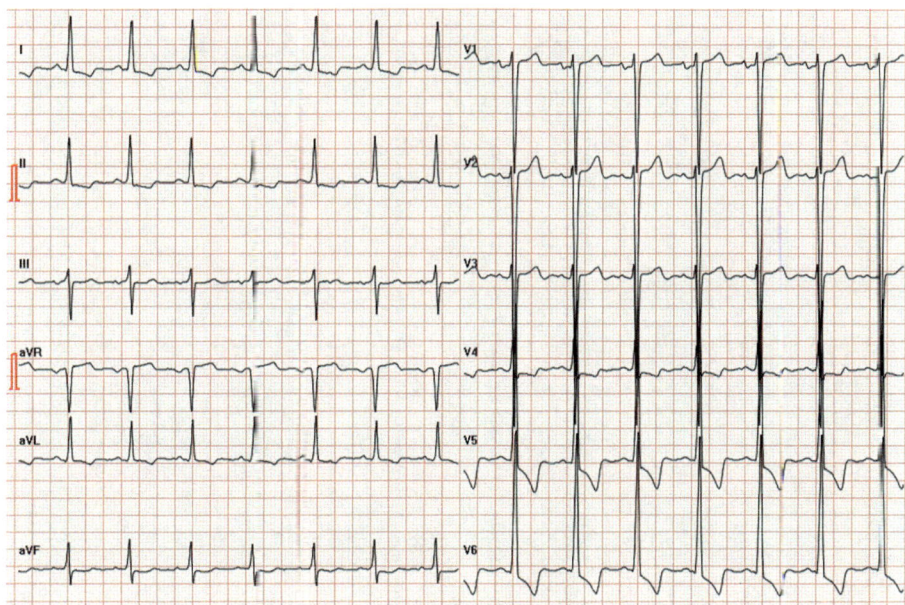

17. 女性，63 岁，高血压病，心电图正确诊断是：

　　A. 正常心电图　　　B. 左室肥厚　　　C. 完全性左束支阻滞　　　D. 室性早搏

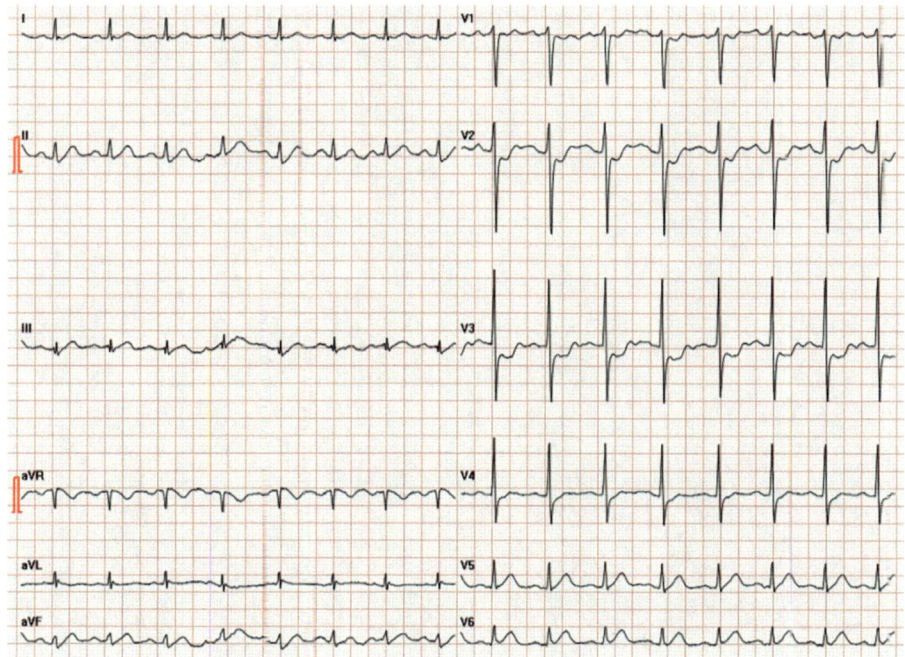

18. 男性，52 岁，胸痛 1 小时，心电图正确诊断是：

　　A. 急性广泛前壁心肌梗死　　　B. 心肌缺血　　　C. 房性早搏　　　D. 正常心电图

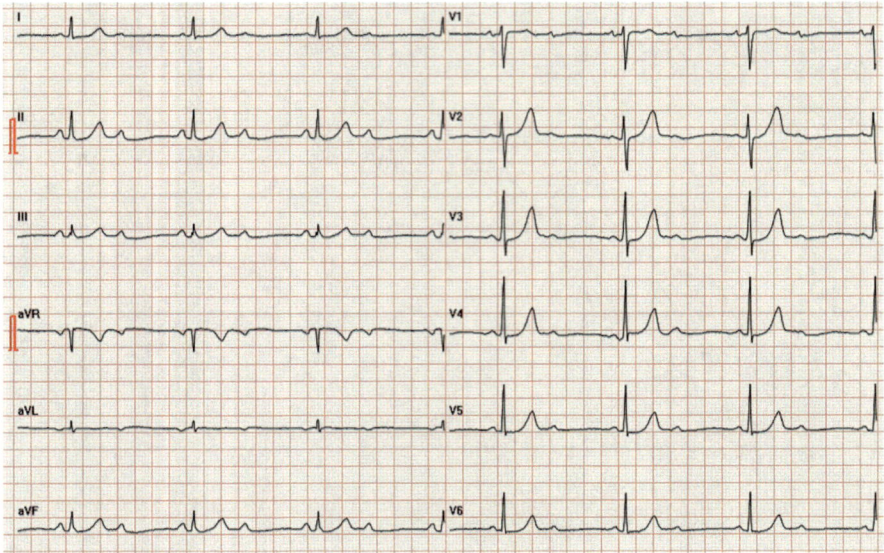

19.男性，52岁，高血压病，心电图正确诊断是：

    A.房性早搏未下传   B.正常心电图

    C.二度房室阻滞（2:1传导）   D.三度房室阻滞

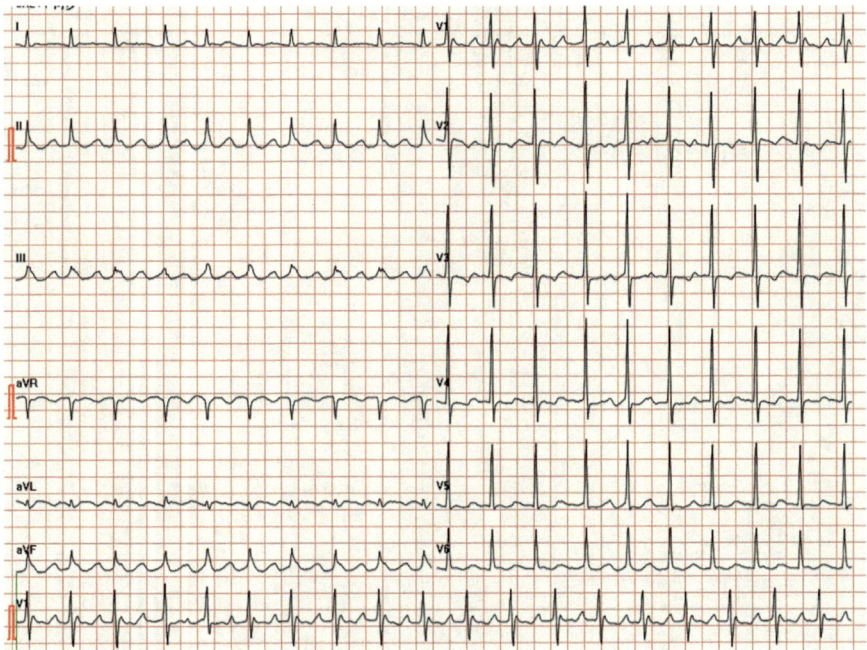

20.女，74岁，冠心病，心电图正确诊断是：

    A.窦性心动过速 B.阵发性室上性心动过速 C.房性心动过速 D.心房扑动

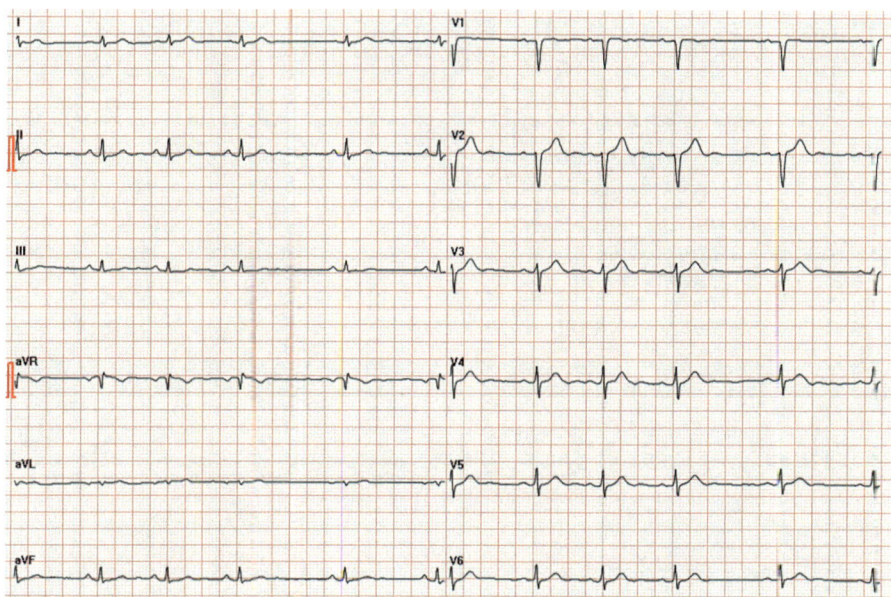

21.男性，26岁，体检，心电图正确诊断是：

    A.正常心电图   B.窦性心律不齐   C.二度Ⅱ型房室阻滞   D.窦性停搏

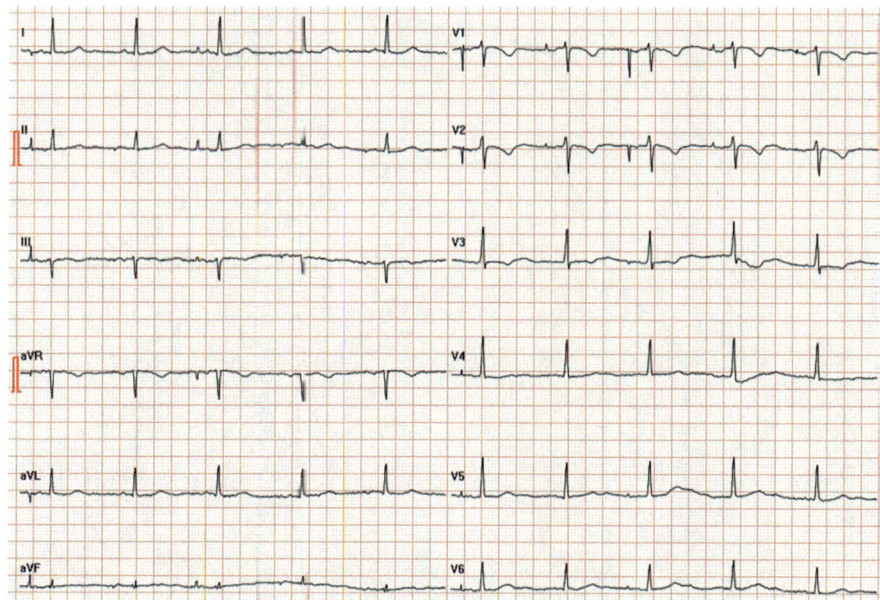

22.女性，55岁，因"窦性停搏"安装起搏器1年，心电图诊断正确的是：

    A.心房起搏心电图，心房起搏正常   B.心室起搏心电图，心室起搏不良

    C.双腔起搏心电图，心房与心室起搏正常 D.双腔起搏心电图，心房与心室起搏障碍

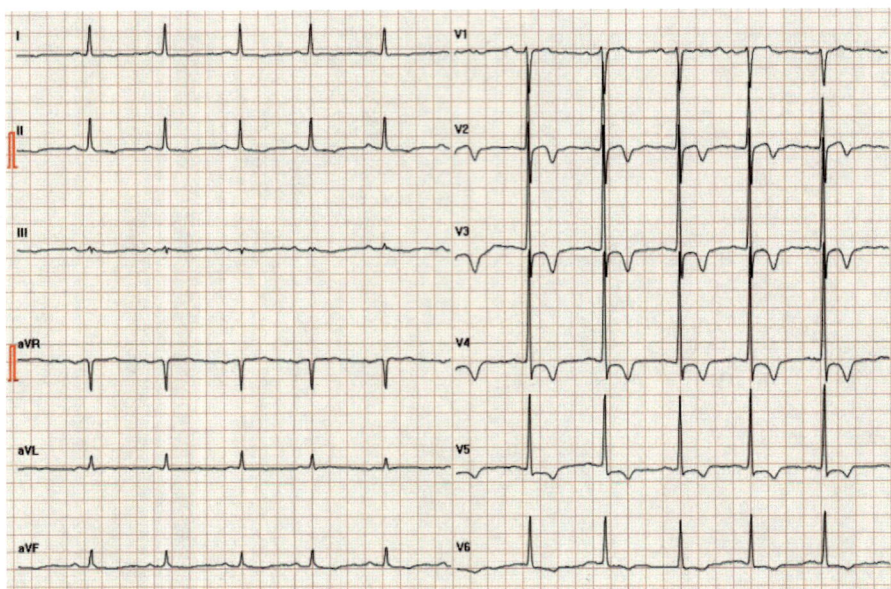

23. 男性，85 岁，白内障术前，心电图正确诊断是：

    A. 心肌缺血   B. 窦性心动过速   C. 左室肥厚   D. 正常心电图

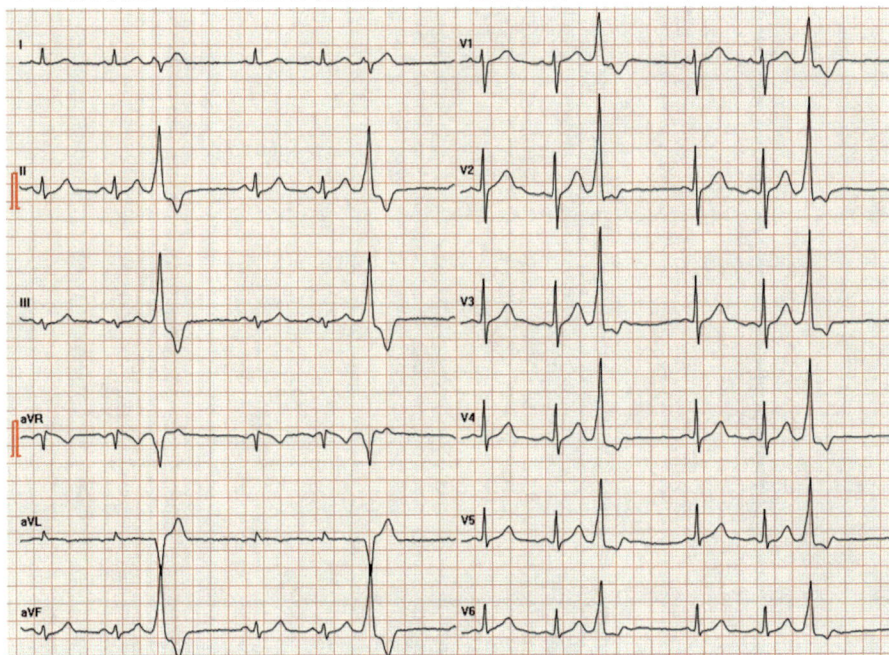

24. 男性，51 岁，腹股沟斜疝，心电图正确诊断是：

    A. 房性早搏   B. 室性早搏   C. 正常心电图   D. 心室预激

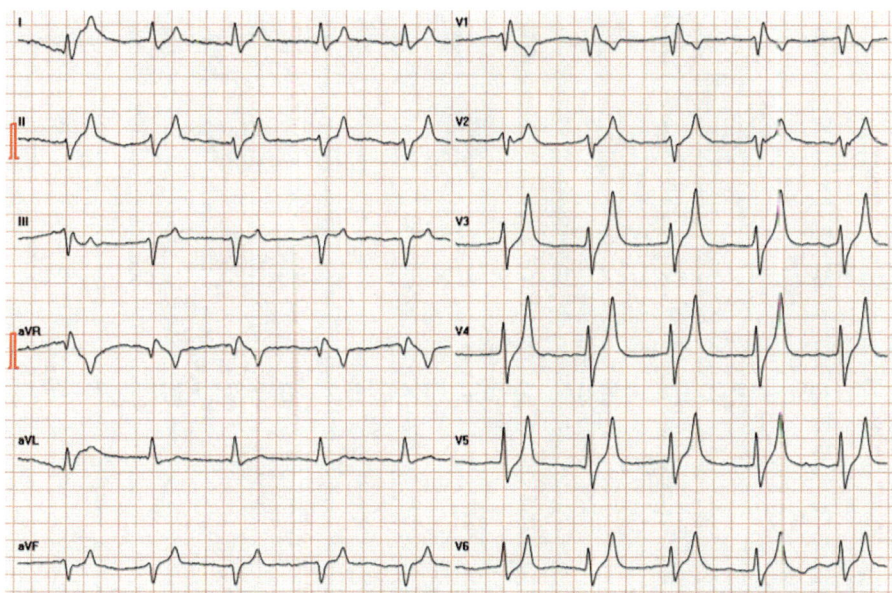

25.男性，68岁，反复恶心、呕吐，数年前曾外院诊断"尿毒症"，急诊查心电图如上，其心电图正确诊断是：

A.窦性停搏　　B.交界性逸搏　　C.窦室传导　　D.T波高耸，心肌缺血

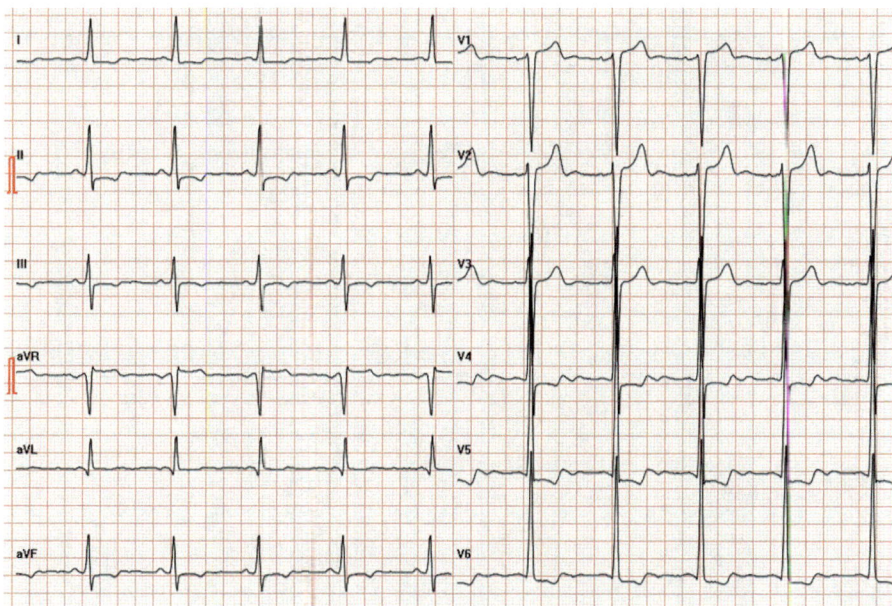

26.男性，49岁，冠心病，心电图正确诊断是：

A.左室肥厚　　B.右室肥厚　　C.完全性左束支阻滞　　D.正常心电图

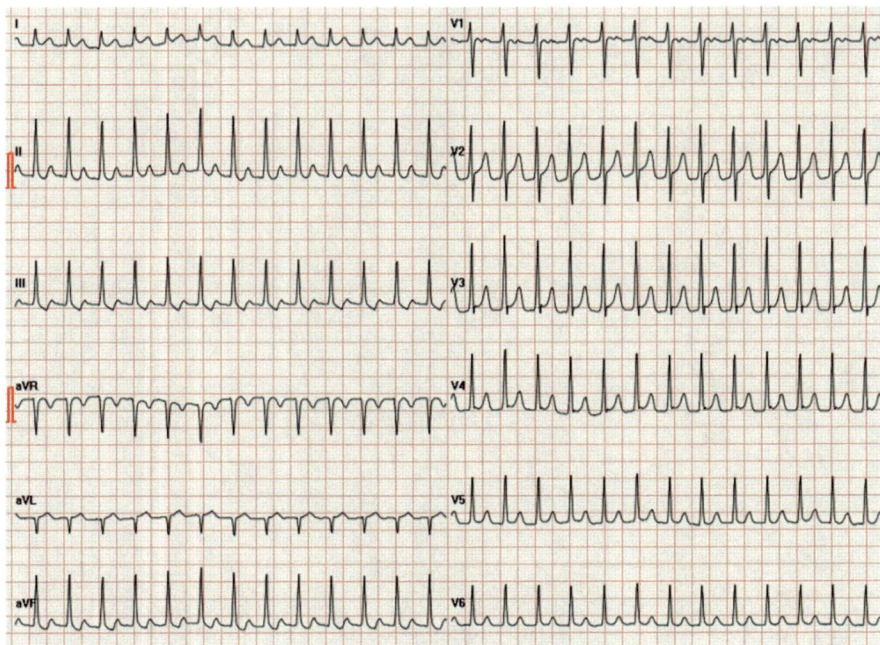

27.男性，16岁，心慌难受2小时，心电图正确诊断是：

　　A.2:1心房扑动 B.窦性心动过速 C.正常心电图 D.阵发性室上性心动过速

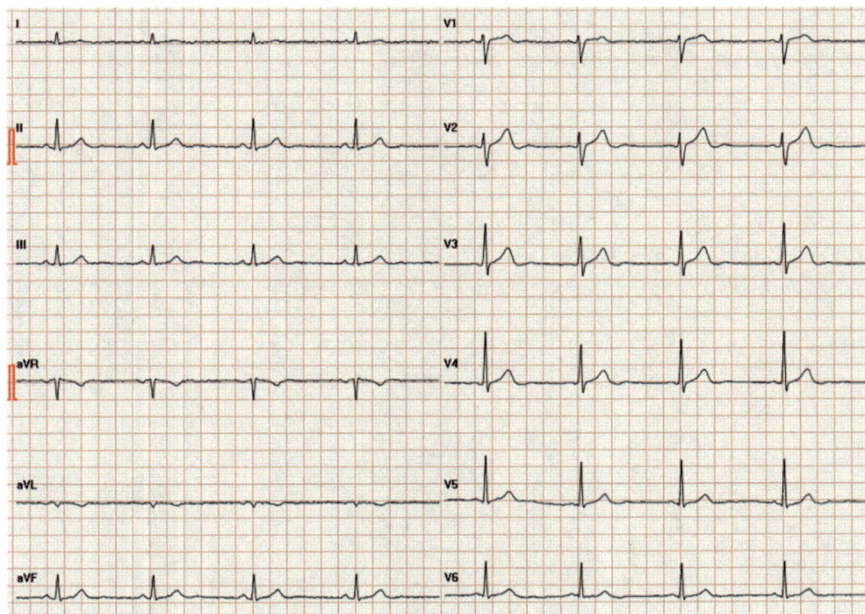

28.男性，56岁，眼部不适1周，心电图正确诊断是：

　　A.窦性心动过缓　　B.正常心电图　　C.左室肥厚　　D.预激综合征

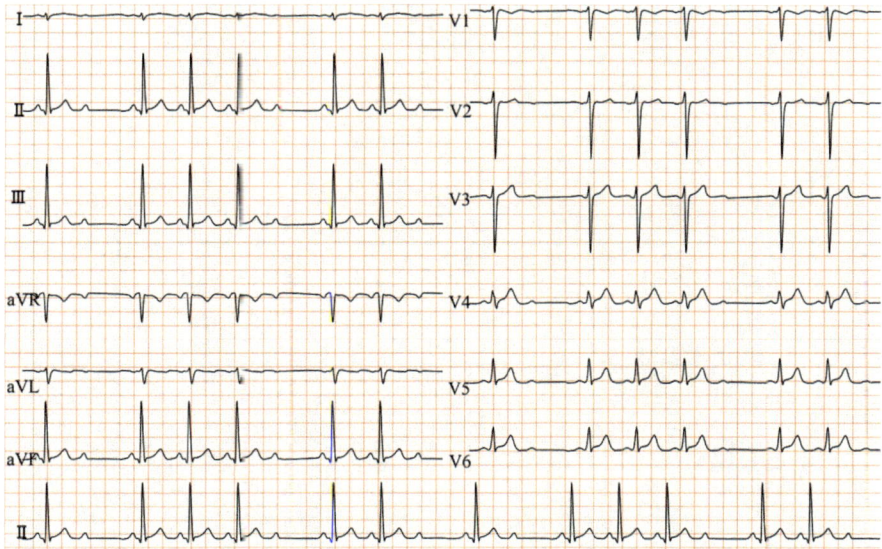

29. 男性，36 岁，心悸、胸闷，活动后加重，心电图正确诊断是：

    A. 心房颤动 　　　　　　　B. 二度 II 型房室阻滞，房室间呈 2:1-4:3 传导

    C. 房性早搏未下传 　　　　D. 频发房性早搏，短阵性房性心动过速

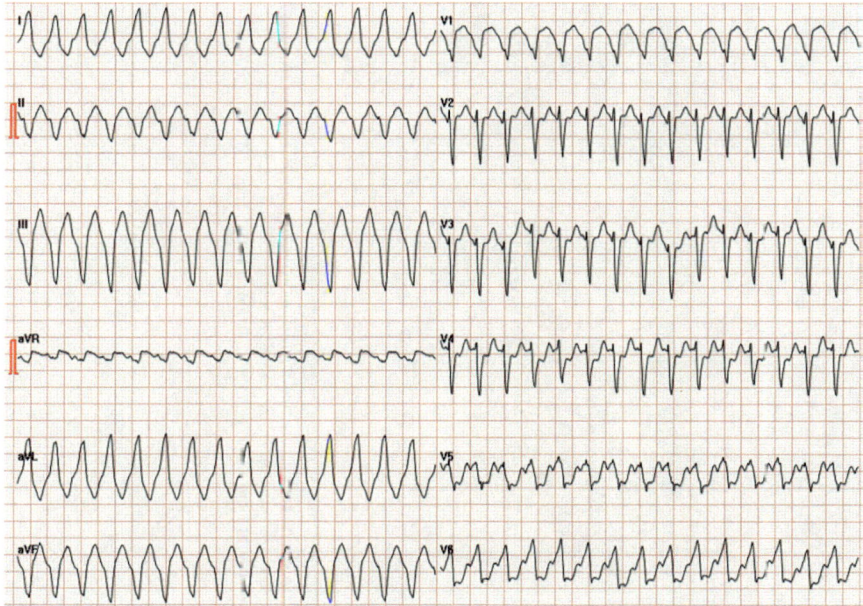

30. 男性，30 岁，1 年前曾患"重症心肌炎"，5 分钟前突发晕厥入院，心电图正确诊断是：

    A. 阵发性室性心动过速　B. 阵发性室上性心动过速　C. 心室颤动　D. 心室扑动

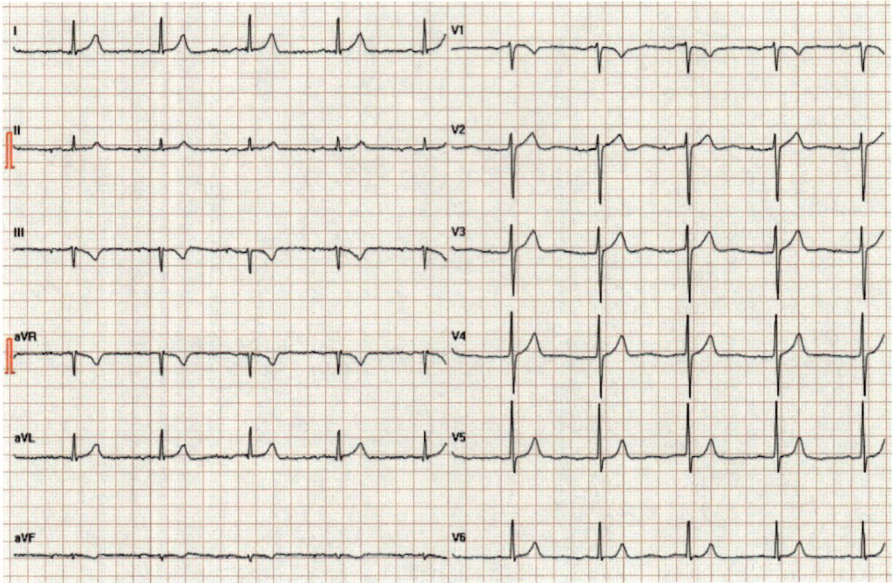

31. 男，66 岁，因"病态窦房结综合征"安装起搏器 2 年，心电图表现的起搏方式是：
    A. DDD   B. VDD   C. VVI   D. AAI

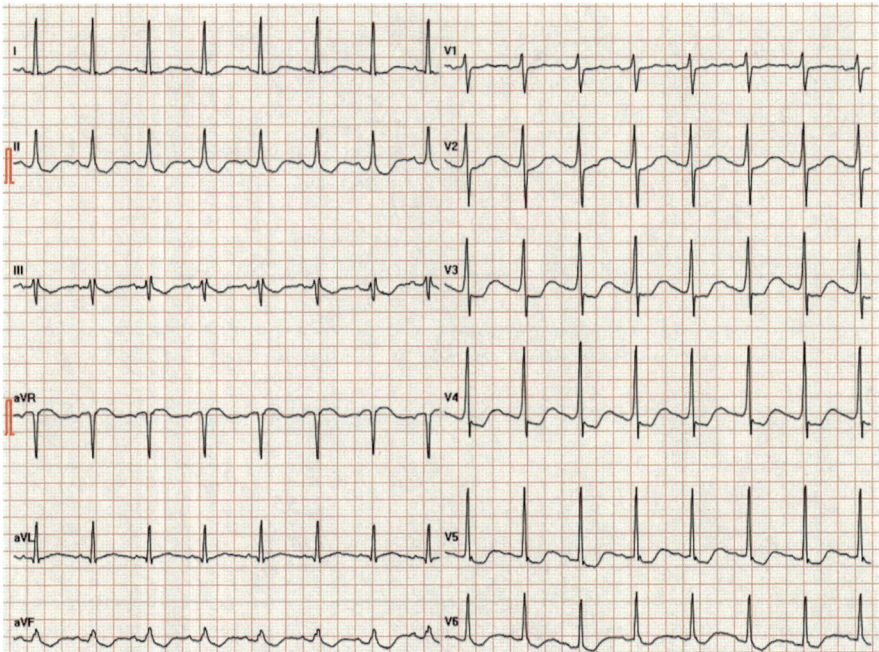

32. 男，28 岁，反复呕吐、腹泻 3 天，临床诊断"急性胃肠炎"，心电图正确诊断是：
    A. 左室肥厚   B. 正常心电图   C. 低血钾心电图改变   D. 预激综合征

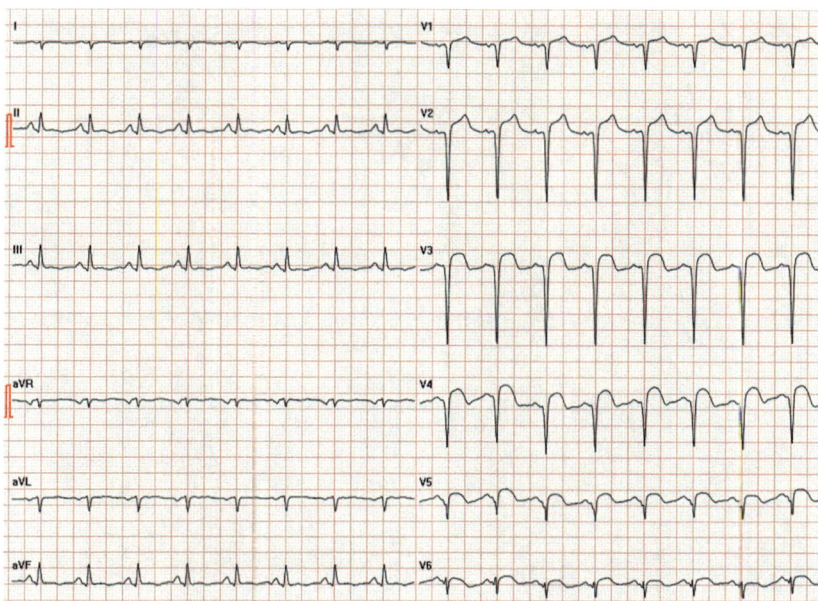

33. 男性，55 岁，胸闷不适半天，心电图正确诊断是：

    A.阵发性室性心动过速　　　　B.急性前间壁心肌梗死

    C.急性广泛前壁心肌梗死　　　D.右室肥厚

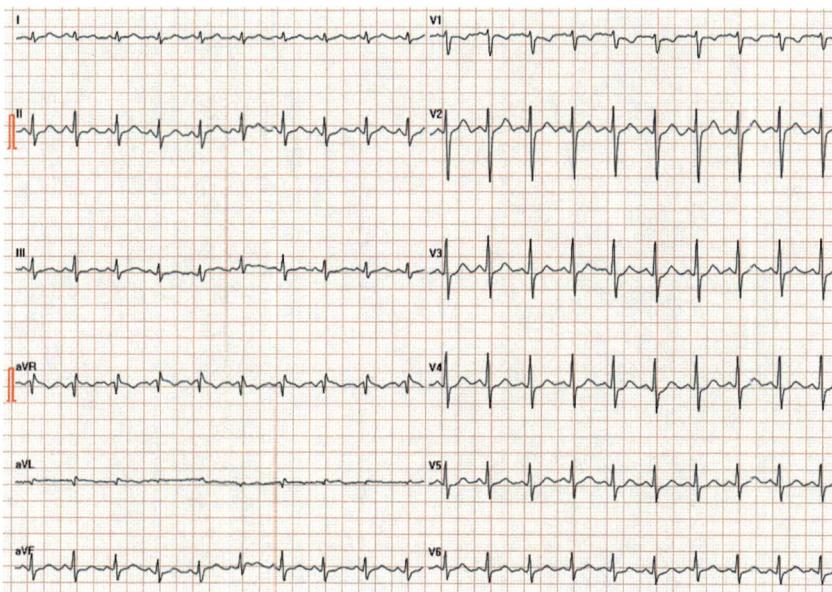

34. 女性，19 岁，头痛 1 天，心电图正确诊断是：

    A.早期复极　　B.窦性心动过速　　C.左室肥厚　　D.正常心电图

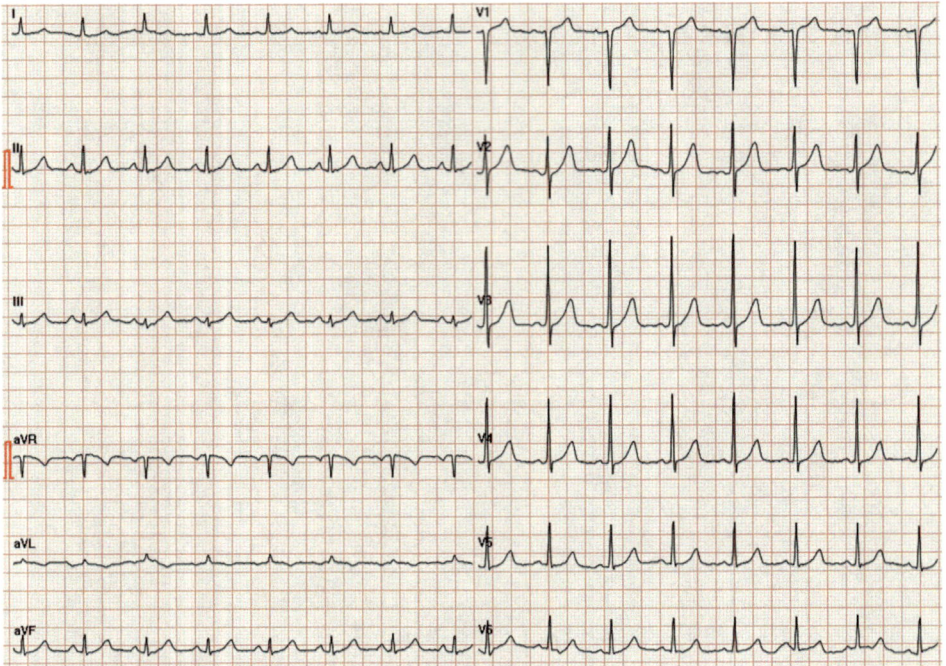

35.男性，53 岁，尿频尿痛 2 天，心电图正确诊断是：

    A.预激综合征　　B.一度房室阻滞　　C.窦性心动过速　　D.正常心电图

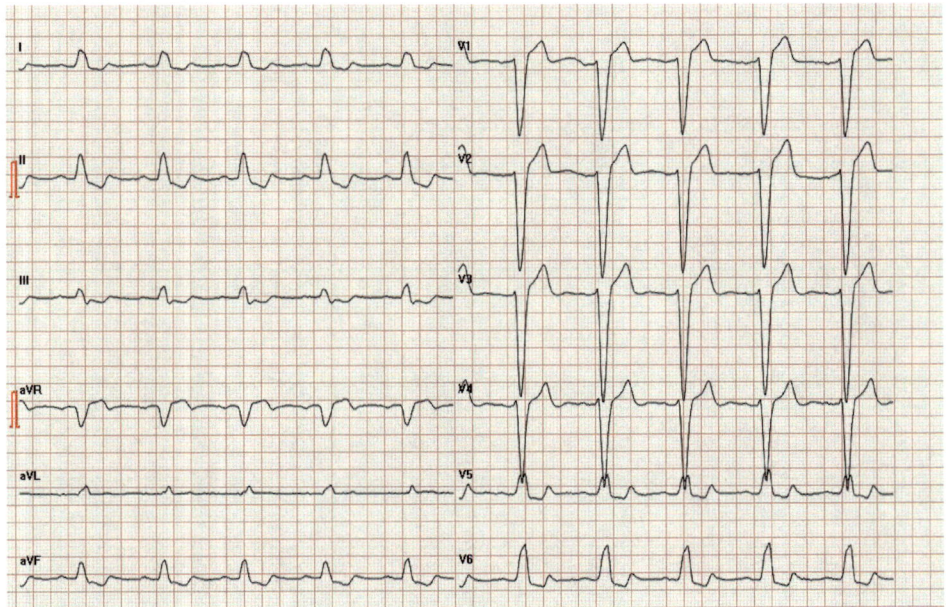

36.男性，63 岁，胃癌，心电图正确诊断是：

    A.完全性左束支阻滞　B.正常心电图　C.急性前间壁心肌梗死　D.心肌缺血

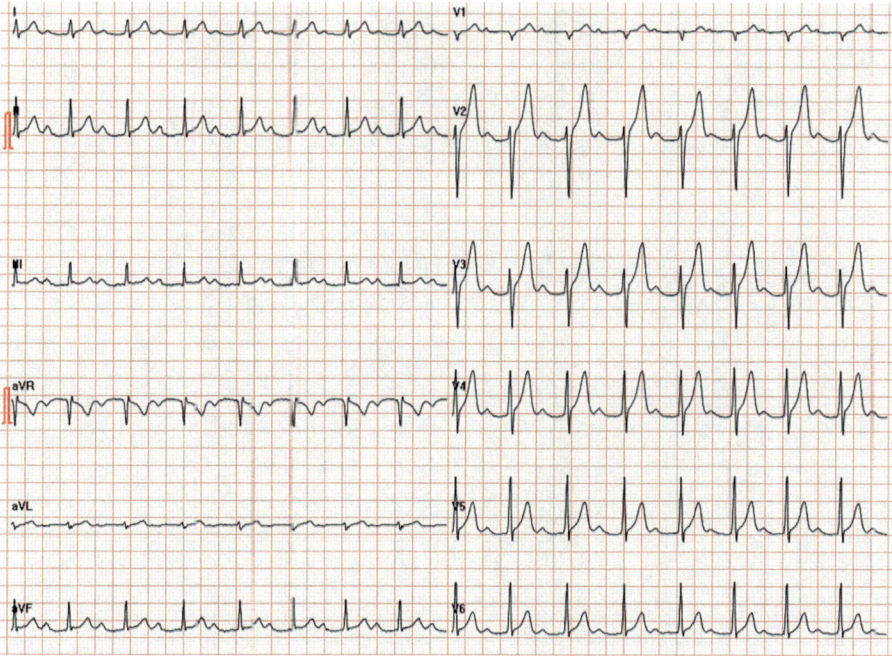

37.男性，18岁，头晕3月，心电图正确诊断是：

A.高血钾　　　　　　　　　　　　B.正常心电图

C.胸导联T波高耸，提示心肌缺血　　D.一度房室阻滞

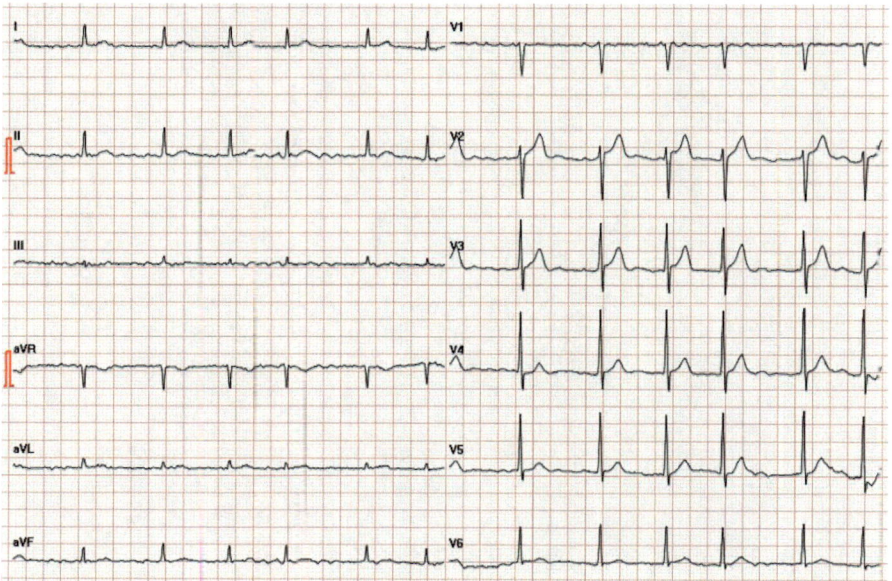

38.男性，70岁，脑瘤，心电图正确诊断是：

A.房性早搏　　B.室性早搏　　C.心房颤动　　D.正常心电图

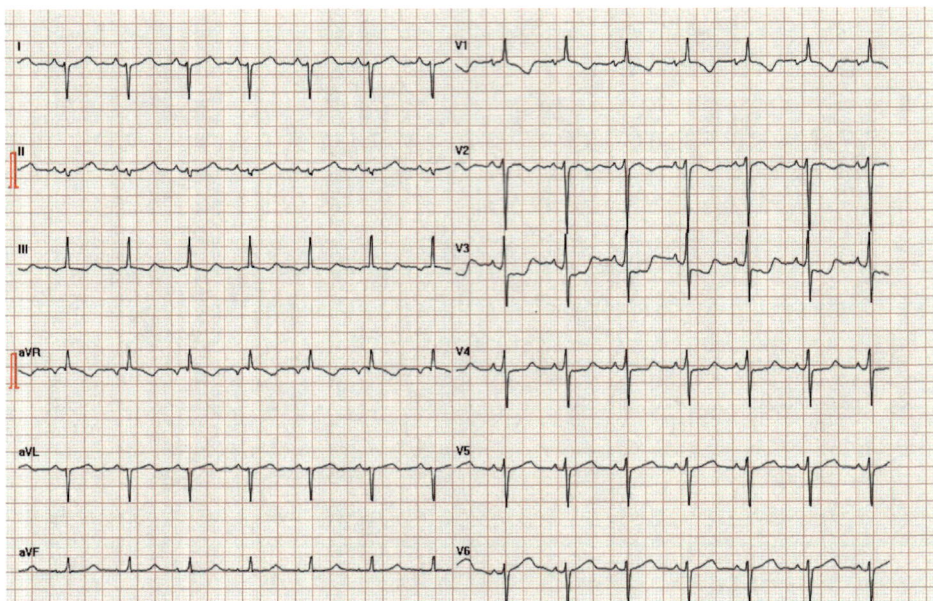

39.女性，25岁，上腹部不适1周，心电图正确诊断是：

    A.正常心电图   B.右室肥厚   C.完全性左束支阻滞   D.房性早搏

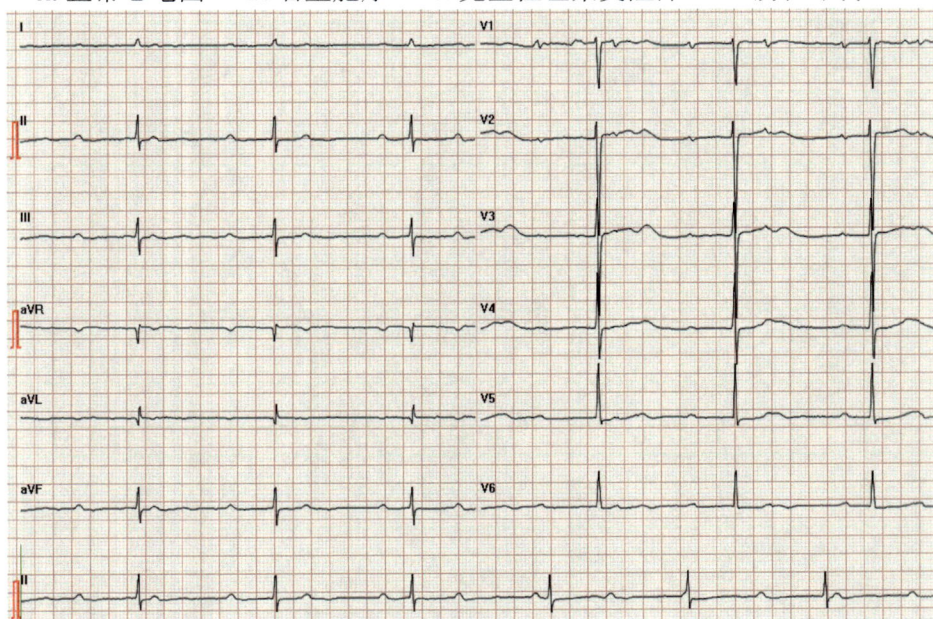

40.女性，75岁，头晕一月，心电图正确诊断是：

    A.窦性心动过缓   B.二度房室阻滞

    C.三度房室阻滞   D.房性早搏未下传

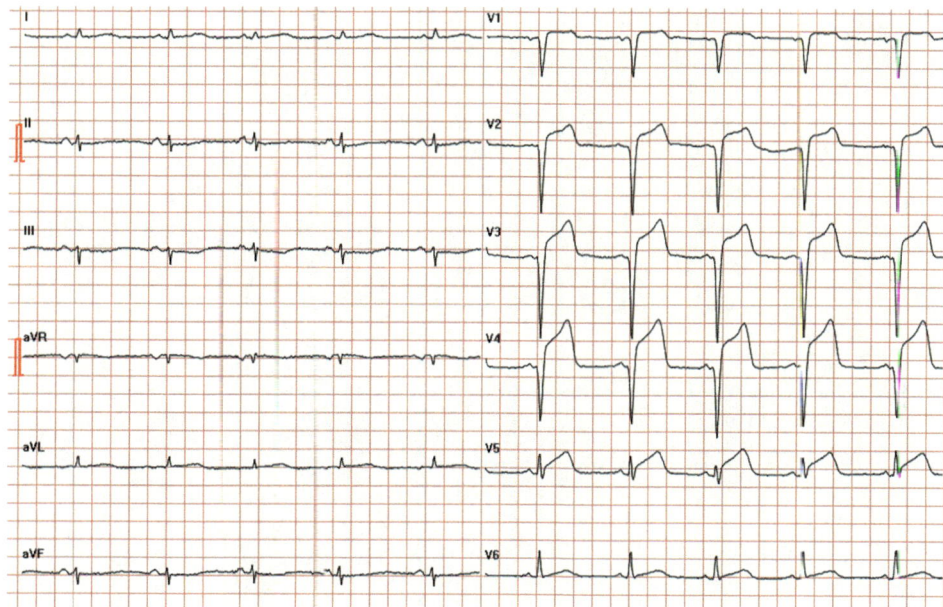

41.女性，71岁，背部疼痛3小时，心电图正确诊断是：

 A. 正常心电图   B. 完全性左束支阻滞

 C. 右室肥厚   D. 急性广泛前壁心肌梗死

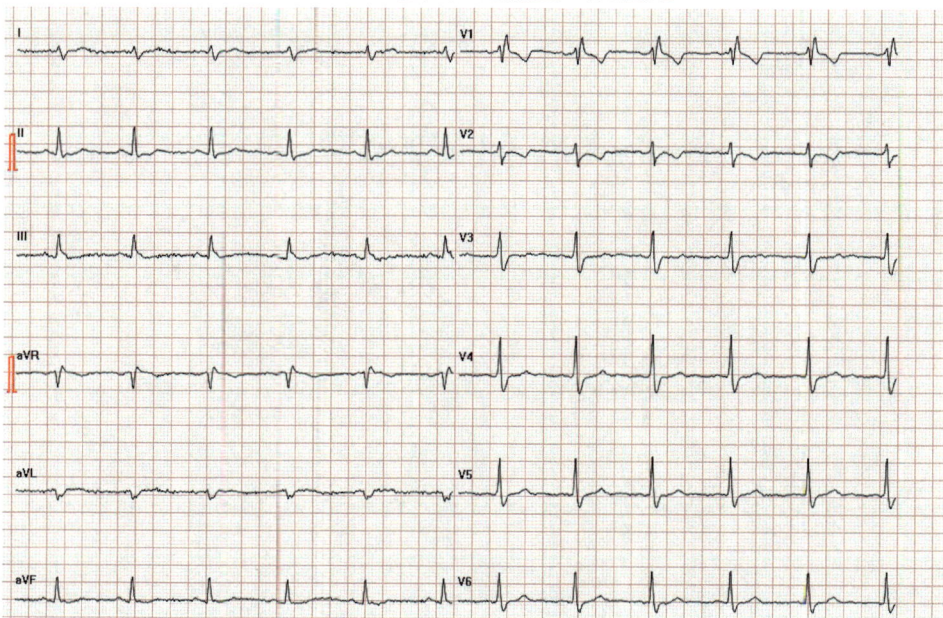

42.男性，54岁，腹部烫伤，心电图正确诊断是：

 A. 正常心电图 B.完全性左束支阻滞 C.完全性右束支阻滞 D. 右室肥厚

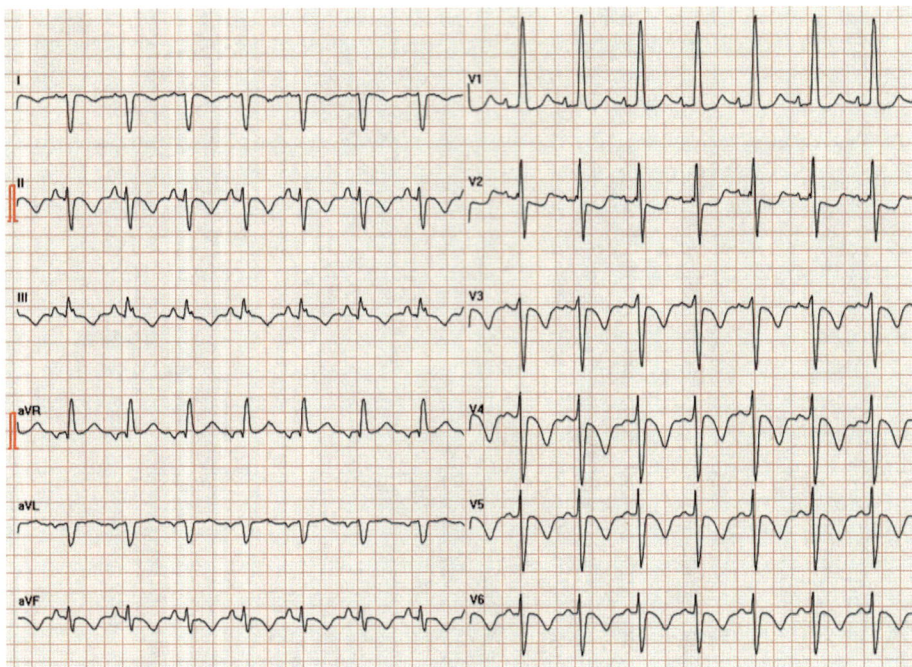

43.女性，63 岁，甲亢病，心电图正确诊断是：

    A. 完全性右束支阻滞   B. 左室肥厚   C. 心房颤动   D. 右室肥厚

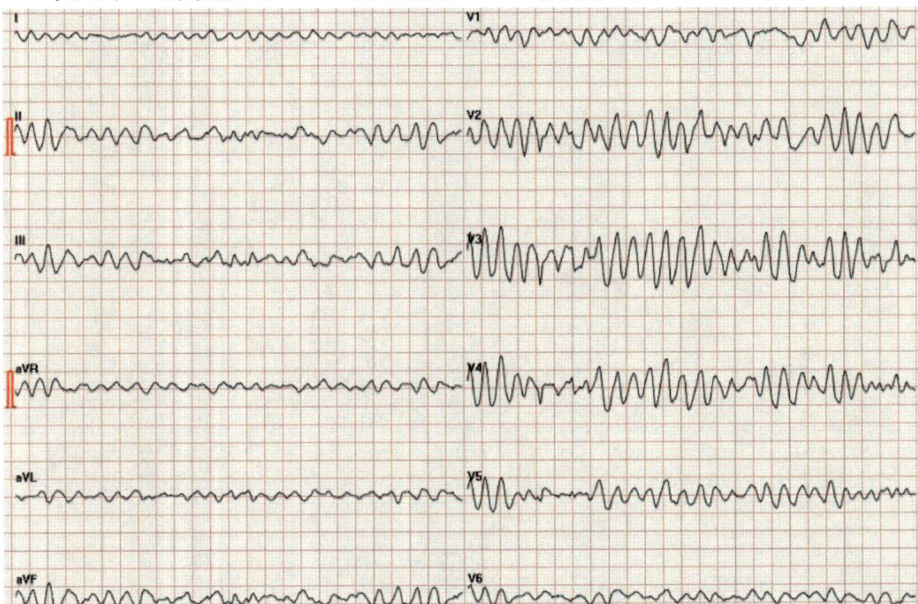

44.女性，81 岁，胃癌术中，突发血压下降，心电图正确诊断是：

    A. 窦性心动过速   B. 心室颤动   C. 心房颤动   D. 心房扑动

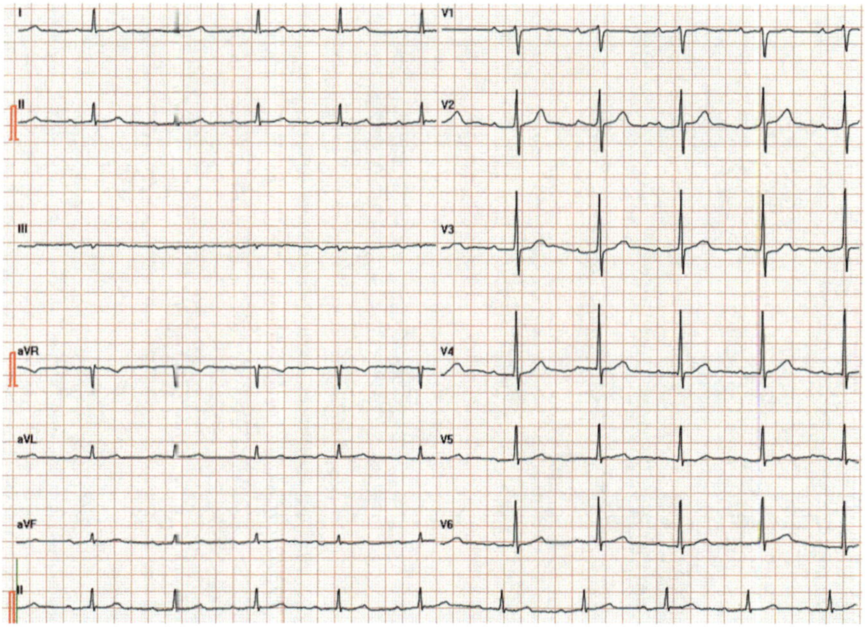

45.男性，68 岁，高血压病，心电图正确诊断是：

    A. 一度房室阻滞　　B. 正常心电图　　C. 心肌缺血　　D. 室性早搏

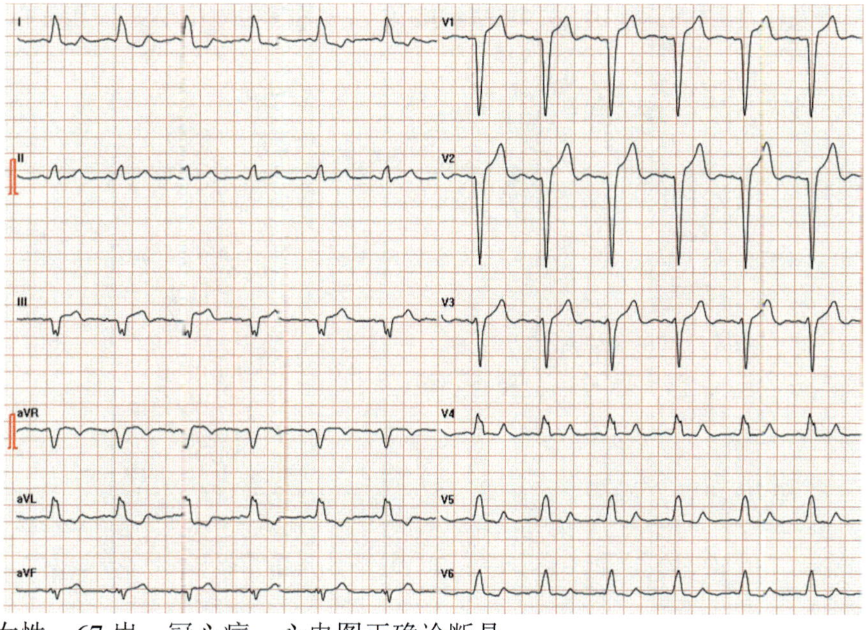

46.女性，67 岁，冠心病，心电图正确诊断是：

    A. 正常心电图　　　　　　　　B. 急性前间壁心肌梗死

    C. 完全性左束支阻滞　　　　　D. 室性早搏

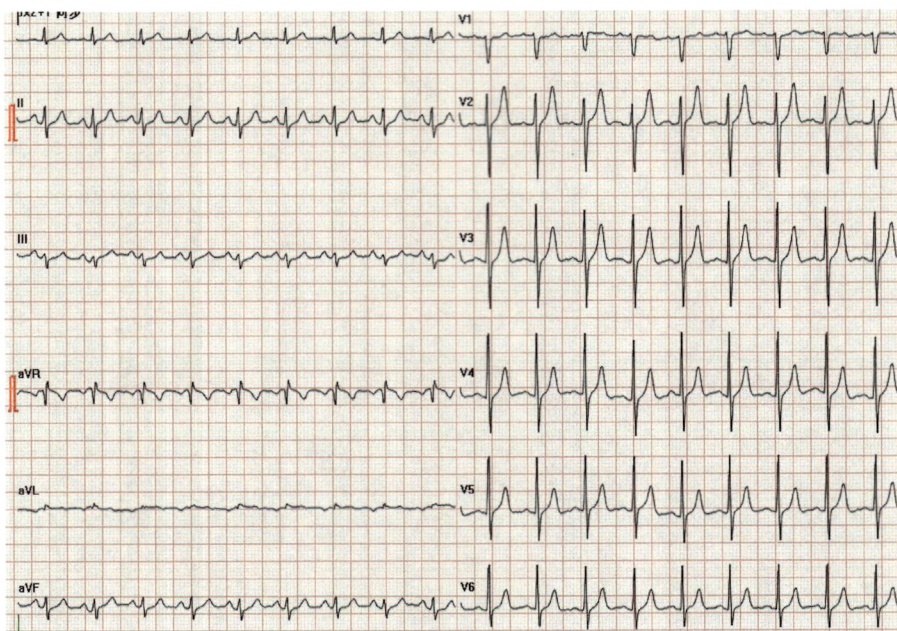

47.男性，67 岁，心悸 3 小时，心电图正确诊断是：

    A.阵发性室上性心动过速 B.窦性心动过速 C.高血钾心电图改变 D.正常心电图

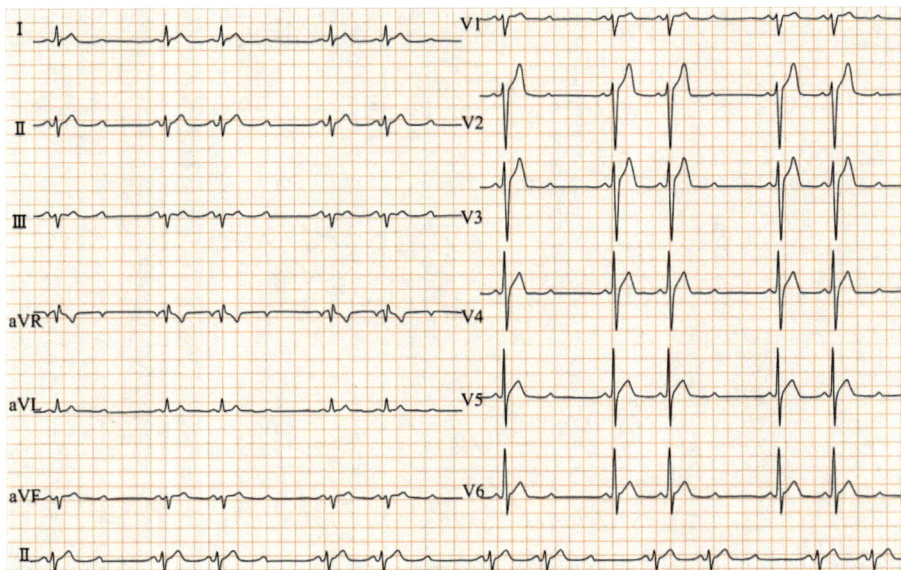

48.男性，72 岁，心悸数周，心电图正确诊断是：

    A.二度Ⅱ型房室阻滞　B.窦性停搏　C.窦性心律不齐　D.频发房性早搏

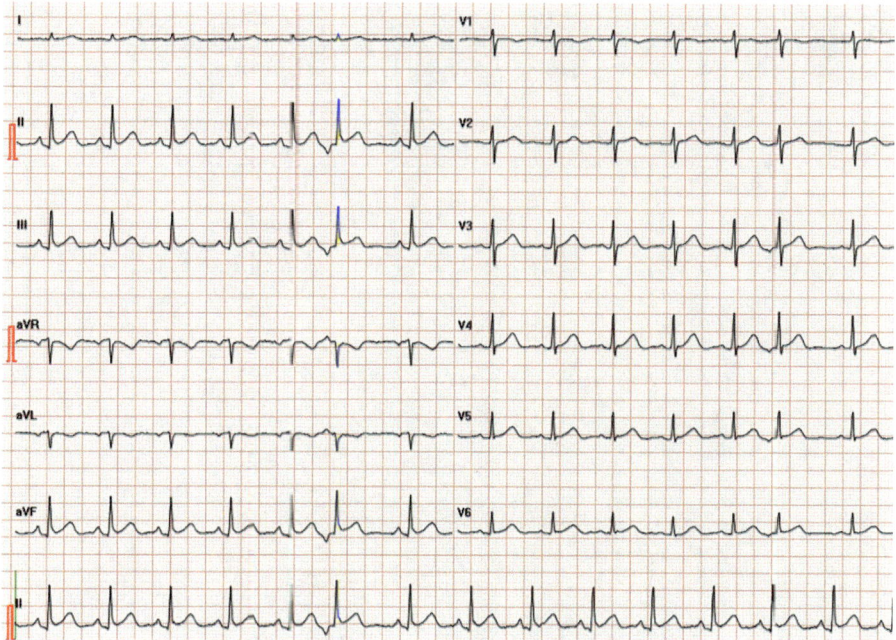

49.男性，71岁，结核性胸膜炎，心电图正确诊断是：

    A.房性早搏   B.窦性心动过速   C.室性早搏   D.正常心电图

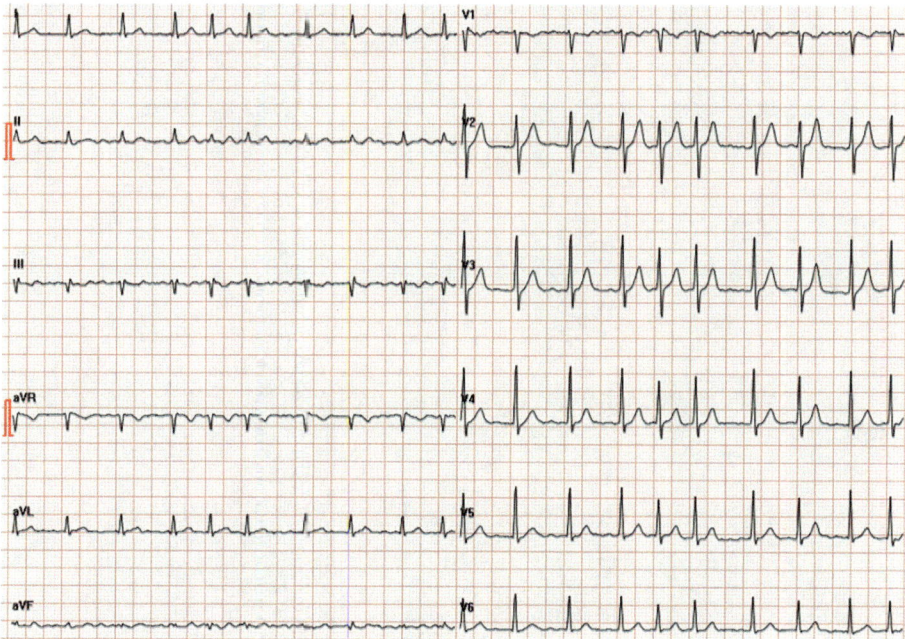

50.男性，51岁，高血压病，心电图正确诊断是：

    A.房性早搏   B.心房颤动   C.正常心电图   D.室性早搏

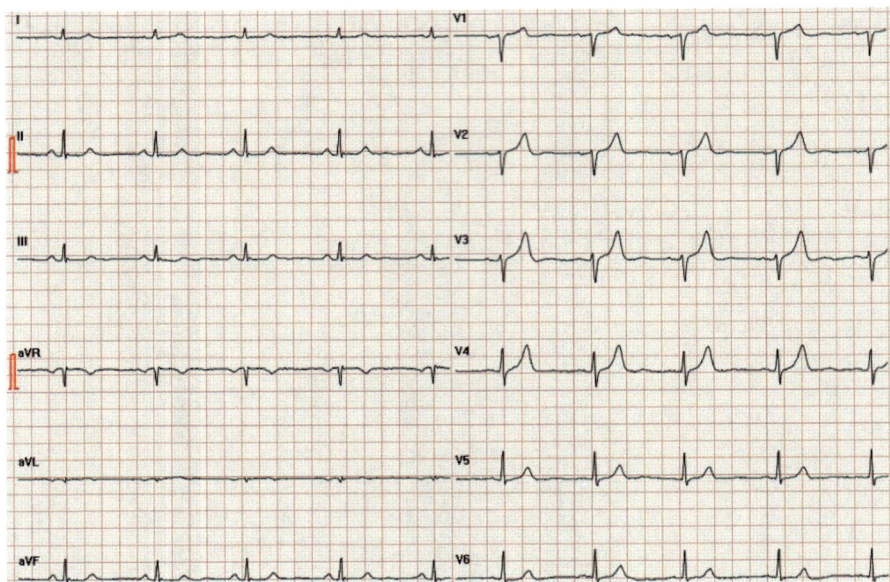

51.男性，65 岁，呼吸难受一周，心电图正确诊断是：

　　A.右房肥大　　B.正常心电图　　C.窦性心动过缓　　D.房性早搏

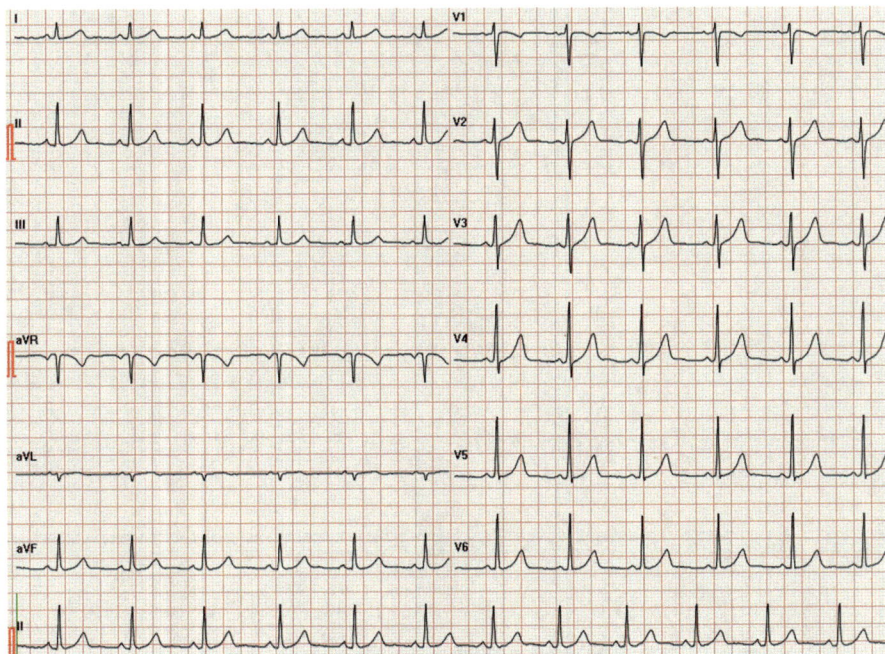

52.女性，23 岁，体检，心电图正确诊断是：

　　A.房性早搏　　B.室性早搏　　C.左房肥大　　D.正常心电图

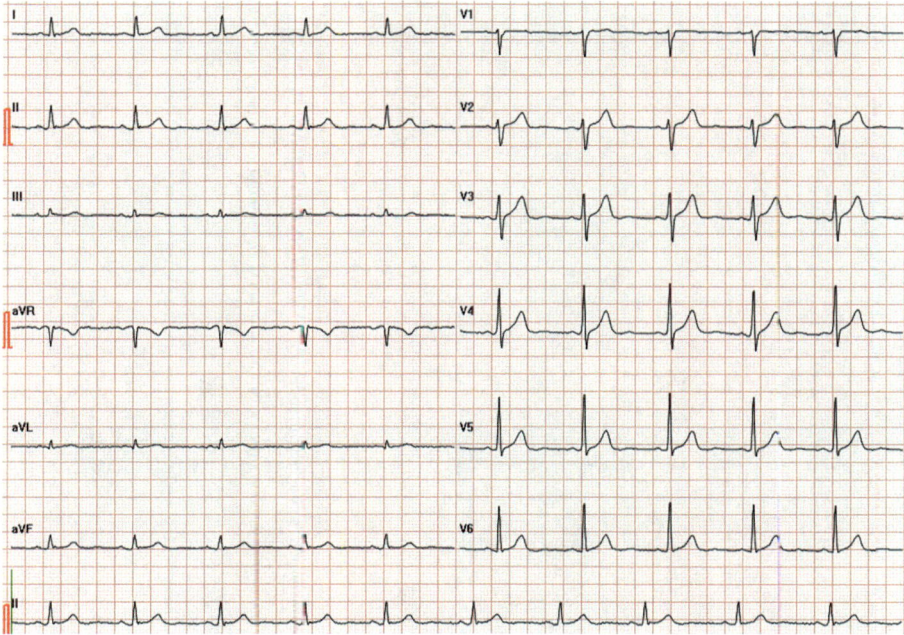

53.男性，39岁，咳嗽咳痰1周，心电图正确诊断是：

A.左室肥厚　　B.室性早搏　　C.正常心电图　　D.右室肥厚

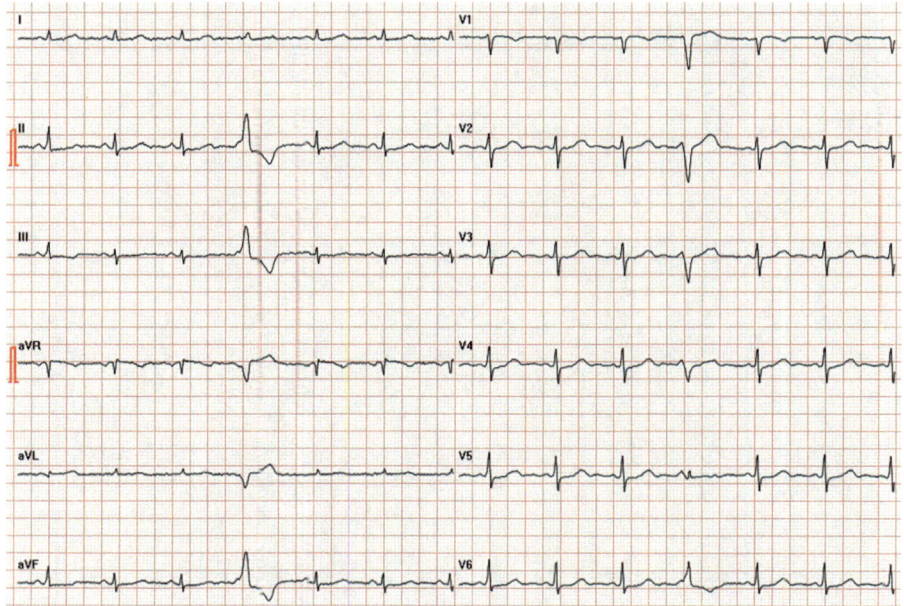

54.女性，49岁，体检，心电图正确诊断是：

A.室性早搏　　B.正常心电图　　C.一度房室阻滞　　D.房性早搏

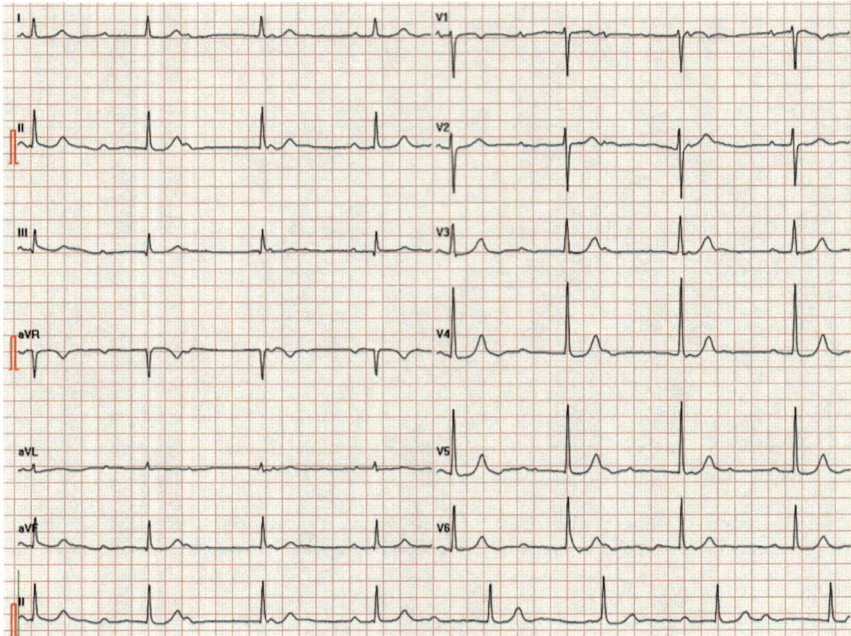

55.女性，71岁，冠心病，心电图正确诊断是：

    A. 窦性心动过缓   B. 房性早搏   C. 三度房室阻滞   D. 心肌缺血

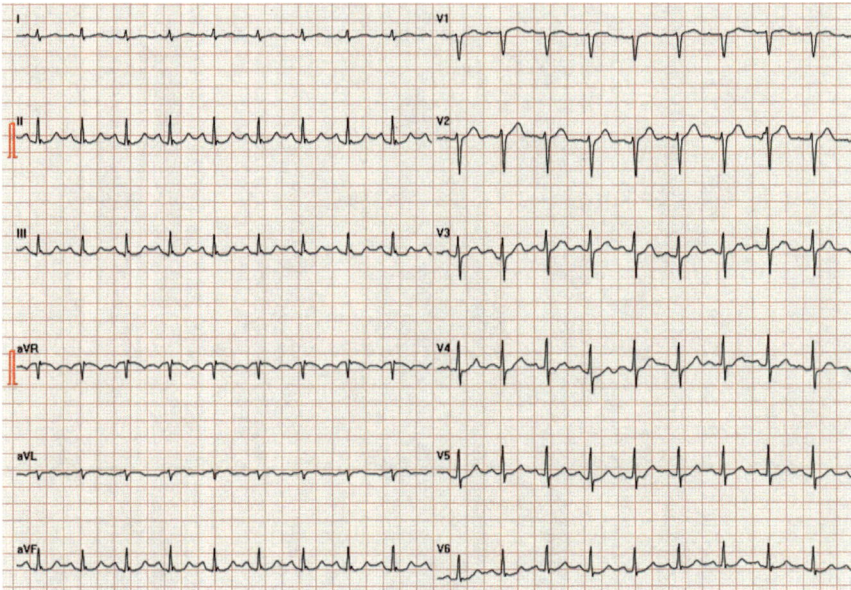

56.男性，60岁，胸闷不适1小时，心电图正确诊断是：

    A. 急性前间壁心肌梗死   B. 窦性心动过速   C. 房性早搏   D. 正常心电图

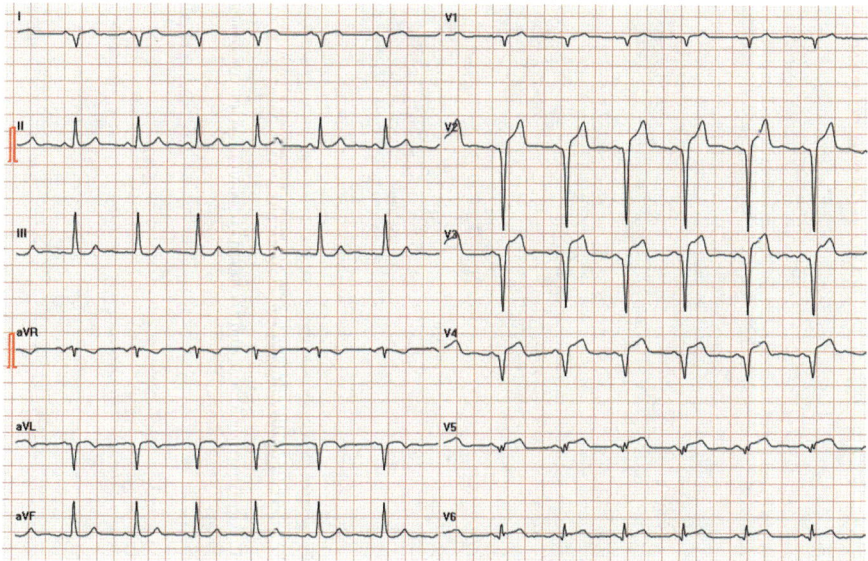

57.男性，38岁，背部疼痛1天，心电图正确诊断是：

    A. 正常心电图　　　　　　　B. 完全性左束支阻滞

    C. 右室肥厚　　　　　　　　D. 急性广泛前壁心肌梗死

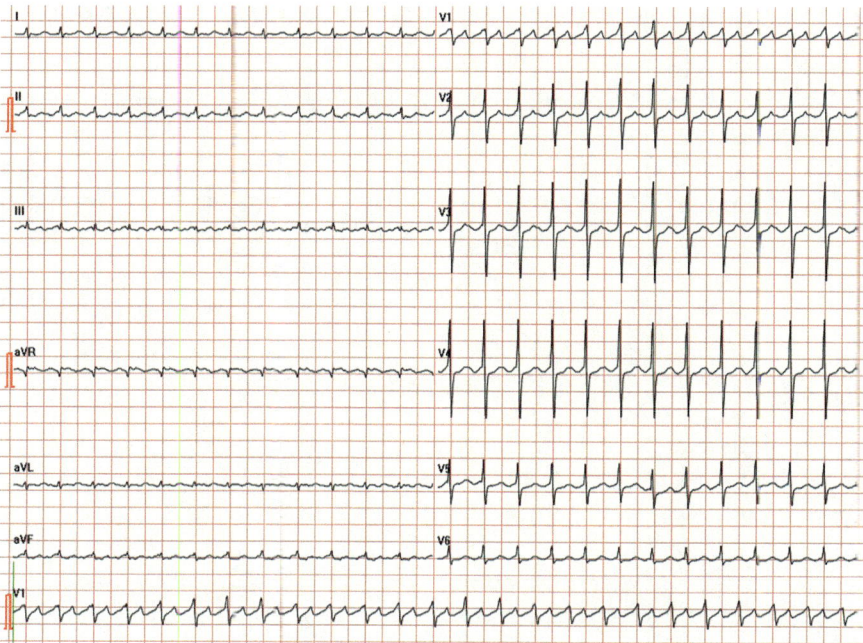

58.女，67岁，高血压20余年，心电图正确诊断是：

    A. 房性心动过速　　B. 心房扑动　　C. 窦性心动过速　　D. 阵发性室上性心动过速

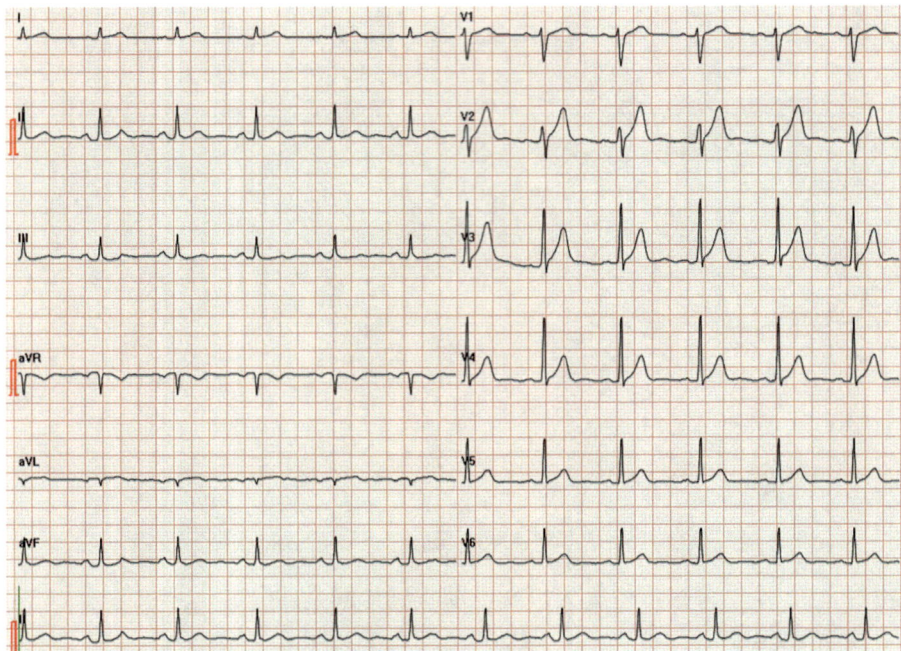

59.男性，38 岁，吞咽困难 1 月，心电图正确诊断是：

    A. 正常心电图   B. 室性早搏   C. 完全性右束支阻滞   D. 右室肥厚

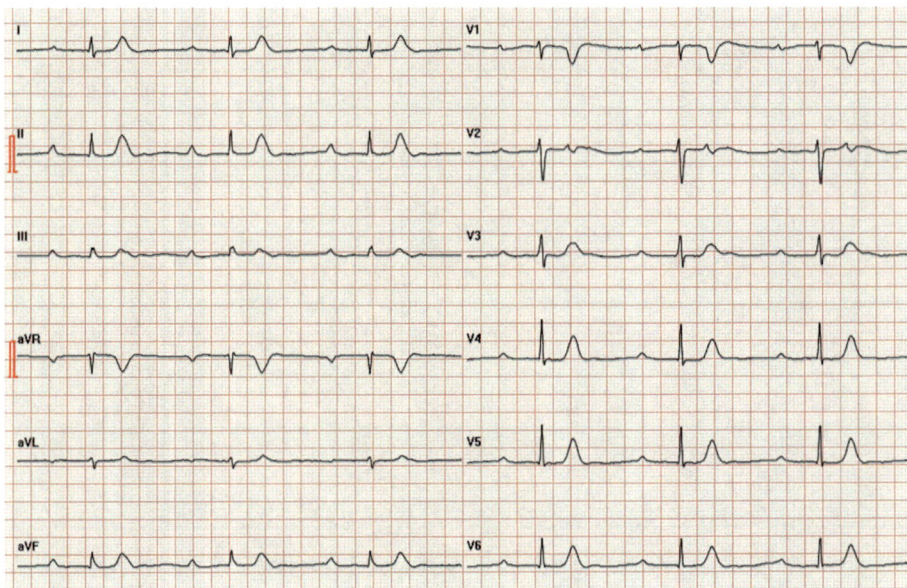

60.女性，39 岁，心慌一天，心电图正确诊断是：

    A. 一度房室阻滞   B. 二度房室阻滞   C. 三度房室阻滞   D. 房性早搏未下传

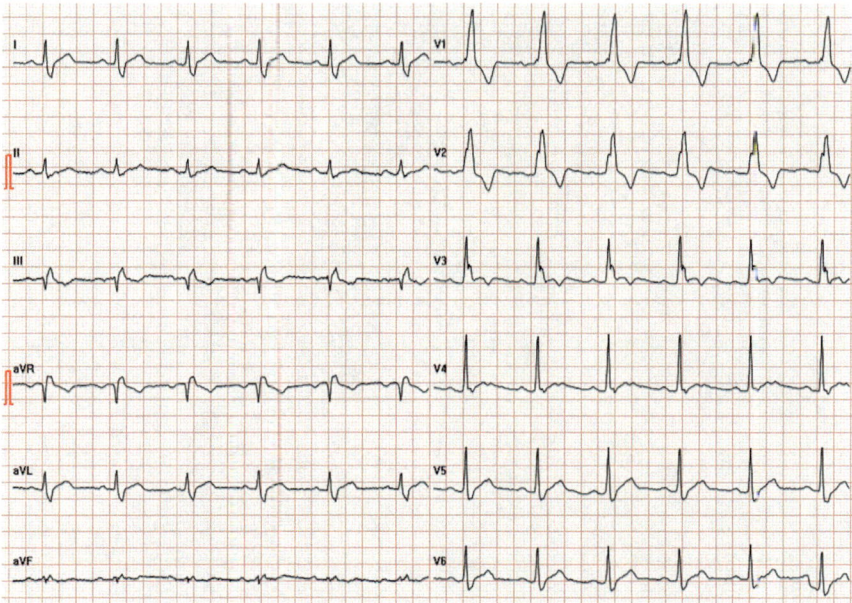

61.男性，71 岁，高血压，心电图正确诊断是：

　　A.右室肥厚　　B.正常心电图　　C.急性前间壁心肌梗死　　D.完全性右束支阻滞

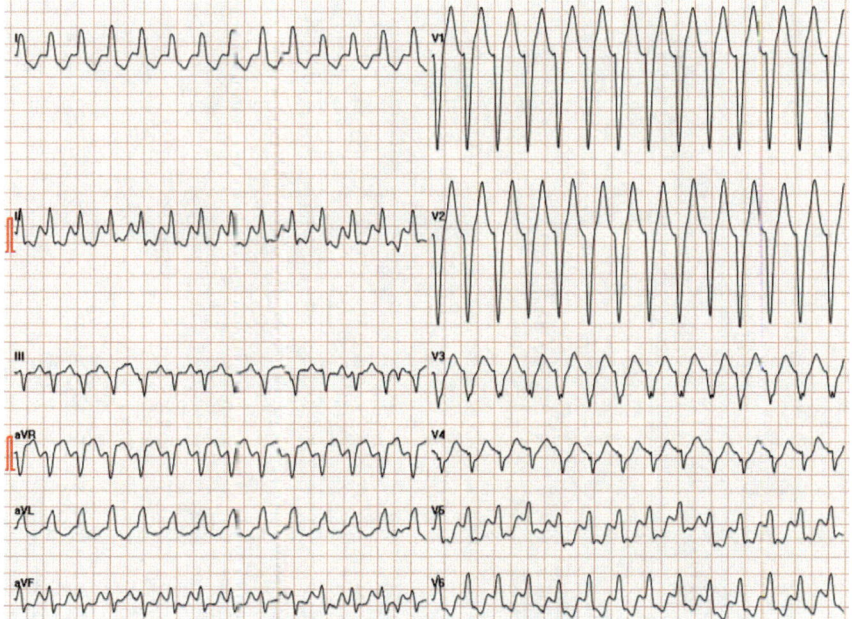

62.男性，33 岁，突发心悸 1 小时急诊入院，心电图正确诊断是：

　　A.窦性心动过速　　　　　　　　B.阵发性室性心动过速

　　C.完全性左束支阻滞　　　　　　D.急性广泛前壁心肌梗死

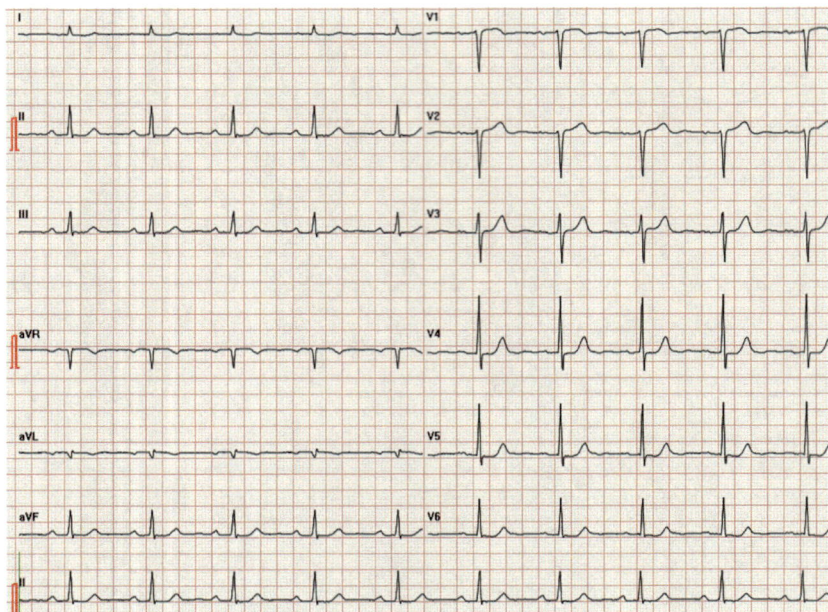

63.男性，58 岁，腹股沟疝术前，心电图正确诊断是：

A.心肌缺血　　B.正常心电图　　C.一度房室阻滞　　D.预激综合征

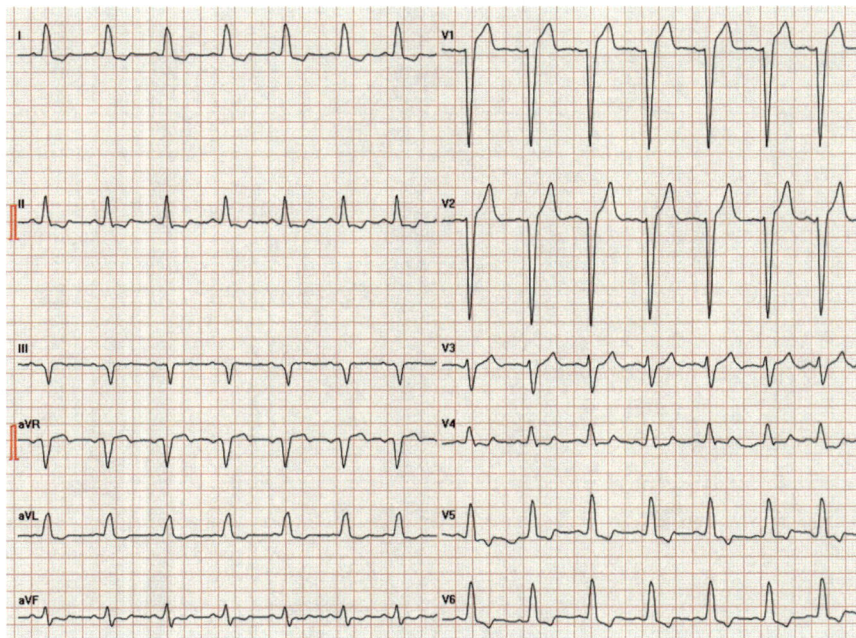

64.男性，40 岁，背部烧伤，心电图正确诊断是：

A.正常心电图　B.完全性左束支阻滞　C.急性前间壁心肌梗死　D.室性心动过速

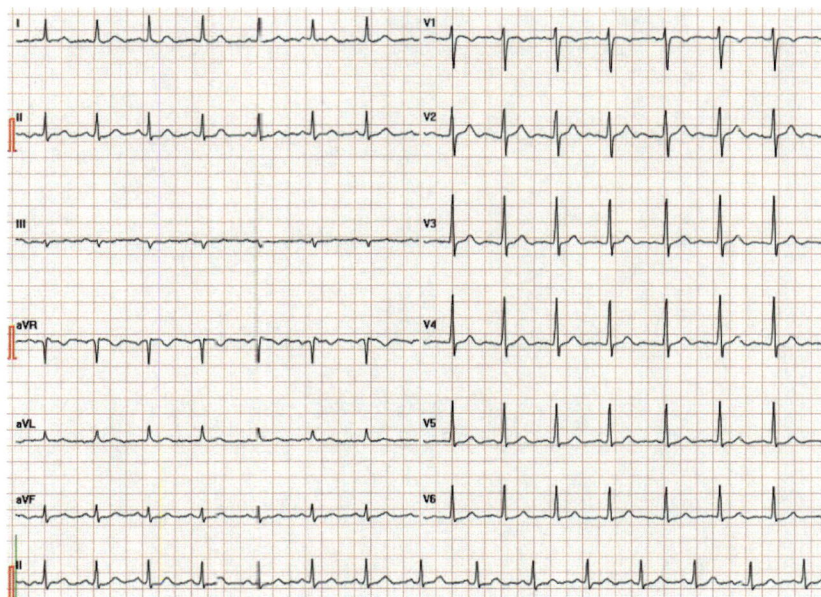

65.男性，38岁，左股骨骨折1小时，心电图正确诊断是：

　　A. 正常心电图　　　B. 窦性心动过速　　　C. 一度房室阻滞　　　D. 右室肥厚

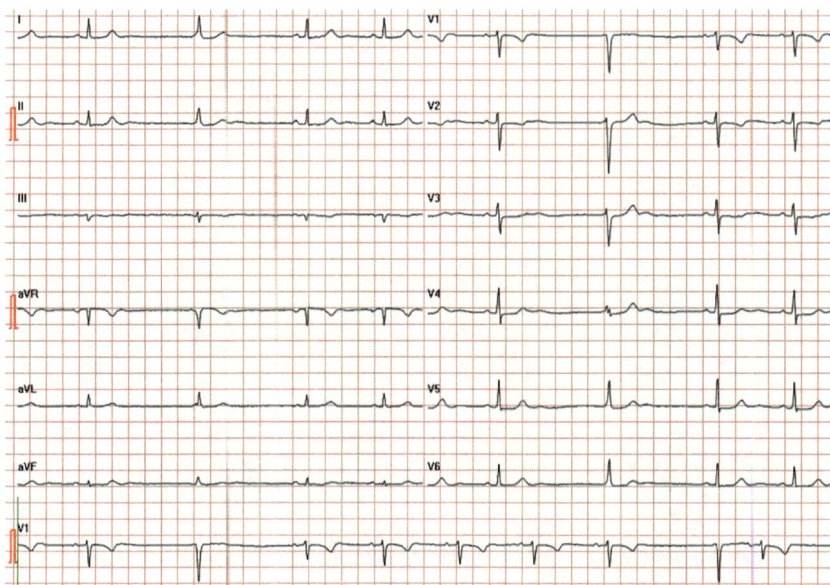

66.女性，60岁，反复晕厥，心电图正确诊断是：

　　A. 窦性心动过缓　　　　　　　B. 窦性停搏，伴室性逸搏

　　C. 窦性心律不齐　　　　　　　D. 不完全性干扰性房室脱节，伴室性逸搏

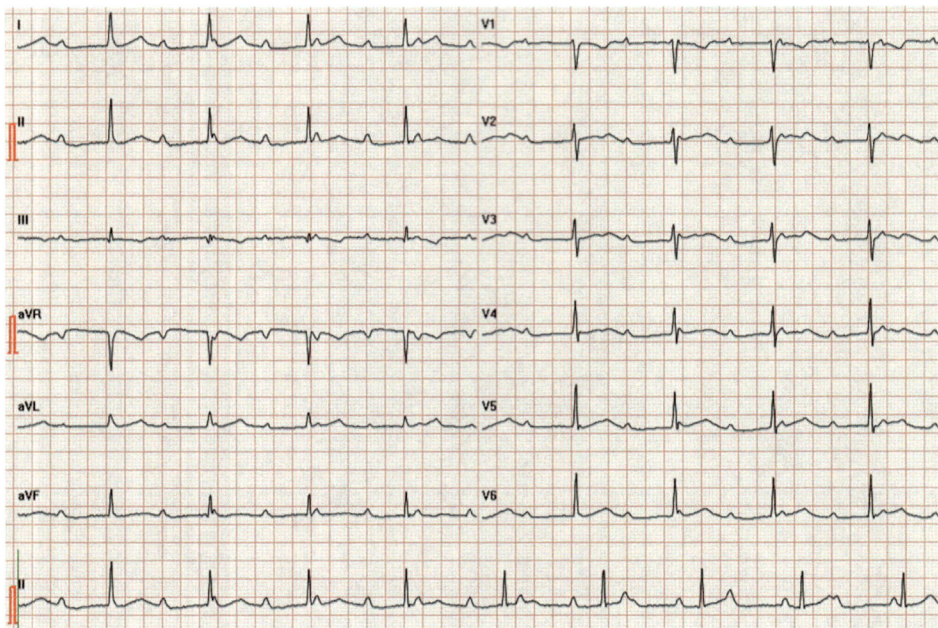

67.女性，27岁，剖宫产术前，心电图正确诊断是：

   A. 一度房室阻滞　　B. 二度房室阻滞　　C. 三度房室阻滞　　D. 窦性心动过缓

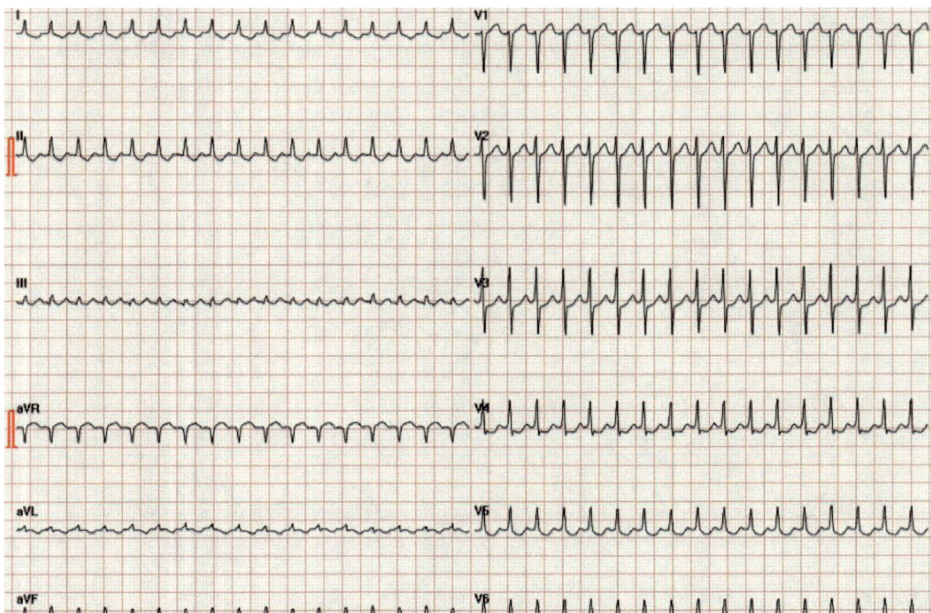

68.女性，46岁，突发心悸半小时，心电图正确诊断是：

A. 窦性心动过速　　B. 房性早搏　　C. 阵发性室上性心动过速　　D. 心房扑动

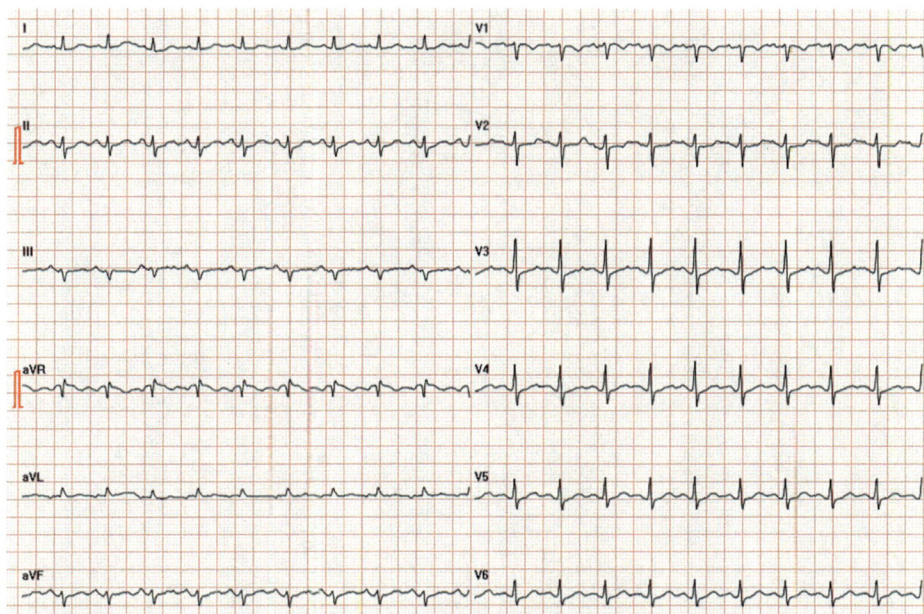

69.女性，44岁，心慌3小时，心电图正确诊断是：

    A.正常心电图　B.窦性心动过速　C.左房肥大　D.阵发性室上性心动过速

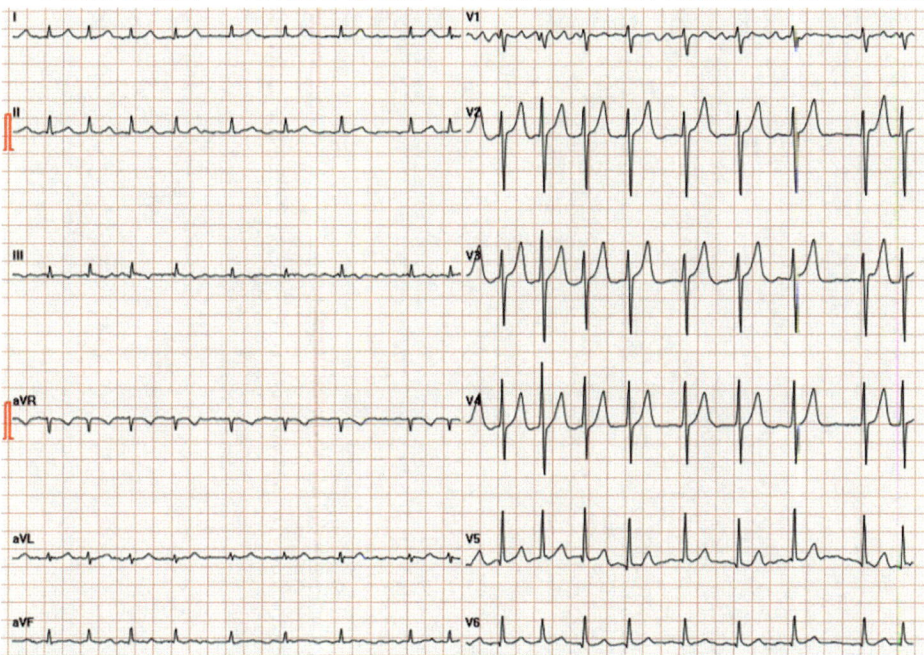

70.男性，54岁，冠心病，心电图正确诊断是：

    A.心房颤动　　B.房性早搏　　C.窦性心律不齐　　D.二度房室阻滞

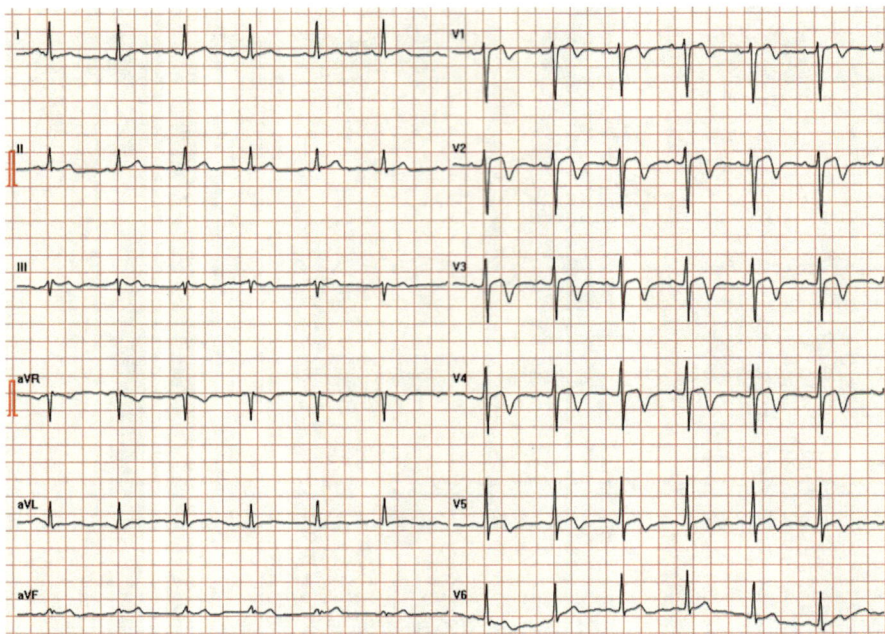

71.男性，45岁，体检，心电图正确诊断是：

    A.正常心电图   B.心肌缺血   C.左室肥厚   D.一度房室阻滞

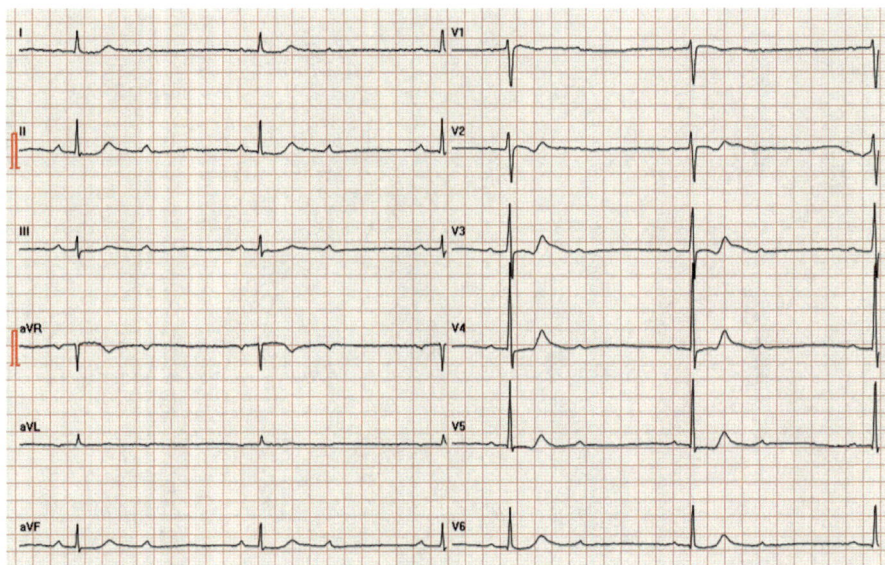

72.男性，60岁，反复头晕，心电图正确诊断是：

    A.窦性心动过缓   B.房性早搏未下传   C.二度房室阻滞（2:1房室传导）

    D.三度房室阻滞

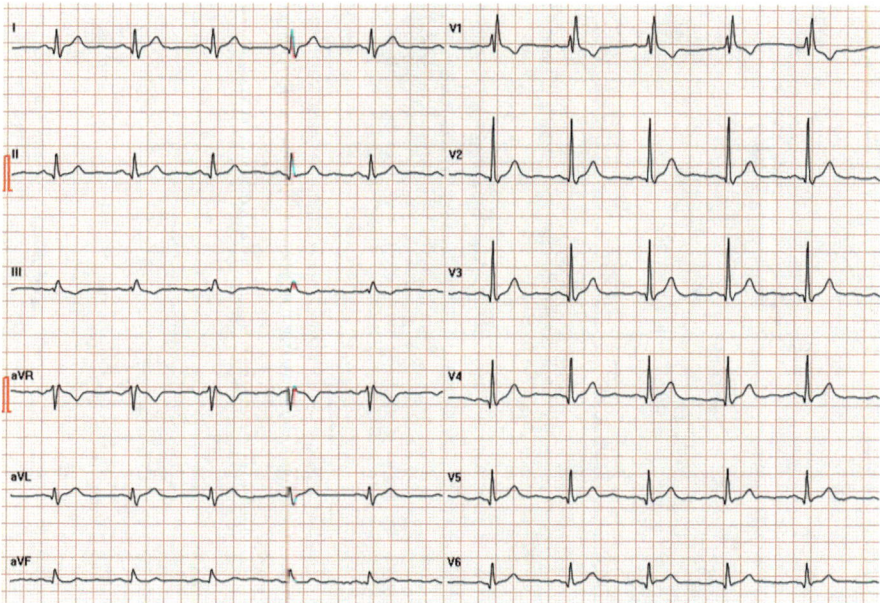

73.女性，52岁，外院曾诊断"冠心病"，心电图正确诊断是：

　　A.完全性右束支阻滞　　B.正常心电图　　C.心肌缺血　　D.右室肥厚

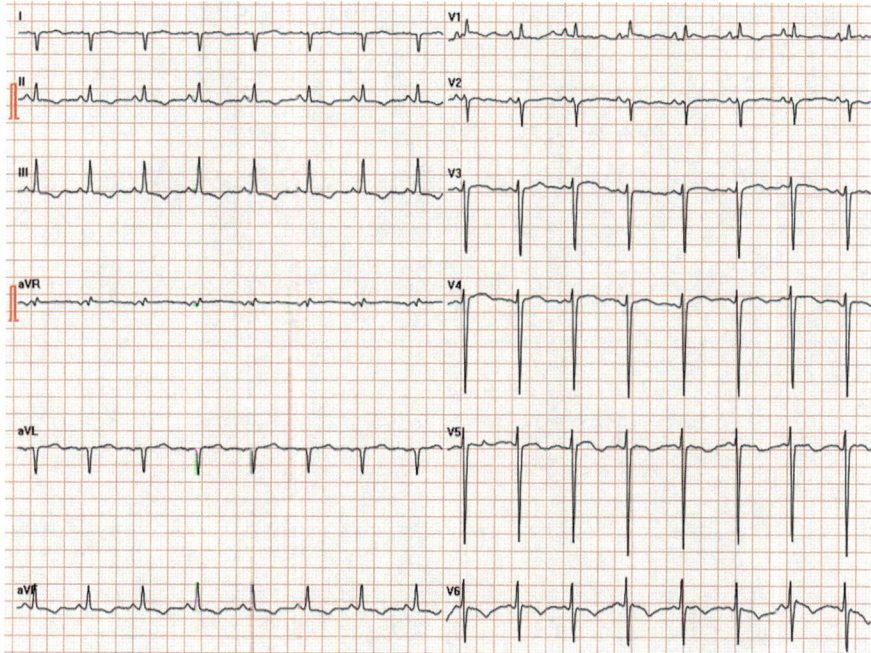

74.男性，76岁，肺心病，心电图正确诊断是：

　　A.正常心电图　　B.右室肥厚　　C.心肌缺血　　D.顺钟向转位

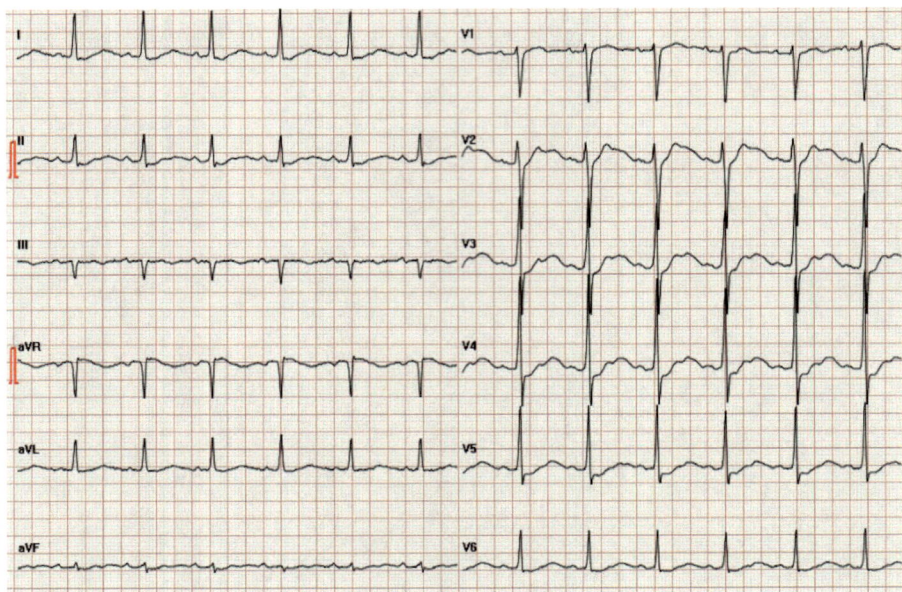

75.男，50岁，四肢麻木、无力1天，心电图正确诊断是：

A.急性前间壁心肌梗死   B.早期复极综合征

C.正常心电图   D.低血钾心电图改变

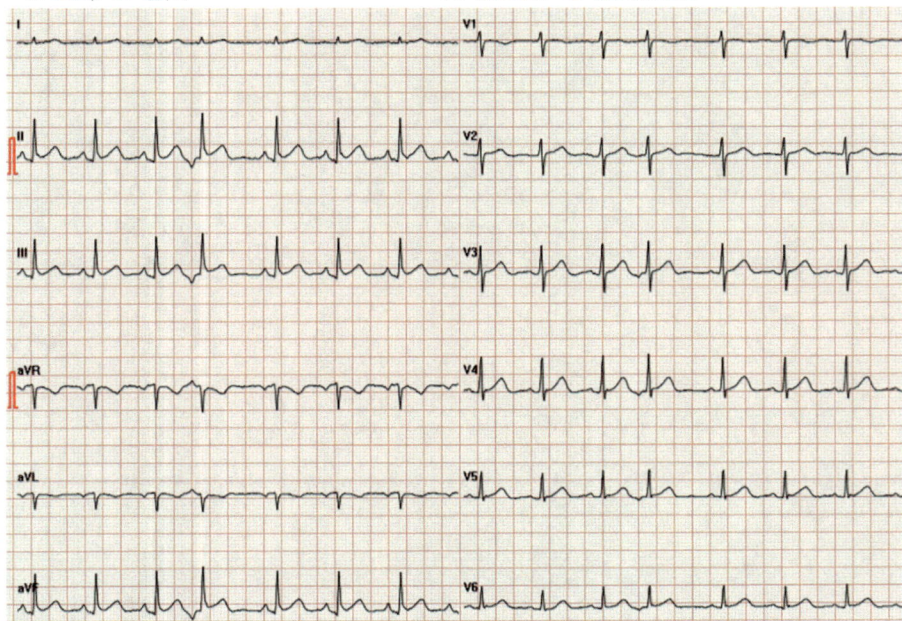

76.男性，73岁，肺炎，心电图正确诊断是：

A.窦性心动过速 B.窦性心律不齐 C.房性早搏 D.正常心电图

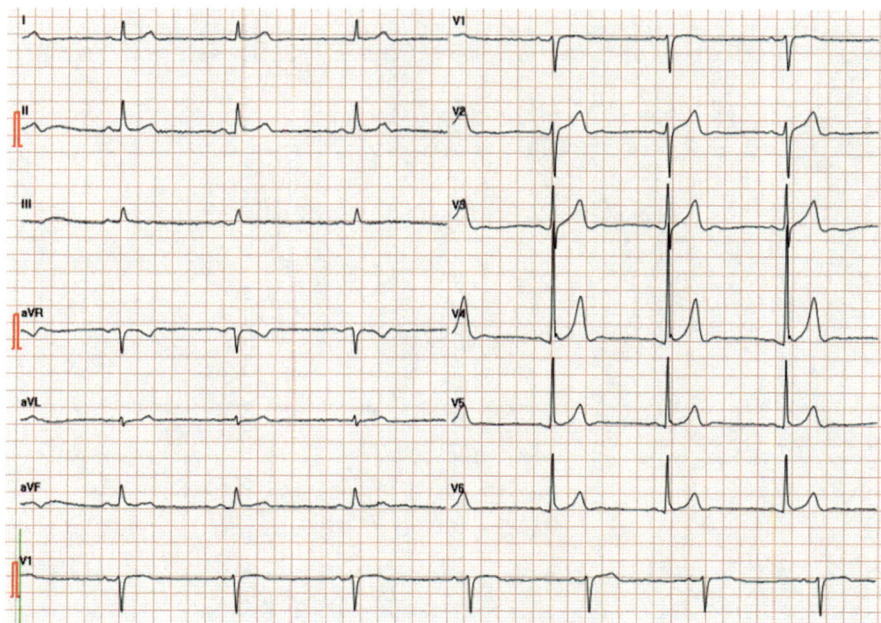

77.男性，61岁，咳嗽、咳痰3月，心电图正确诊断是：

    A.一度房室阻滞 B.高血钾心电图改变 C.窦性心动过缓 D.T波高耸，提示心肌缺血

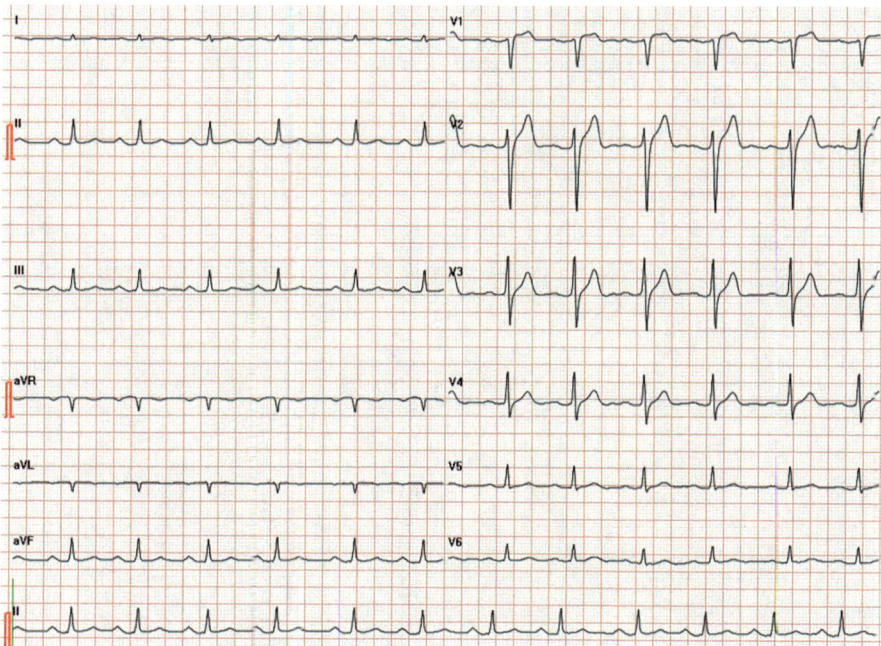

78.男性，44岁，脑梗塞，心电图正确诊断是：

    A.急性前间壁心肌梗死 B.正常心电图 C.房性早搏 D.一度房室阻滞

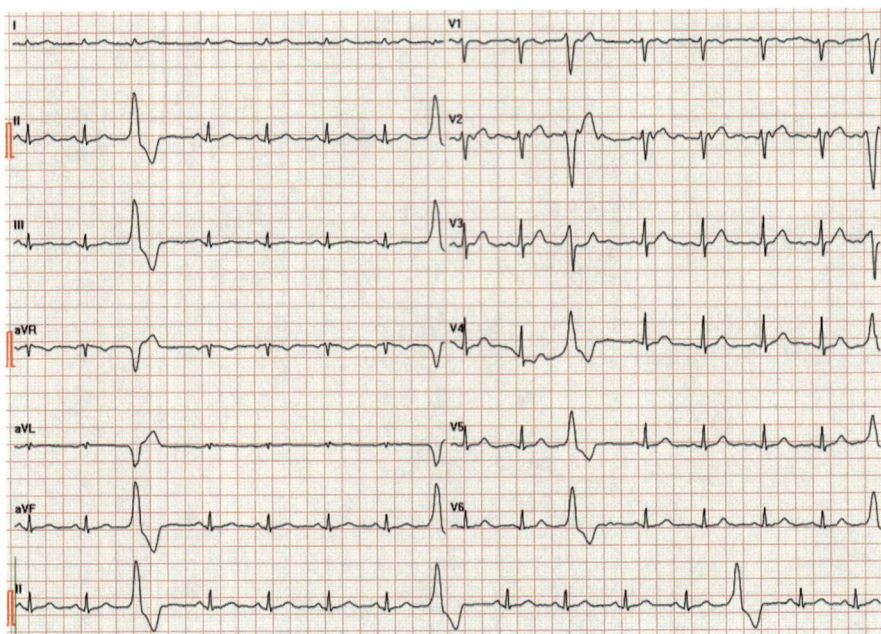

79.女性，31 岁，心悸，心电图正确诊断是：
    A.房性早搏　　B.正常心电图　　C.室性早搏　　D.间歇性完全性左束支阻滞

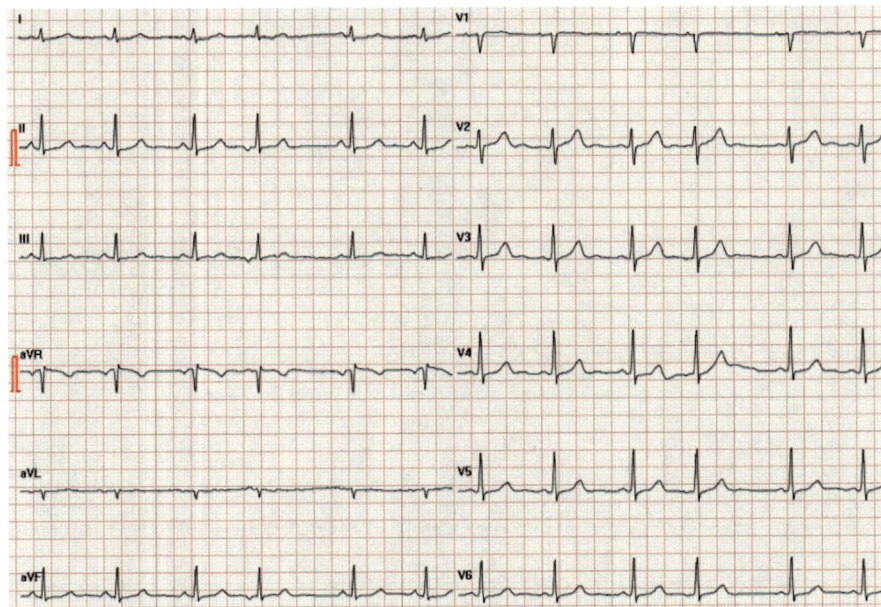

80.女性，43 岁，体检，心电图正确诊断是：
    A.房性早搏　　　B.窦性心律不齐　　　C.二度Ⅰ型房室阻滞　　　D.正常心电图

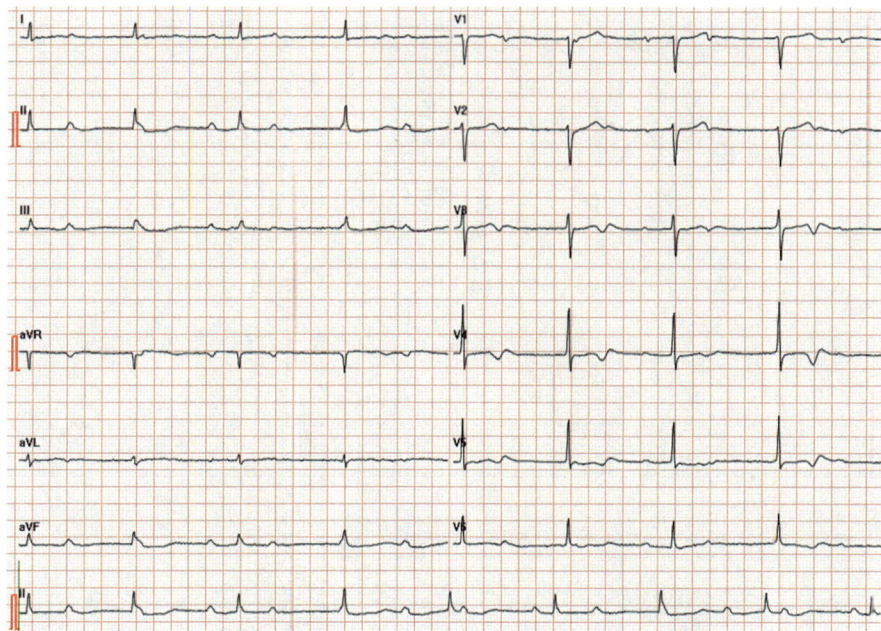

81.女性，65 岁，突发晕倒。心电图正确诊断是：

A. 窦性心动过缓　　　　B. 三度房室阻滞，伴交界性逸搏性心律

C. 心肌缺血　　　　　　D. 二度Ⅰ型房室阻滞

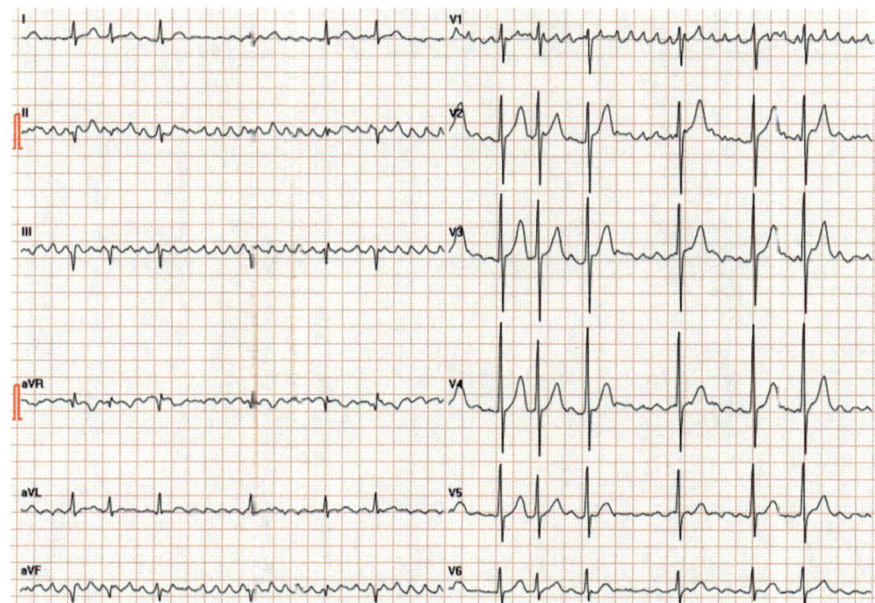

82.男性，62 岁，体检，心电图正确诊断是：

A. 房性早搏　　B. 窦性心律不齐　　C. 心房颤动　　D. 二度Ⅱ型房室阻滞

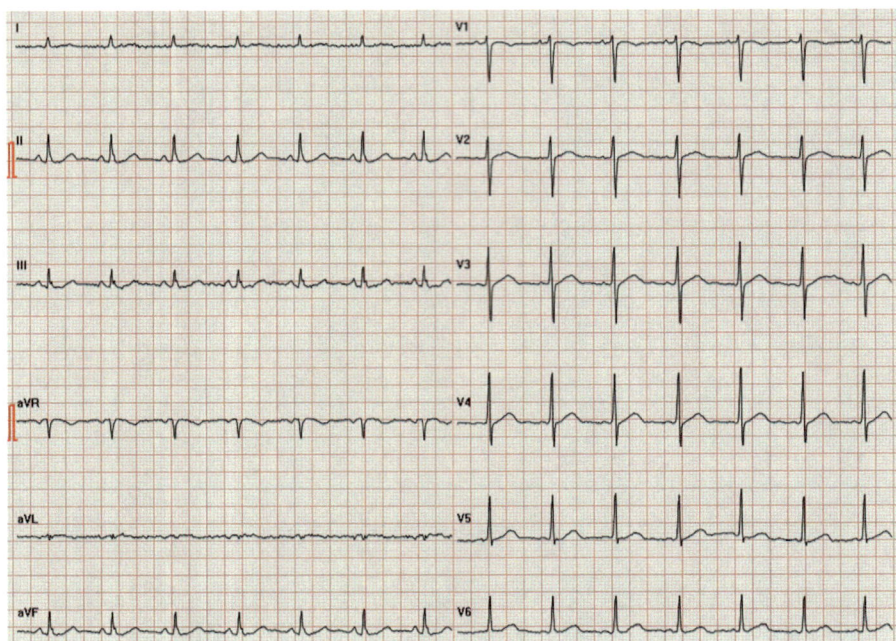

83.男性，79岁，咳嗽咳痰1月，心电图正确诊断是：
　　A.左室肥厚　　B.窦性心动过速　　C.房性早搏　　D.正常心电图

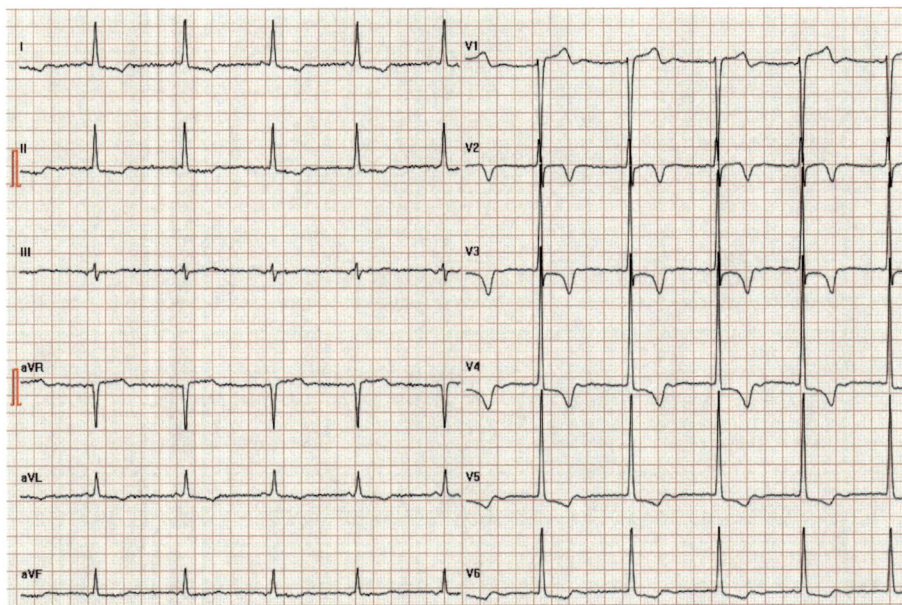

84.女性，72岁，患高血压病10余年，心电图正确诊断是：
　　A.完全性左束支阻滞　　B.左室肥厚　　C.室性早搏　　D.正常心电图

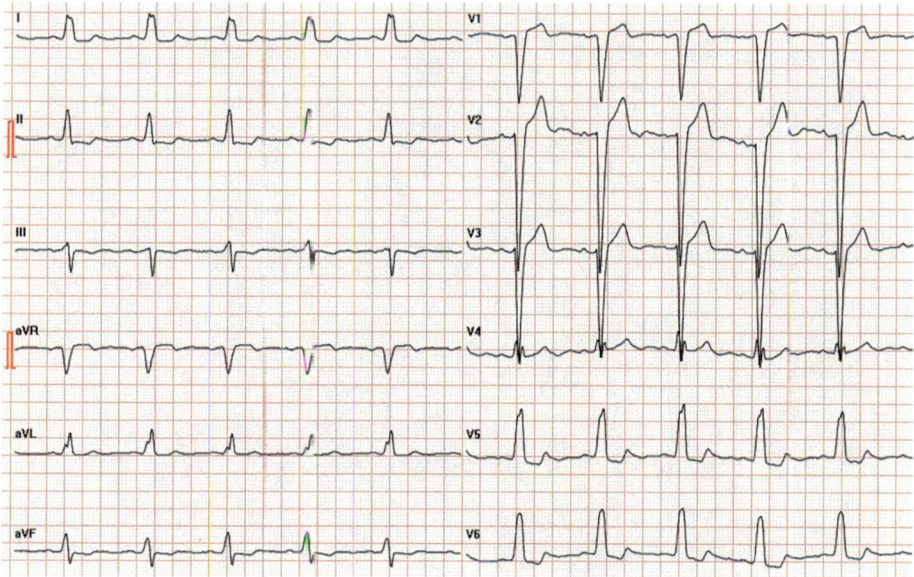

85.男性，74岁，脑出血，心电图正确诊断是：

　　A.正常心电图 B.完全性左束支阻滞 C.室性早搏 D.急性前间壁心肌梗死

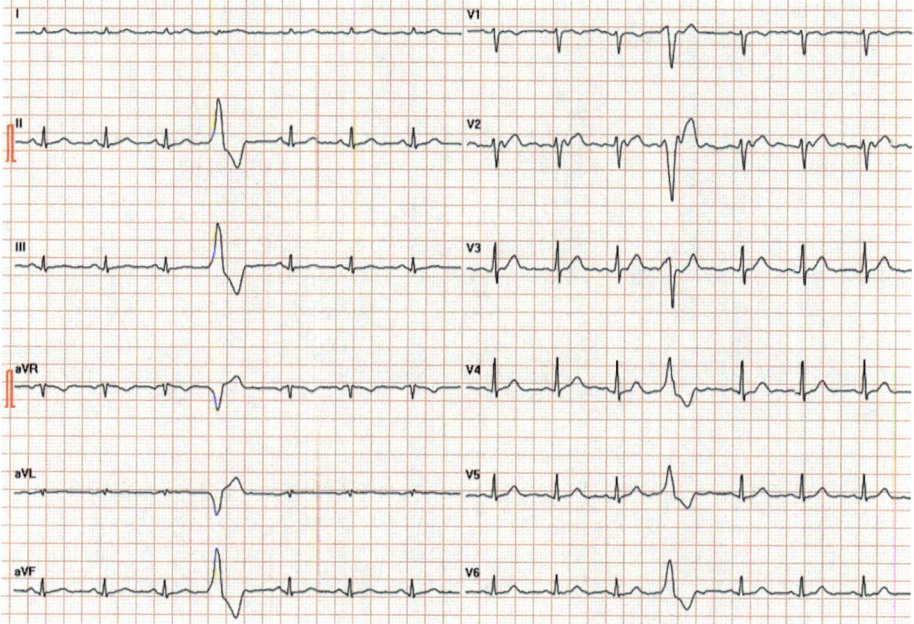

86.女性，35岁，体检，心电图正确诊断是：

　　A.房性早搏　　B.正常心电图　　C.室性早搏　　D.完全性右束支阻滞

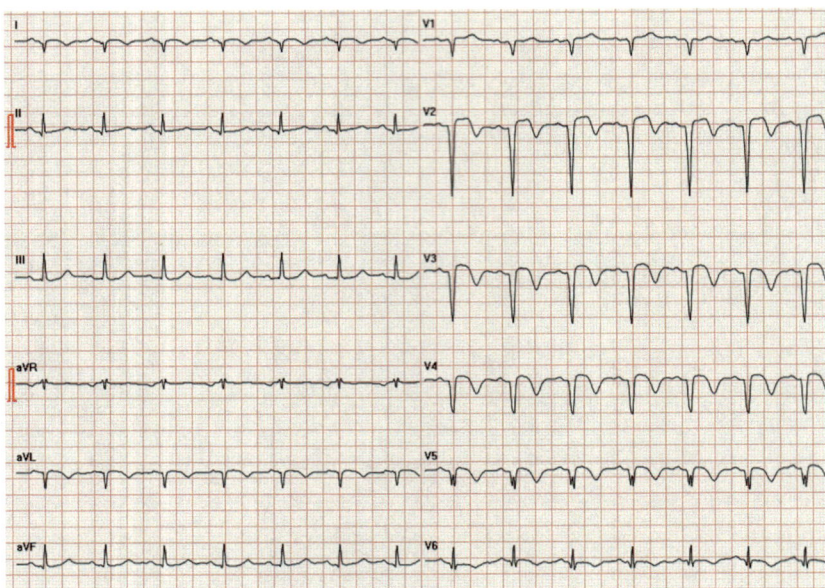

87. 男性，47 岁，心绞痛 3 小时，心电图正确诊断是：
    A. 急性前间壁心肌梗死　　　　　B. 急性广泛前壁心肌梗死
    C. 右室肥厚　　　　　　　　　　D. 完全性左束支阻滞

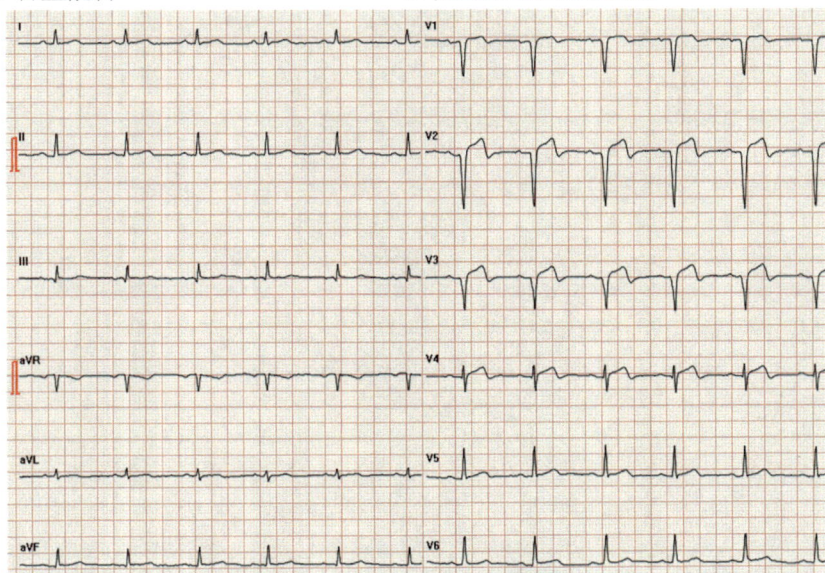

88. 男性，50 岁，上腹部疼痛 1 小时，心电图正确诊断是：
    A. 心肌缺血　　　　　　　　　　B. 完全性左束支阻滞
    C. 急性前间壁心肌梗死　　　　　D. 急性广泛前壁心肌梗死

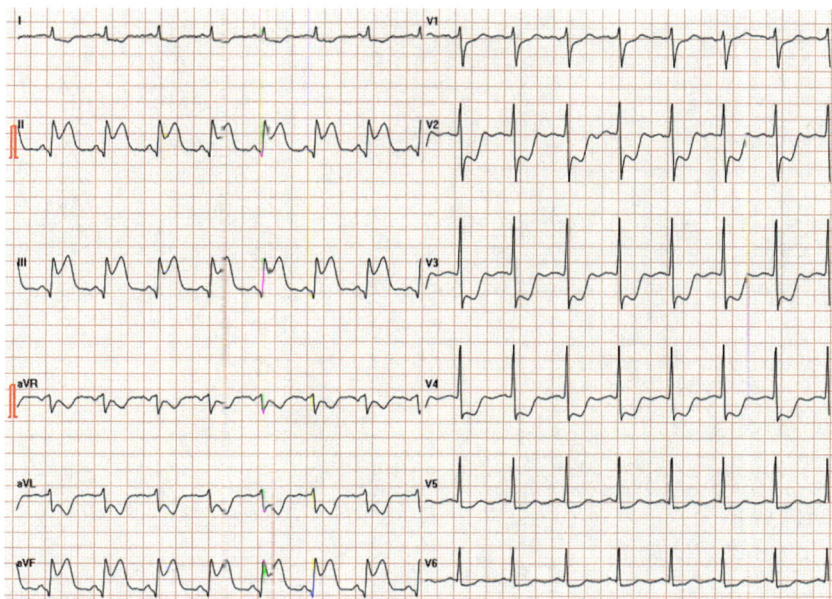

89.男性，54 岁，心绞痛 3 小时，心电图正确诊断是：
  A.急性下壁心肌梗死   B.急性前间壁心肌梗死
  C.急性前间壁、前壁心肌梗死 D.急性广泛前壁心肌梗死

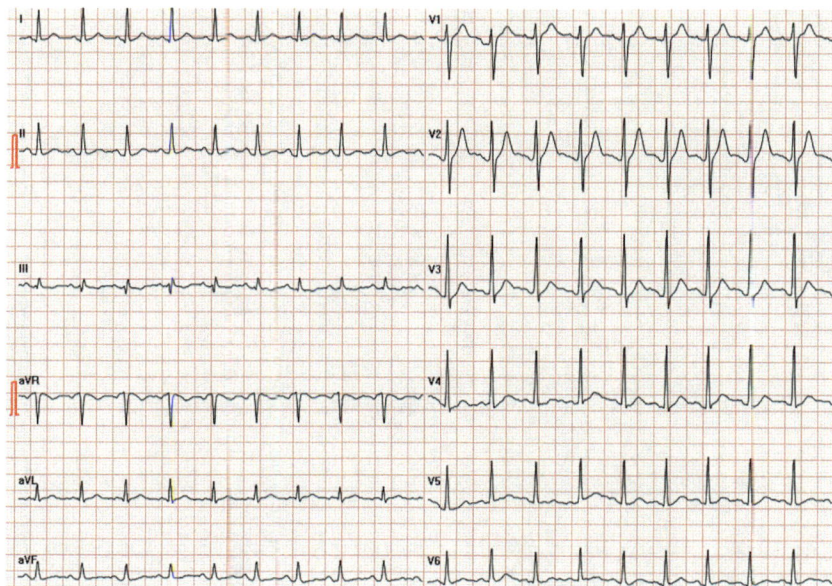

90.男性，26 岁，胸闷不适兰天，心电图正确诊断是：
  A.房性心动过速 B.窦性心动过速 C.左室肥厚 D.正常心电图

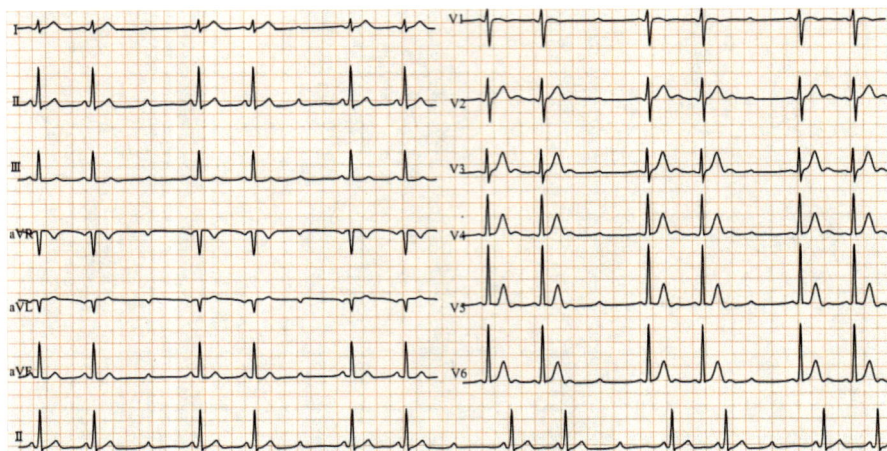

91.男性，66岁，心悸半月余，数年前曾诊断"冠心病"，心电图正确诊断是：

    A. 窦性心律不齐   B. 房性早搏呈二联律

    C. 二度Ⅱ型房室阻滞   D. 房性早搏未下传

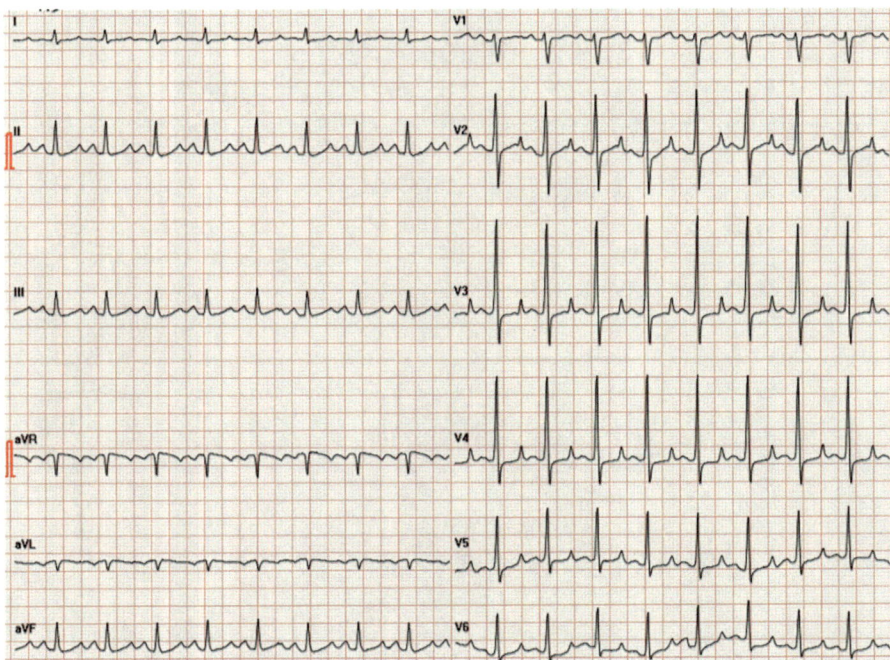

92.男性，12岁，车祸3小时，体检时发现全身大面积钝挫伤，急诊查心电图如上，其心电图正确诊断是：

    A. 高血钾心电图改变   B. 一度房室阻滞

    C. 正常心电图   D. P波高尖，右房肥大

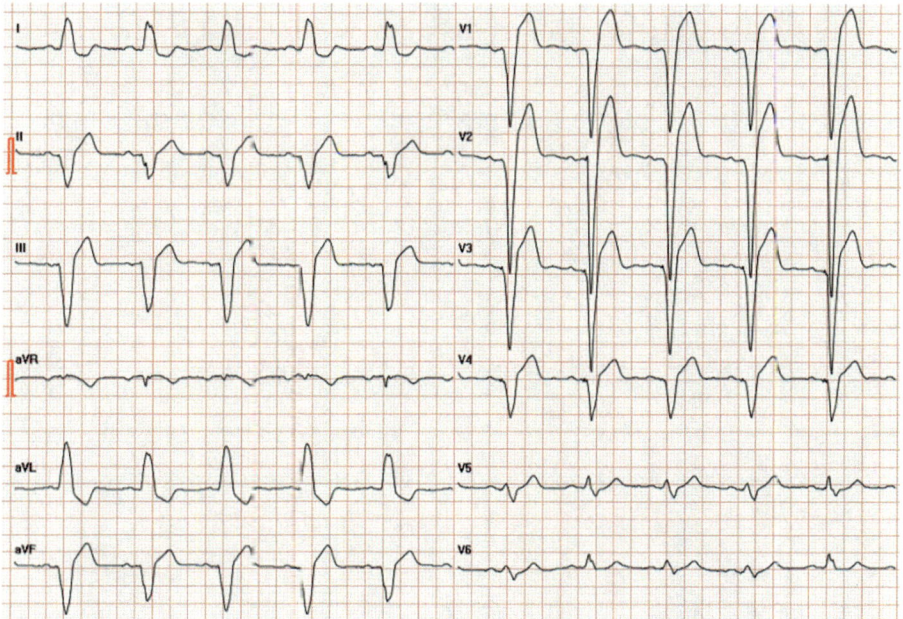

93.男，30岁，因"三度房室阻滞"安装起搏器2年，心电图表现的起搏方式是：

A.DDD　　B.VDD　　C.VVI　　D.AAI

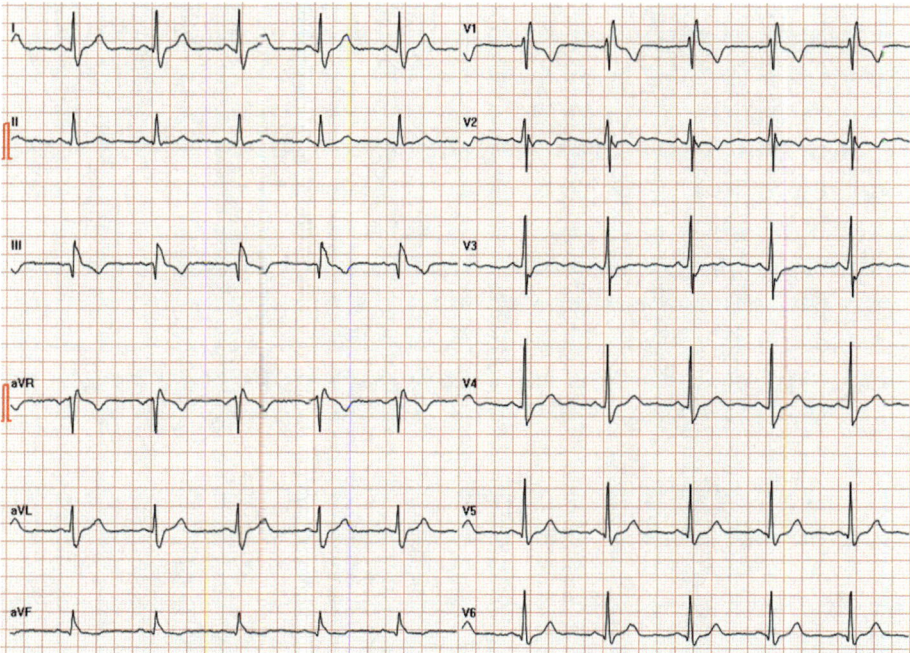

94.女性，42岁，体检，心电图正确诊断是：

A.右室肥厚　　B.正常心电图　　C.心肌缺血　　D.完全性右束支阻滞

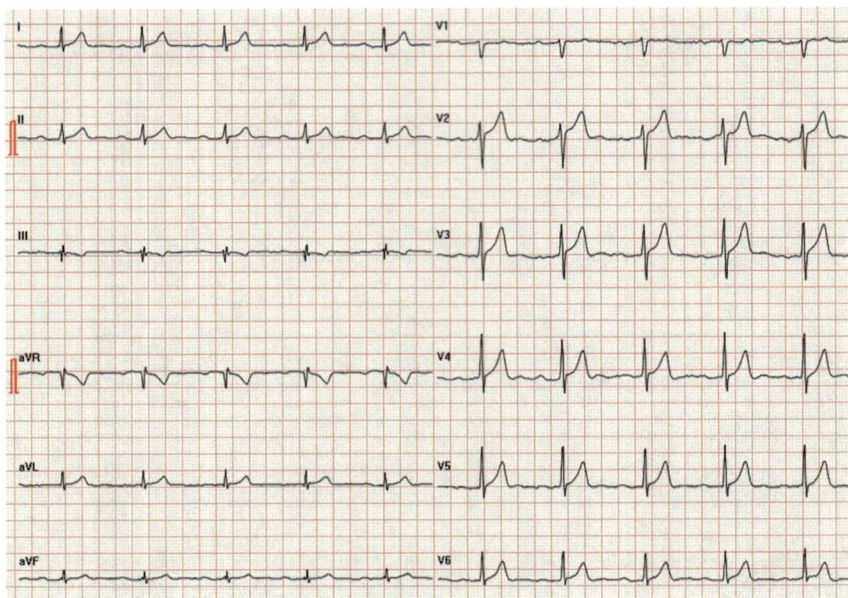

95.男性，58 岁，体检，心电图正确诊断是：

    A. 房性早搏   B. 正常心电图   C. 一度房室阻滞   D. 室性早搏

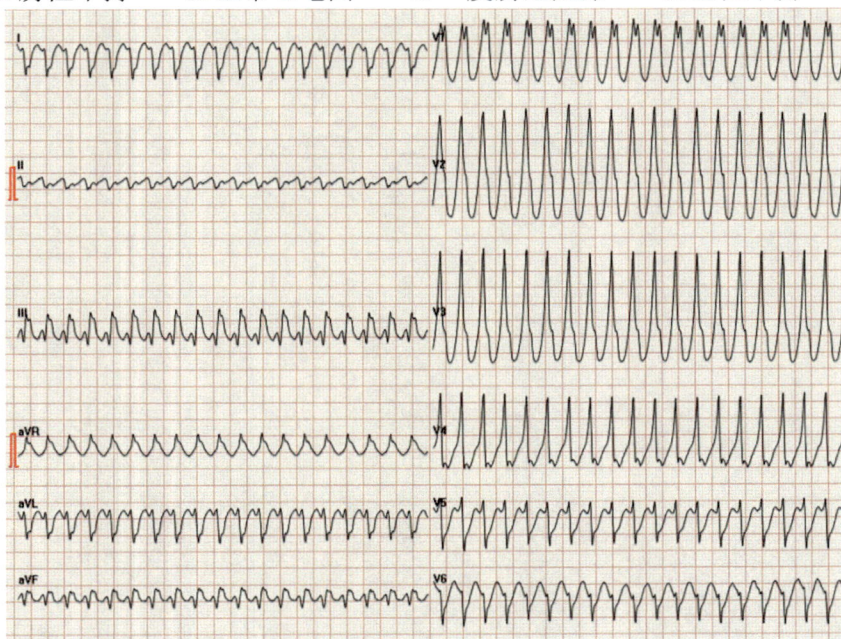

96.男性，54 岁，突发意识不清 1 小时入院，心电图正确诊断是：

    A. 阵发性室性心动过速   B. 右室肥厚

    C. 心室扑动   D. 阵发性室上性心动过速

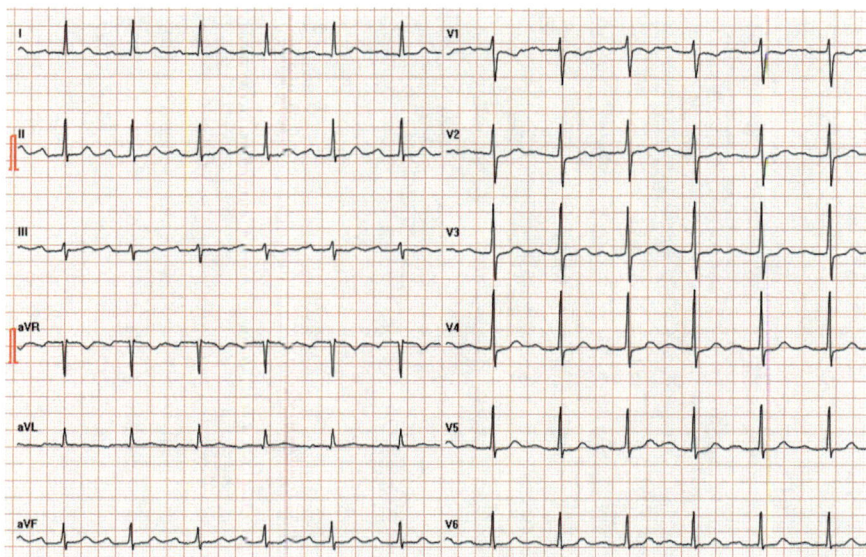

97.女性，45 岁，心悸一周，心电图正确诊断是：

    A.心肌缺血　　　B.房性早搏　　　C.一度房室阻滞　　　D.正常心电图

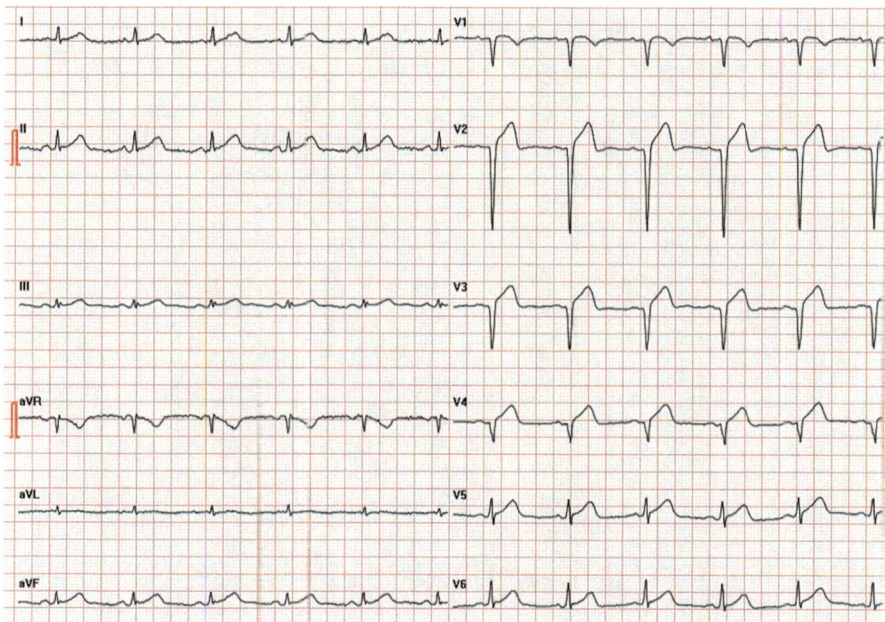

98.男性，57 岁，胸痛 1 小时，心电图正确诊断是：

    A.急性广泛前壁心肌梗死　　　　　　B.急性前间壁心肌梗死

    C.急性前间壁、前壁心肌梗死　　　　D.急性下壁心肌梗死

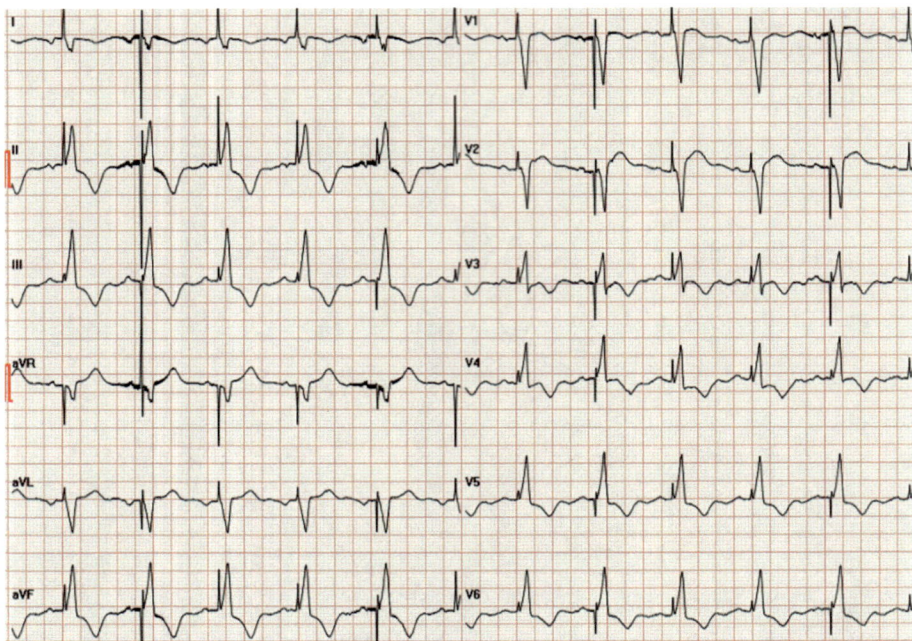

99.女，56岁，因"病态窦房结综合征"于1年前植入双腔起搏器，根据心电图可以判断其心室起搏部位是：
   A.右室心尖部   B.右室间隔部   C.左室心尖部   D.左室间隔部

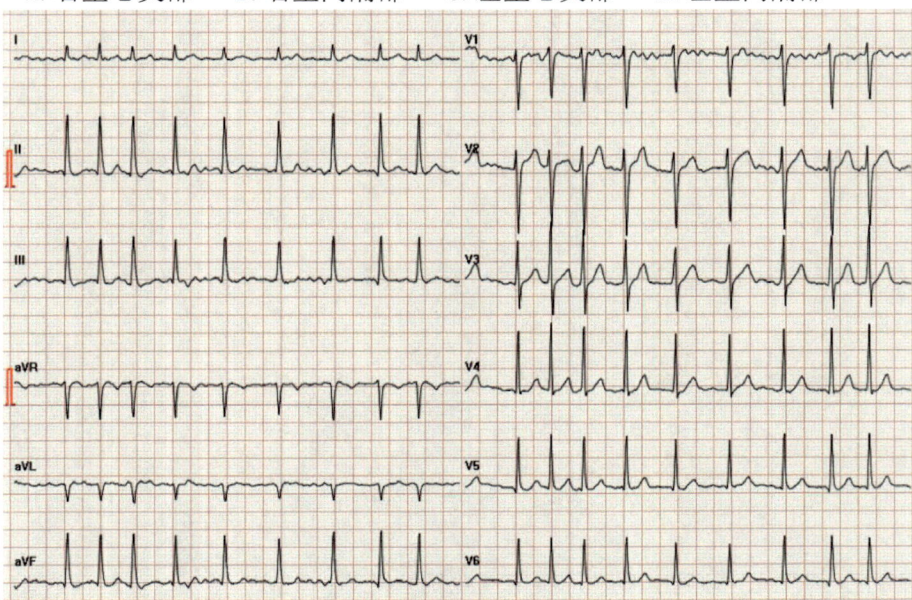

100.男性，42岁，糖尿病，心电图正确诊断是：
   A.频发房性早搏   B.心房颤动   C.窦性心律不齐   D.窦性心动过速

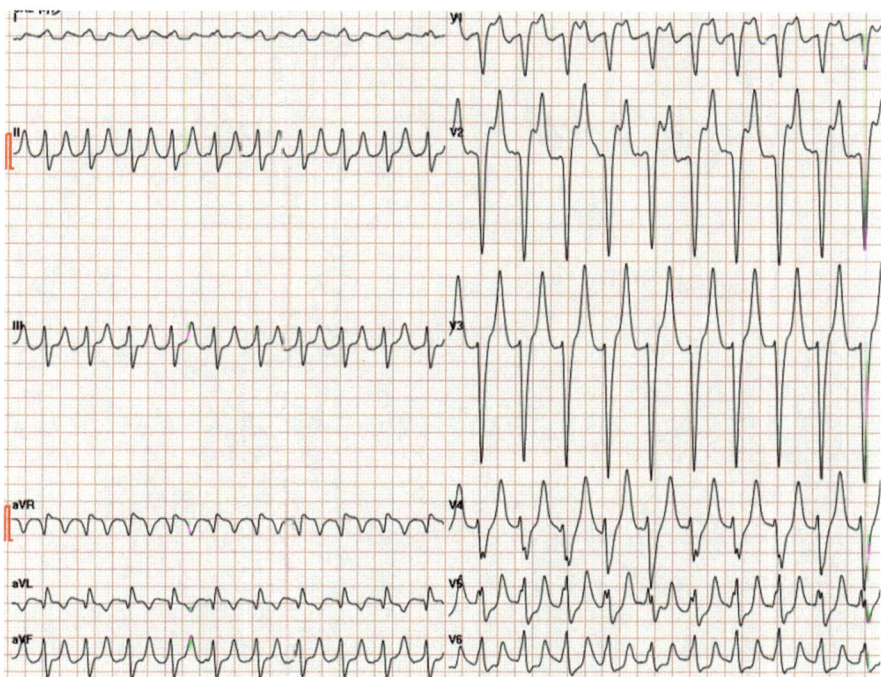

101.男性，50 岁，罹患尿毒症多年。心电图正确诊断是：

　　A. 2:1 心房扑动　　　　　　B. 一度房室阻滞

　　C. 窦室传导　　　　　　　　D. 超急性广泛前壁心肌梗死

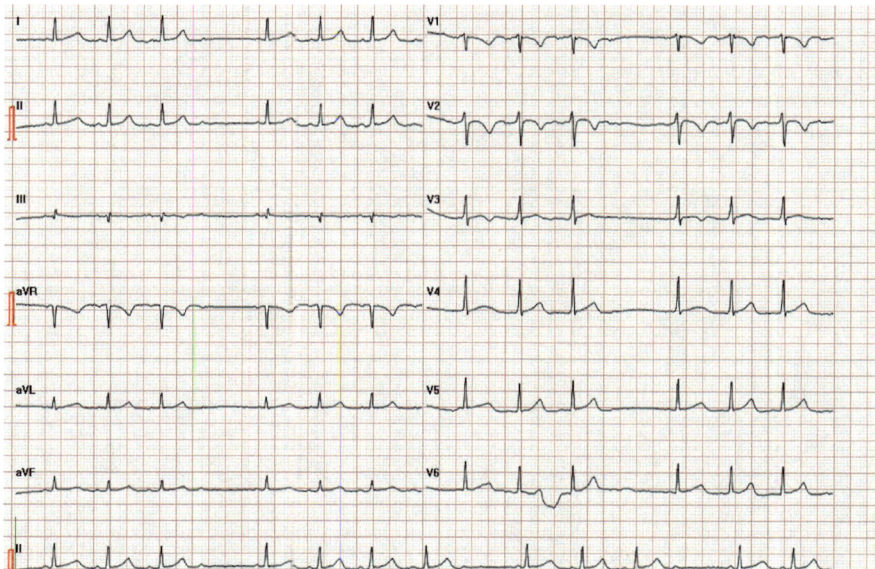

102.男性，63 岁，脑梗塞，心电图正确诊断是：

　　A. 房性早搏　　B. 窦性心津不齐　　C. 二度 II 型房室阻滞　　D. 二度 I 型房室阻滞

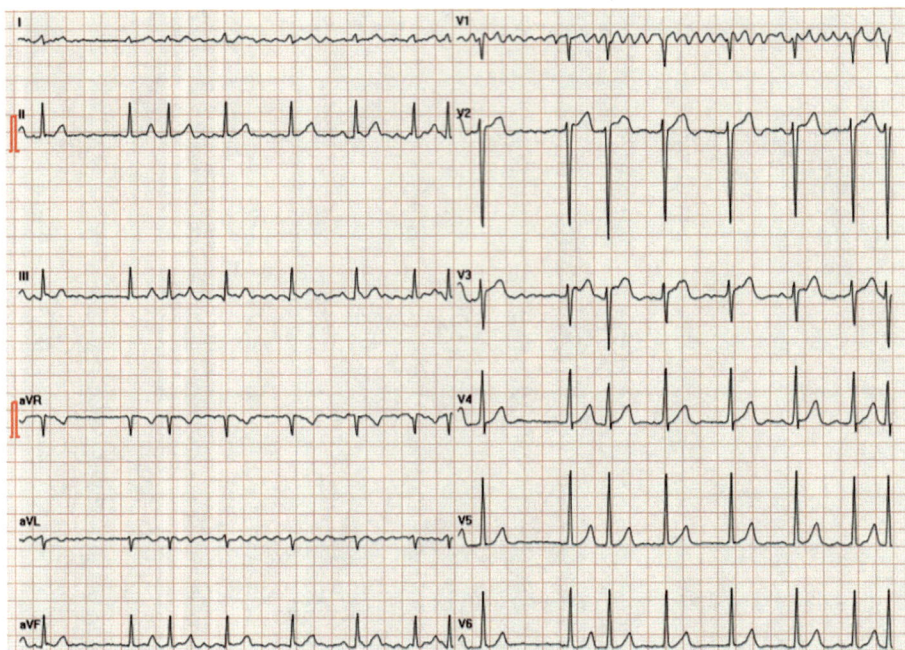

103.女性，46岁，心悸，心电图正确诊断是：

    A. 窦性心律不齐   B. 心房颤动   C.二度房室阻滞   D. 房性早搏

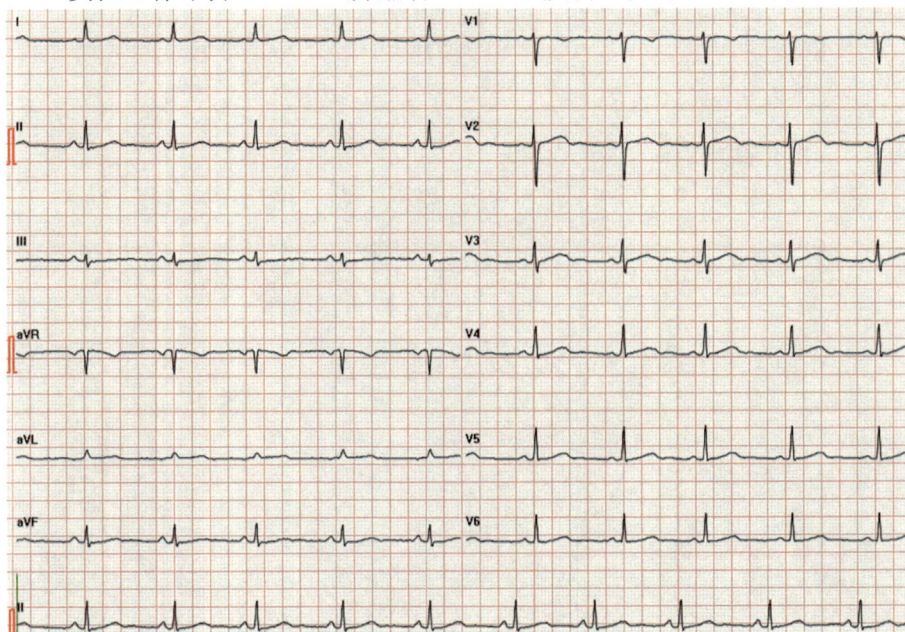

104.女性，34岁，胸闷不适1周，心电图正确诊断是：

    A. 心肌缺血   B. 窦性心动过速   C. 正常心电图   D.低血钾心电图改变

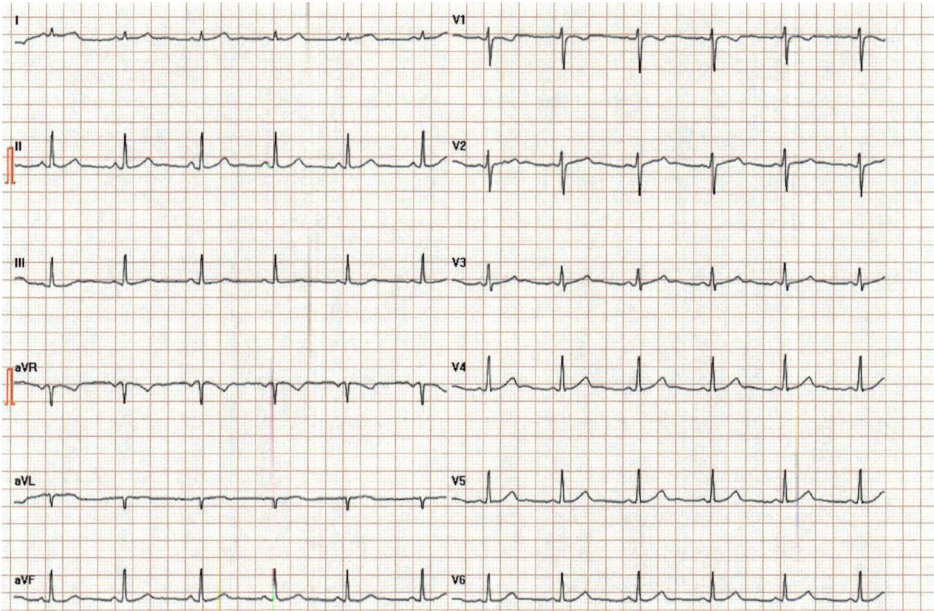

105.女性，38岁，尿痛1周，心电图正确诊断是：

A.陈旧性下壁心肌梗死   B.窦性心动过速

C.高血钾心电图改变   D.正常心电图

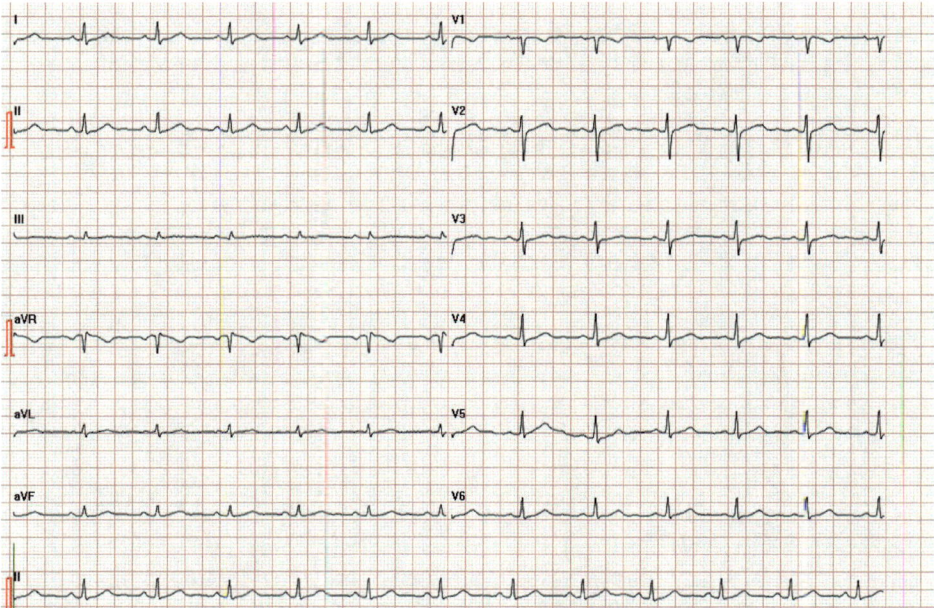

106.女性，38岁，腹部不适1周，心电图正确诊断是：

A.室性早搏 B.窦性心动过速 C.正常心电图 D.房性早搏

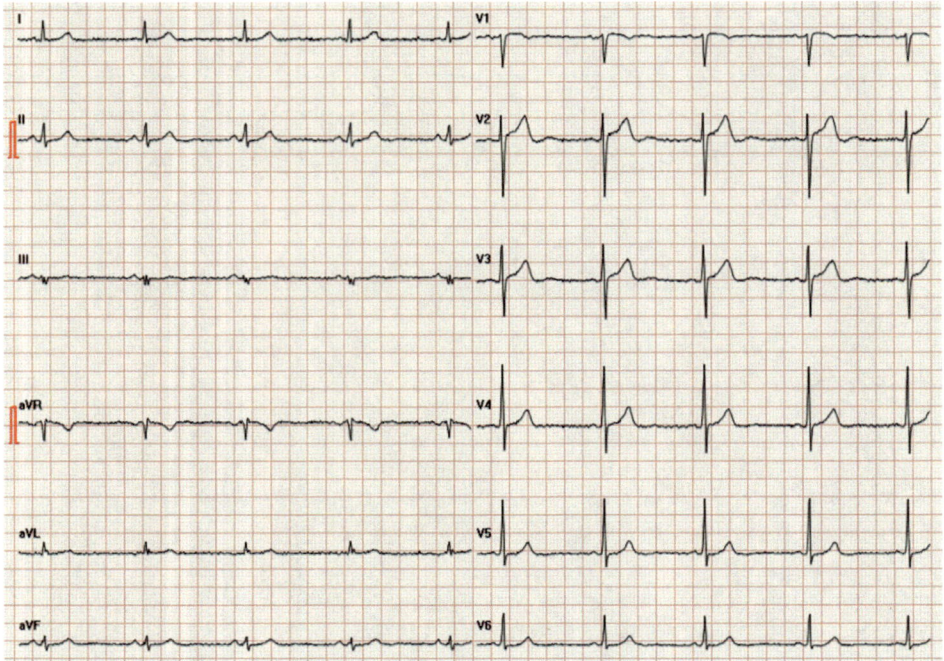

107.男性，42岁，胸闷不适1天，心电图正确诊断是：

    A.一度房室阻滞   B.正常心电图   C.窦性心动过缓   D.早期复极

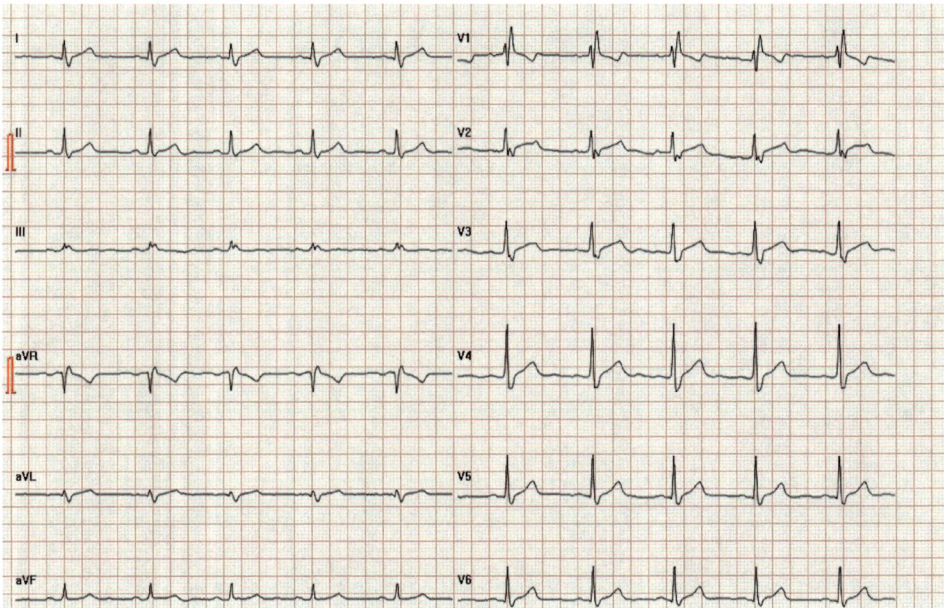

108.女性，52岁，肺癌，心电图正确诊断是：

    A.正常心电图   B.完全性右束支阻滞   C.室性心律   D.右室肥厚

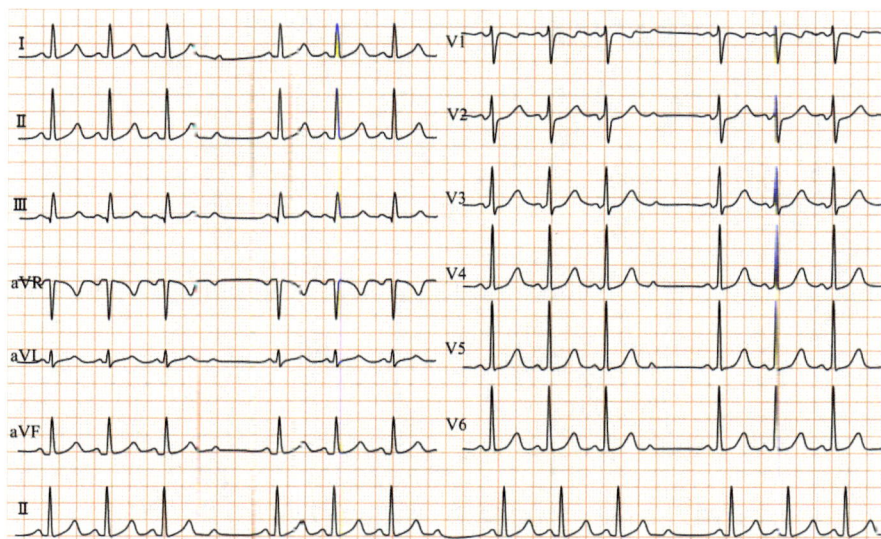

109.男性，34岁，心悸、气短1周，心电图正确诊断是：

    A.窦性心律不齐   B.窦性停搏   C.心房颤动   D.二度Ⅱ型房室阻滞

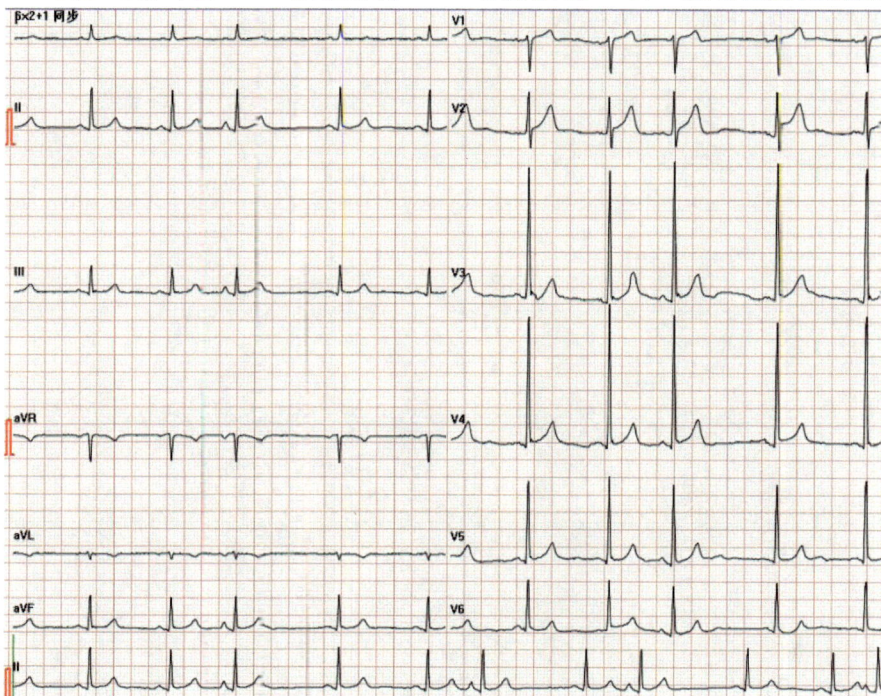

110.男性，62岁，肺心病，心电图正确诊断是：

    A.房性早搏   B.左室肥厚   C.室性早搏   D.窦性心律不齐

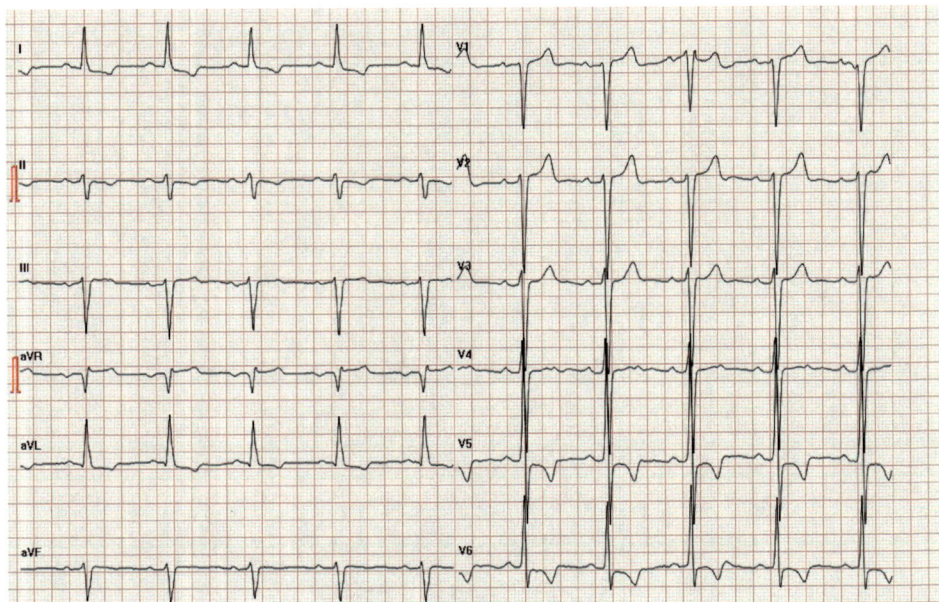

111.男性，54 岁，体检，心电图正确诊断是：

    A. 正常心电图   B. 左室肥厚   C. 完全性左束支阻滞   D. 心肌缺血

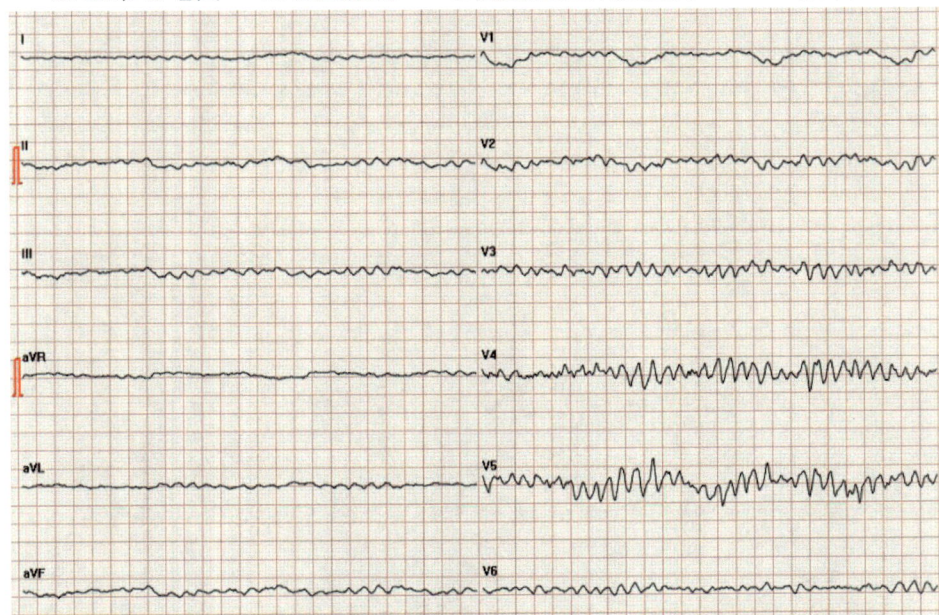

112.女性，71 岁，肺心病，右心衰，突发意识障碍，心电图正确诊断是：

    A. 心室颤动   B. 扭转型室性心动过速   C. 心房颤动   D. 室性心动过速

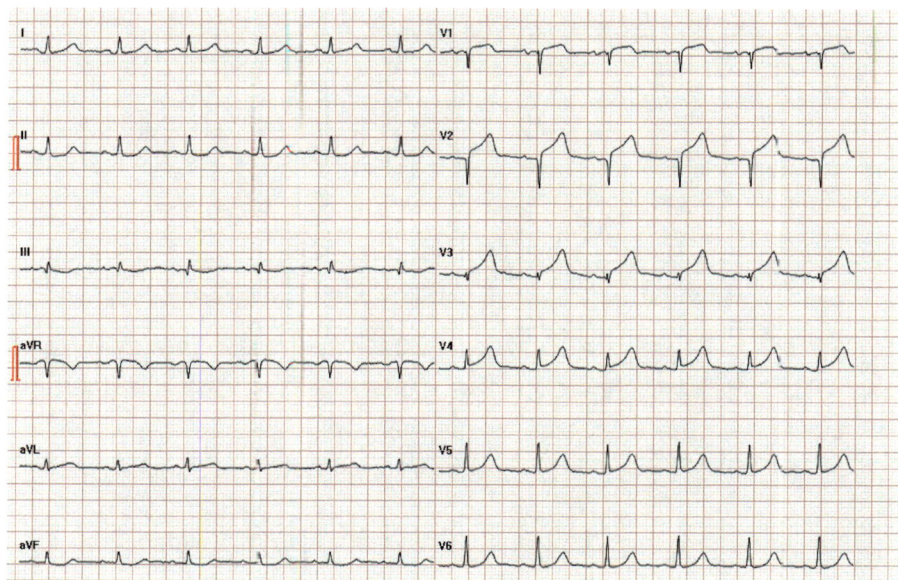

113.女性，70岁，胸闷。胸痛1天，心电图正确诊断是：

    A.正常心电图   B.急性下壁心肌梗死

    C.急性广泛前壁心肌梗死   D.急性前间壁心肌梗死

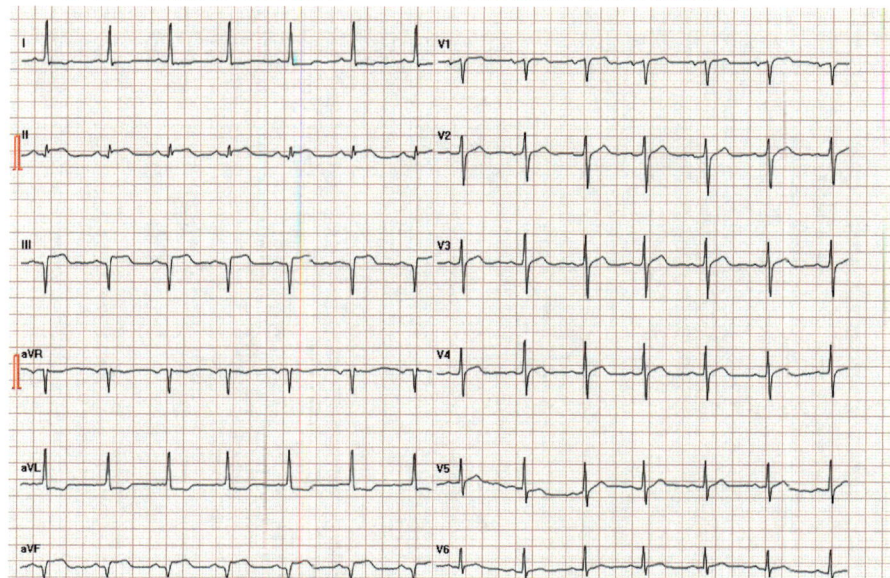

114.男性，50岁，上腹部疼痛2小时，心电图正确诊断是：

    A.急性广泛前壁心肌梗死   B.急性下壁心肌梗死

    C.急性前间壁、前壁心肌梗死   D.急性前壁心肌梗死

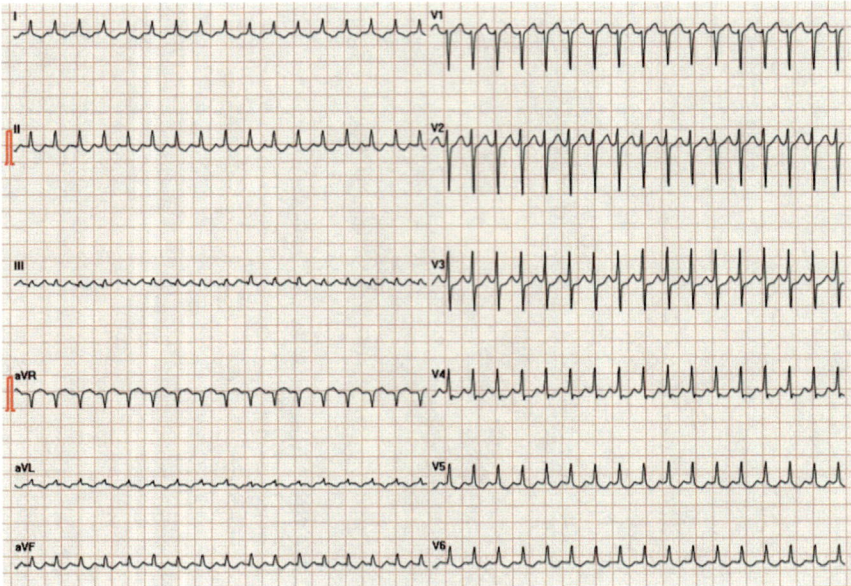

115. 女性，46 岁，心慌 1 小时，心电图正确诊断是：

A. 窦性心动过速 B. 房性心动过速 C. 心肌缺血 D. 阵发性室上性心动过速

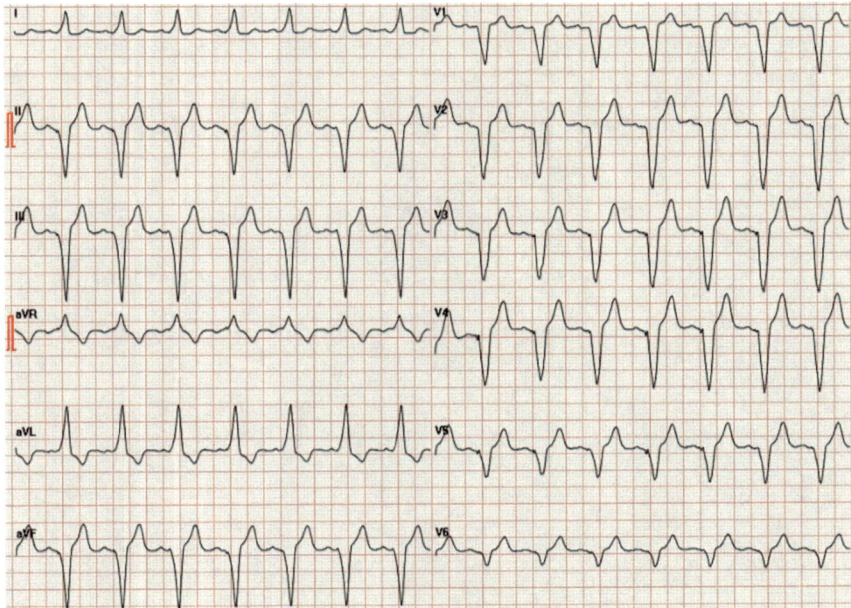

116. 男性，52 岁，1 年前曾因"三度房室阻滞"住院，近日感心悸不适，心电图诊断正确的是：

A. 完全性左束支阻滞　　　　　　　B. 心室起搏心律

C. 急性广泛前壁心肌梗死　　　　　D. 室性心动过速

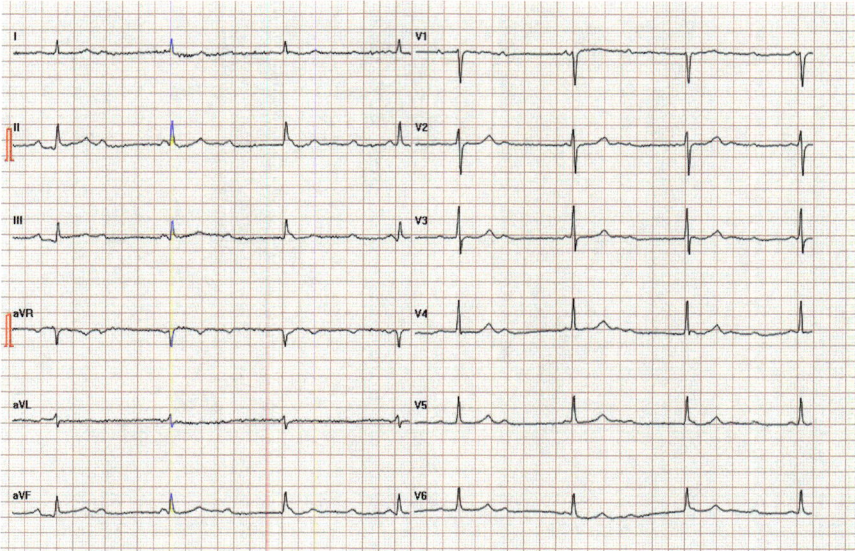

117.女性，66 岁，高血压病，心电图正确诊断是：

A.窦性心动过缓　B.二度房室阻滞　C.三度房室阻滞　D.房性早搏未下传

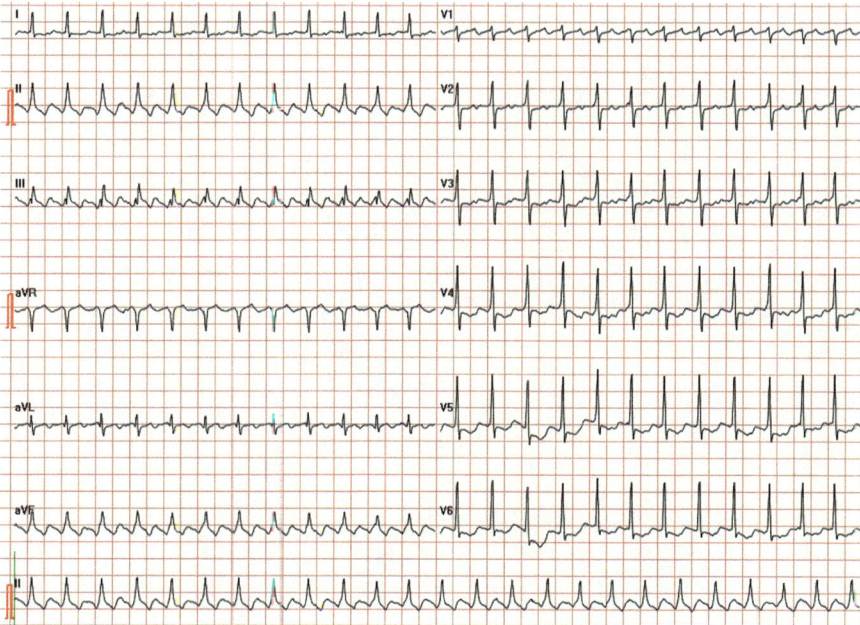

118.女性，74 岁，心悸、气促半月余，心电图正确诊断是：

A.阵发性室上性心动过速　　　B.心房扑动

C.窦性心动过速　　　　　　　D.房性心动过速

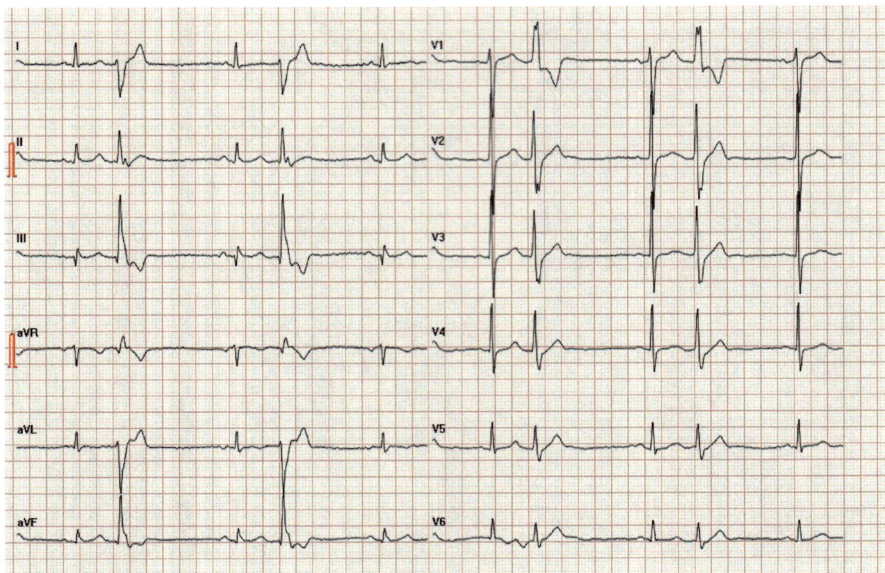

119.男性，54 岁，高血压病，心电图正确诊断是：

　　A.室性早搏　　B.正常心电图　　C.急性下壁心肌梗死　　D.房性早搏

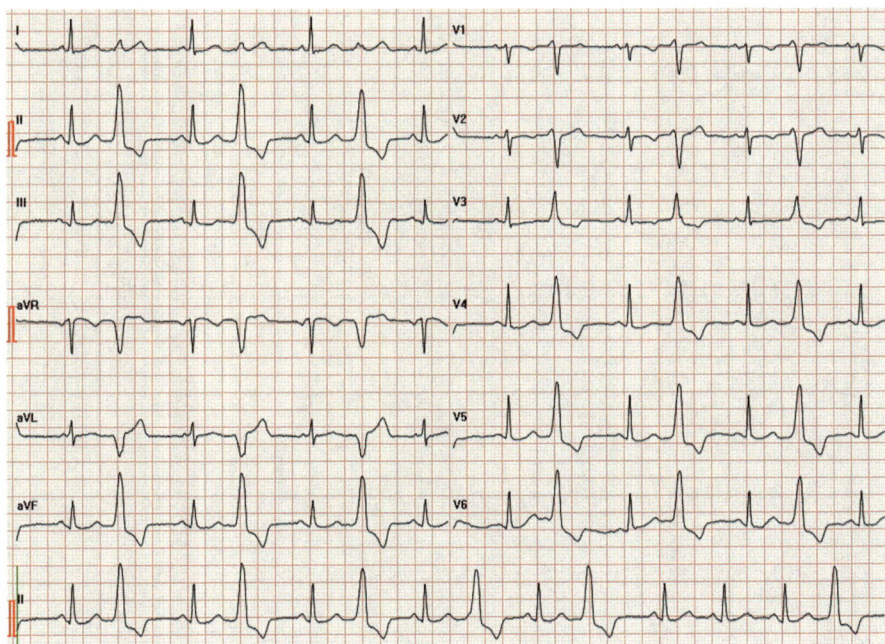

120.女性，62 岁，胸闷不适 1 天，心电图正确诊断是：

　　A.正常心电图　　B.室性早搏，呈二联律　　C.心肌缺血　　D.房性早搏

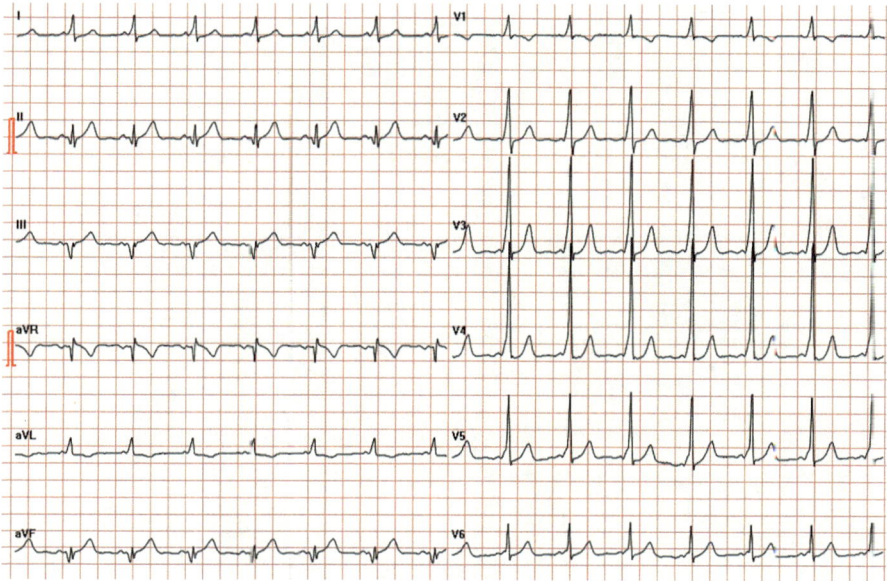

121.男性，44 岁，体检，心电图正确诊断是：

    A.陈旧性下壁心肌梗死   B.右室肥厚   C.预激综合征   D.正常心电图

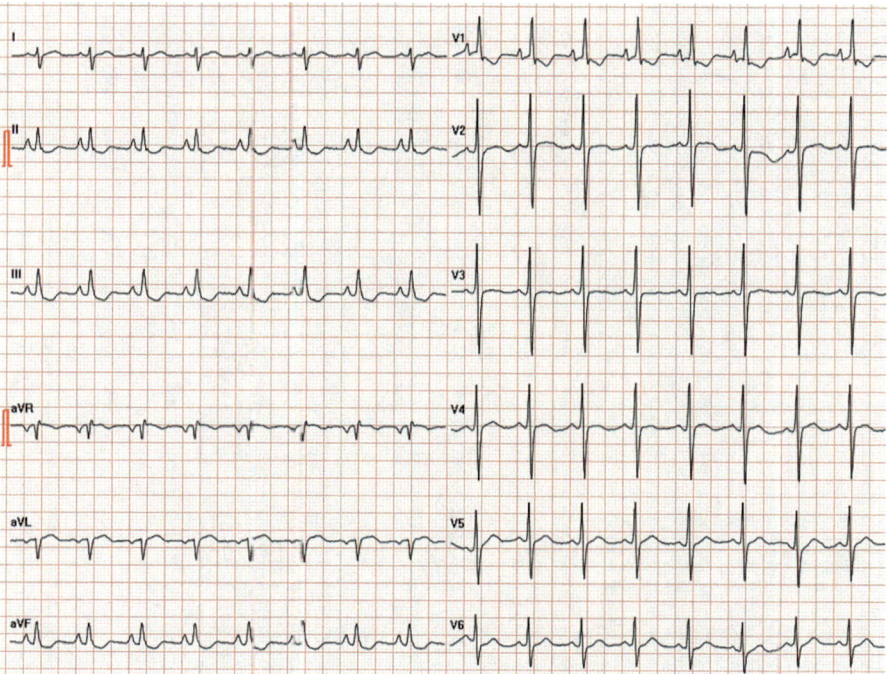

122.女性，65 岁，头昏一周，心电图正确诊断是：

    A.完全性右束支阻滞   B.预激综合征   C.右室肥厚   D.正常心电图

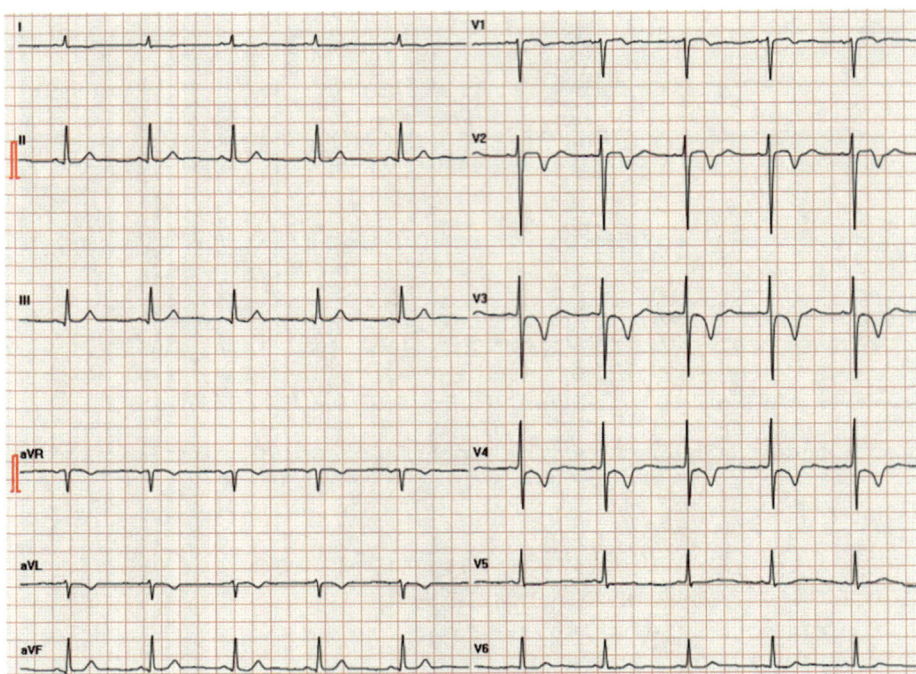

123.男性，63 岁，胸闷不适 1 天，心电图正确诊断是：

    A. 窦性心动过速   B. 心肌缺血   C. 房性早搏   D. 正常心电图

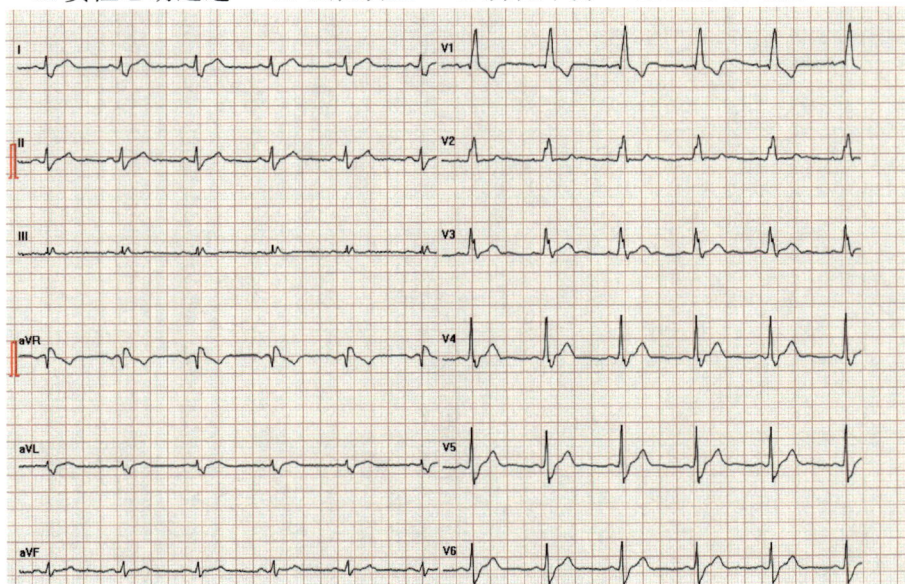

124.男性，53 岁，肺心病，心电图正确诊断是：

    A. 右室肥厚   B. 完全性右束支阻滞   C. 预激综合征   D. 正常心电图

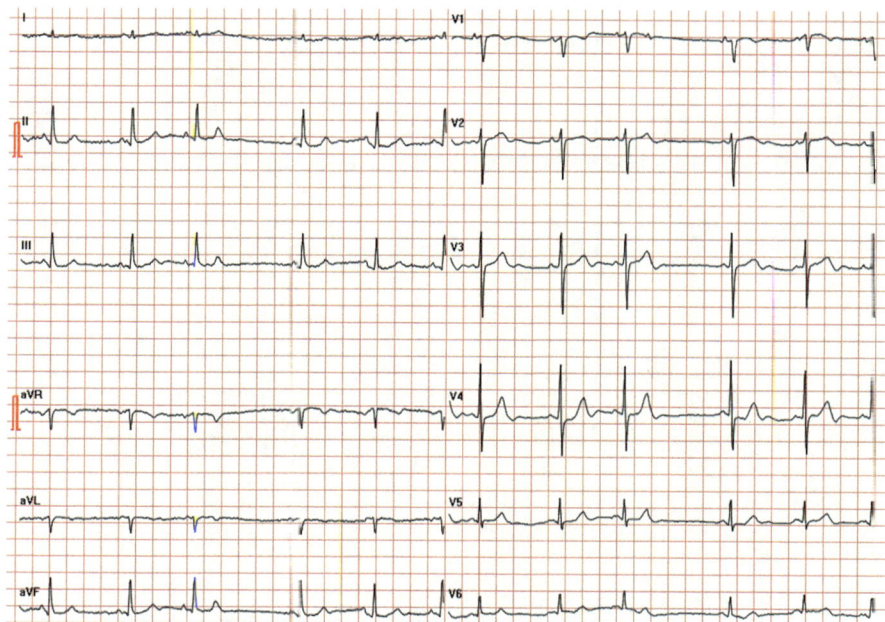

125.男性，55岁，体检，心电图正确诊断是：

A.窦性停搏　B.二度Ⅰ型房室阻滞　C.房性早搏未下传　D.窦性心律不齐

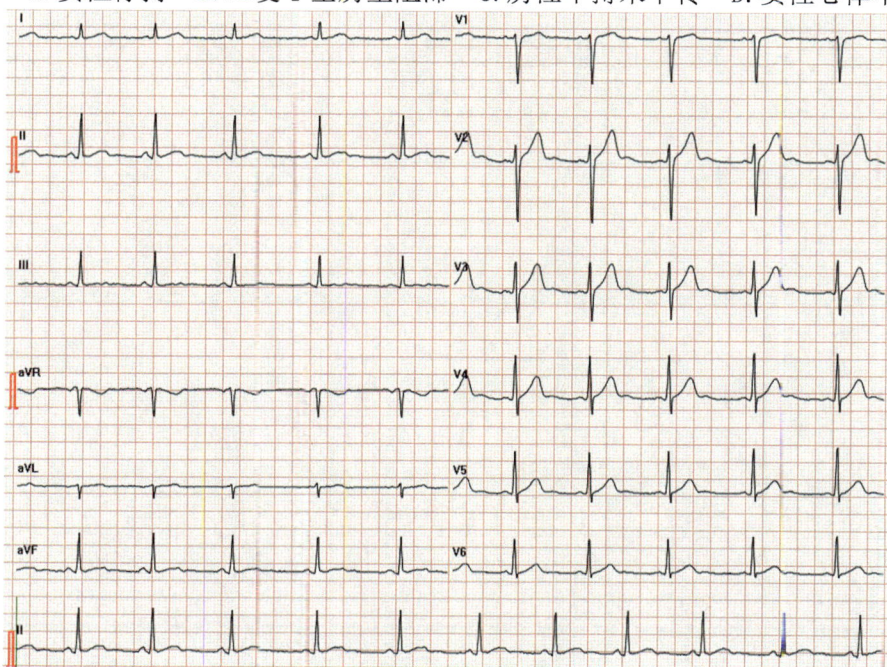

126.男性，23岁，感冒一周，心电图正确诊断是：

A.一度房室阻滞　B.预激综合征　C.正常心电图　D.心肌缺血

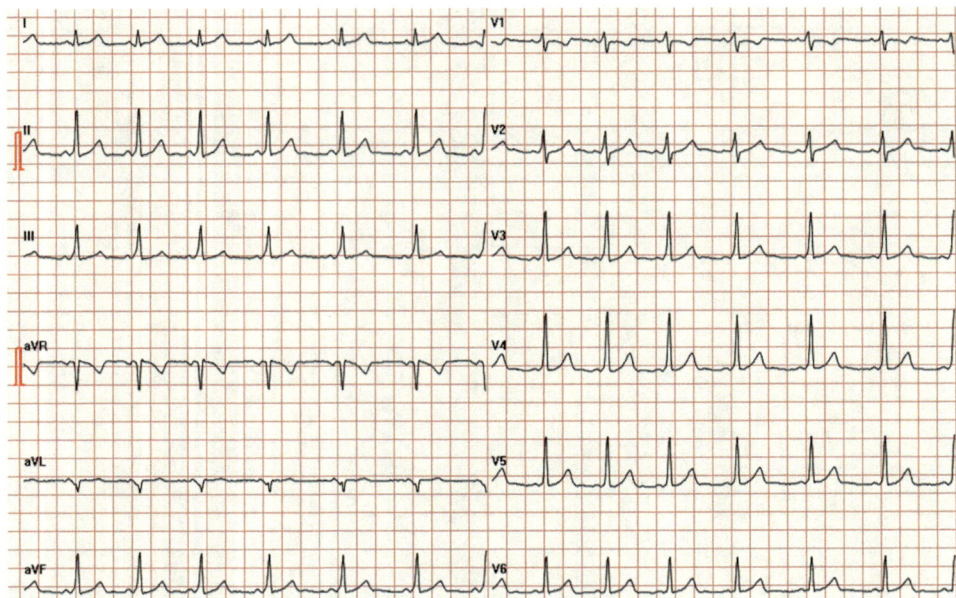

127.男性，36岁，因尿路感染入院，心电图正确诊断是：

    A.正常心电图   B.左室肥厚   C.右室肥厚   D.预激综合征

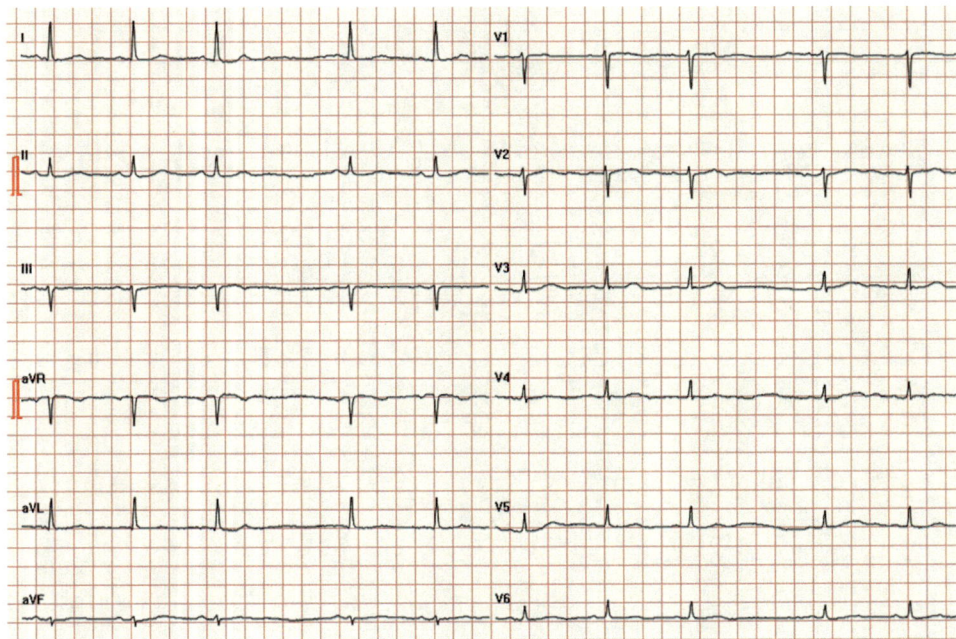

128.女性，74岁，心悸、胸闷、气促，心电图正确诊断是：

    A.窦性心律不齐 B.房性早搏未下传 C.心肌缺血搏 D.二度Ⅱ型房室阻滞

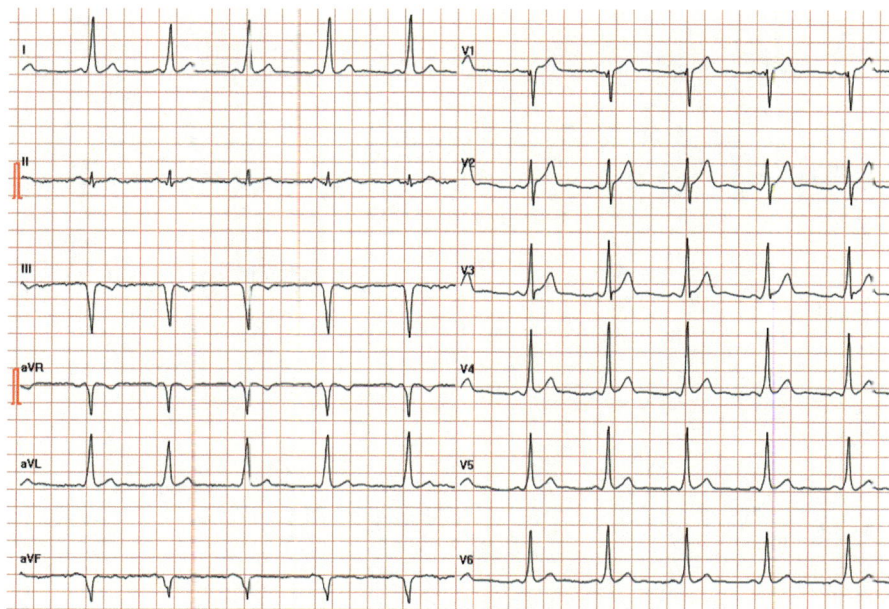

129.男性，36 岁，因尿路结石住院，心电图正确诊断是：

A.预激综合征　　B.左室肥厚　　C.前间壁心肌梗死　　D.正常心电图

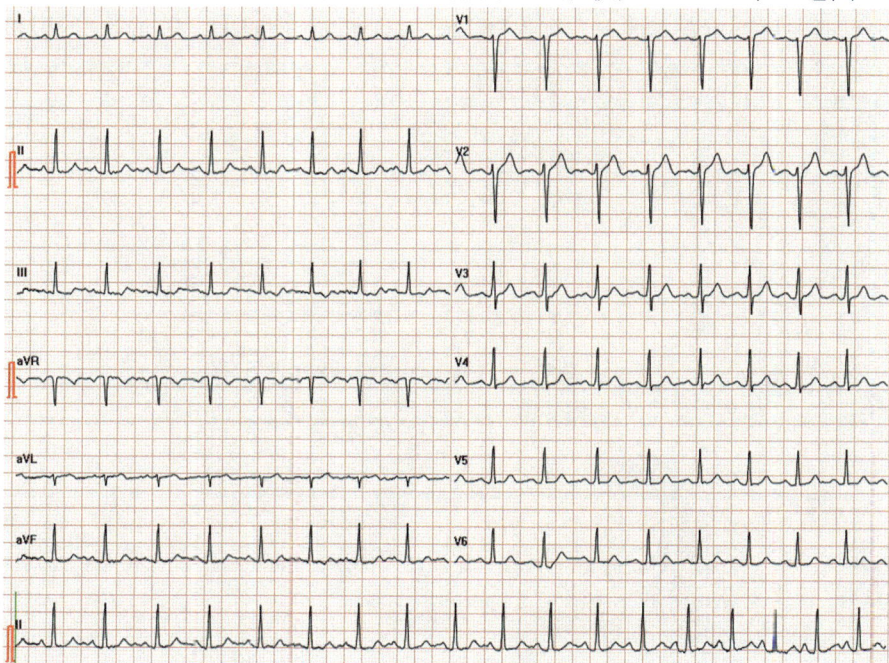

130.女性，24 岁，头昏 1 天，心电图正确诊断是：

A.心肌缺血　B.正常心电图　C.窦性心动过速　D.阵发性室上性心动过速

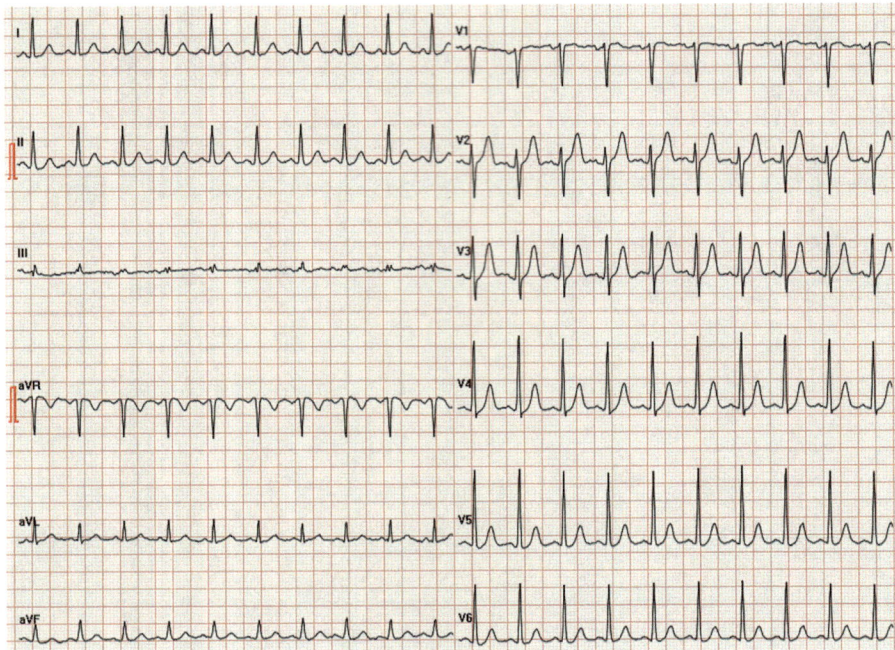

131.女性，55岁，头昏2小时，心电图正确诊断是：

    A.高血钾心电图改变   B.早期复极   C.正常心电图   D.窦性心动过速

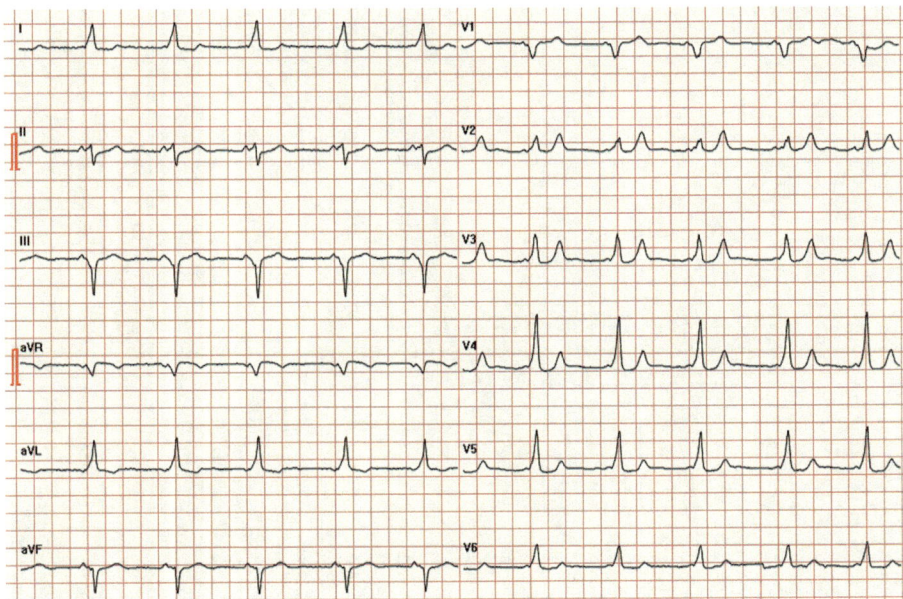

132.女性，47岁，反复心悸数月，心电图正确诊断是：

    A.完全性左束支阻滞   B.预激综合征   C.左室肥厚   D.正常心电图

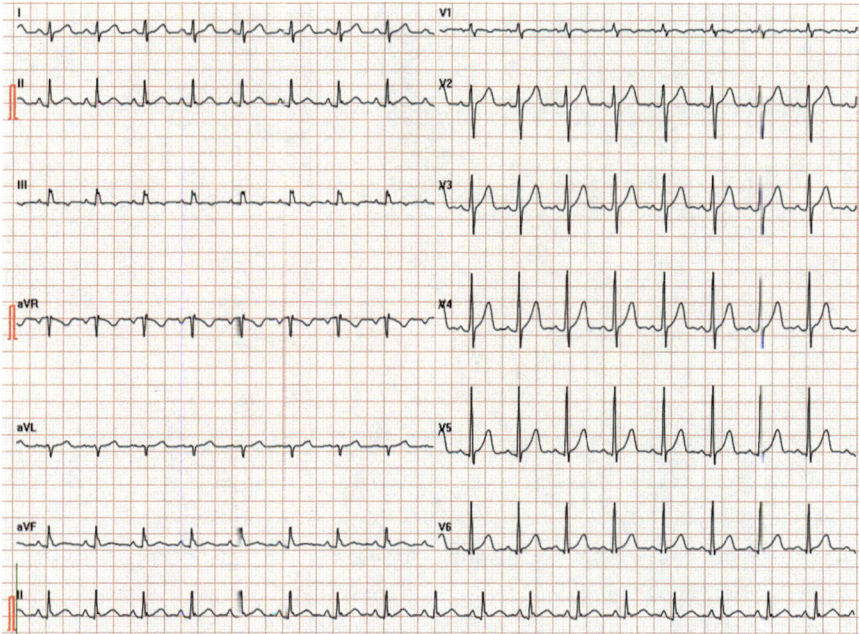

133.女性，25 岁，心悸 3 小时，心电图正确诊断是：

A. 阵发性室上性心动过速　　　　B. 窦性心动过速

C. 房性心动过速　　　　　　　　D. 交界性心动过速

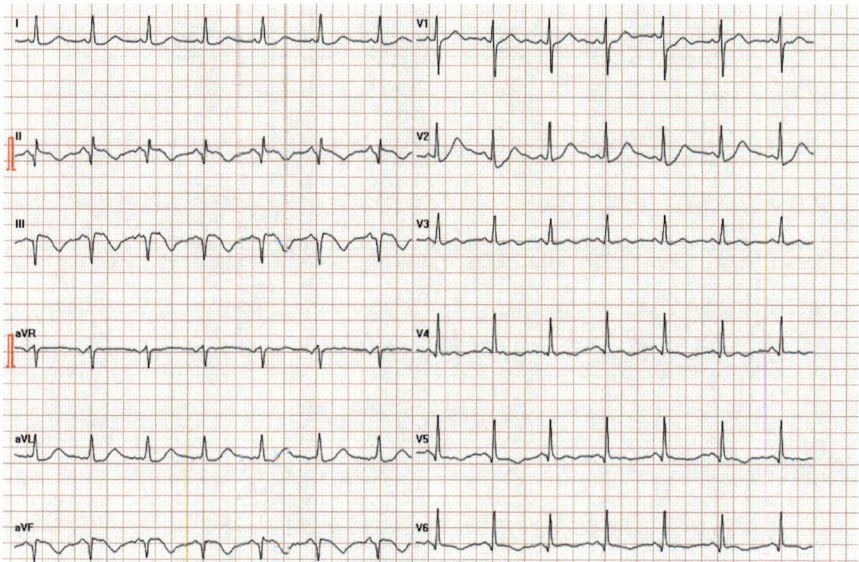

134.女性，67 岁，胸痛 5 小时，心电图正确诊断是：

A. 急性广泛前壁心肌梗死　　　　B. 急性前间壁心肌梗死

C. 急性前间壁、前壁心肌梗死　　D. 急性下壁心肌梗死

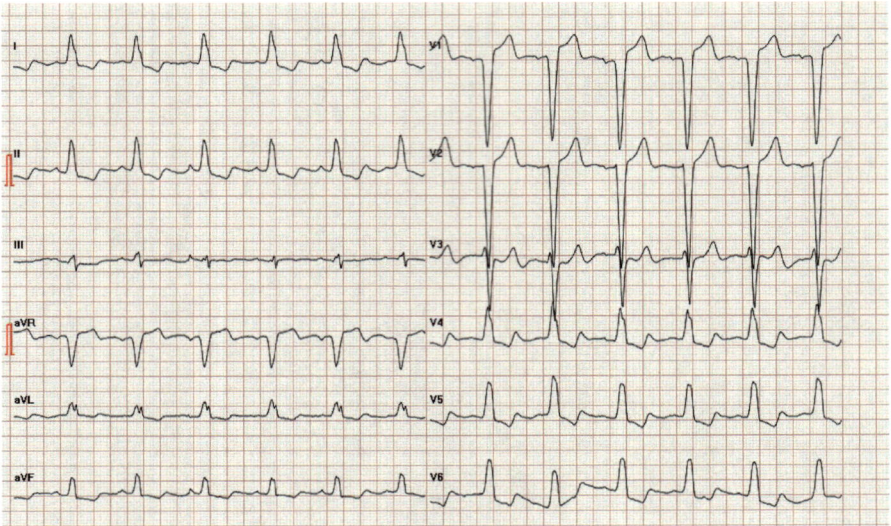

135.女性，69 岁，高血压病，心电图正确诊断是：

A. 急性前间壁心肌梗死　　　　B. 完全性左束支阻滞

C. 阵发性室性心动过速　　　　D. 预激综合征

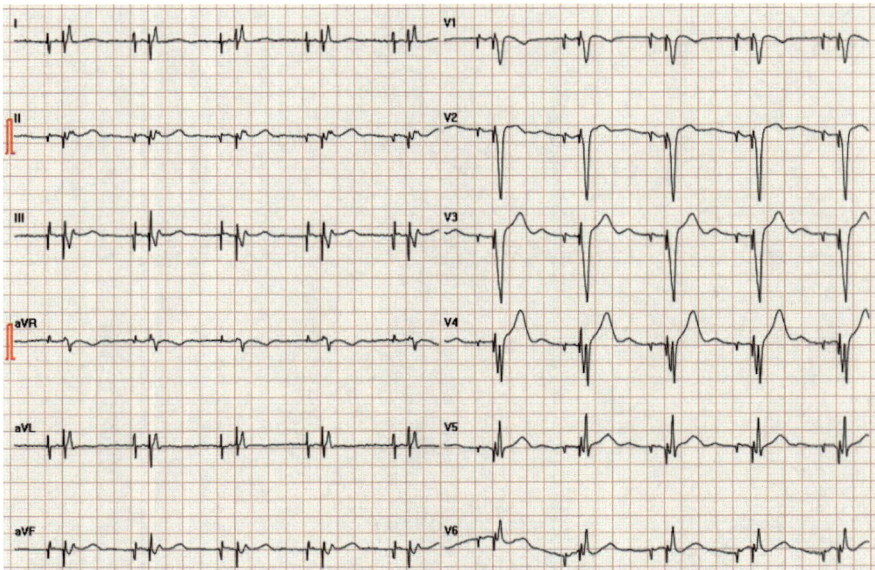

136. 男性，69 岁，因"病态窦房结综合征"而安装双腔起搏器，术后复查心电图，心电图显示有双腔起搏信号，心室起搏信号后的 QRS 形态与常规右室心尖部起搏的 QRS 形态不同，该现象提示：

A. 心室起搏障碍　　B. 心室起搏正常　　C. 室性融合波　　D. 心室起搏电极移位

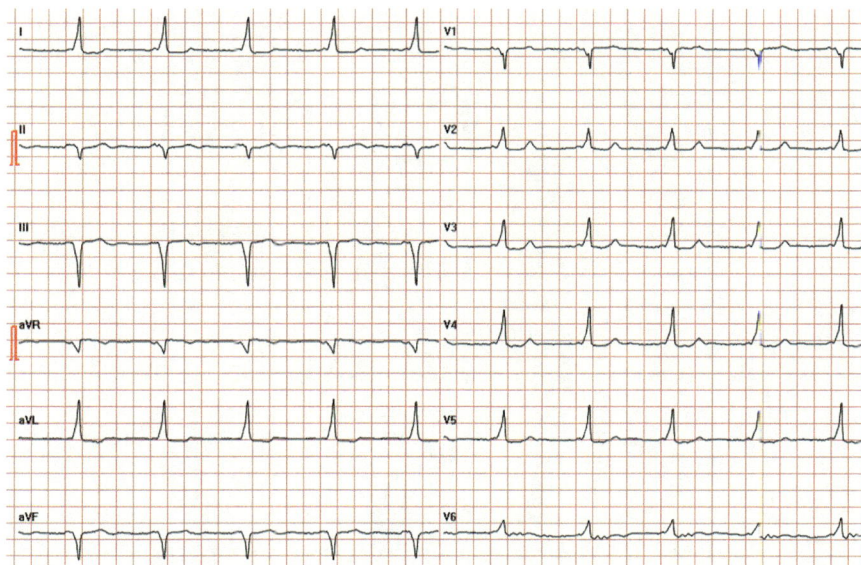

137.女性，55 岁，反酸、嗳气、腹胀数月，心电图正确诊断是：

A.完全性左束支阻带　B.急性前间壁心肌梗死

C.室性心动过速　　　D.预激综合征

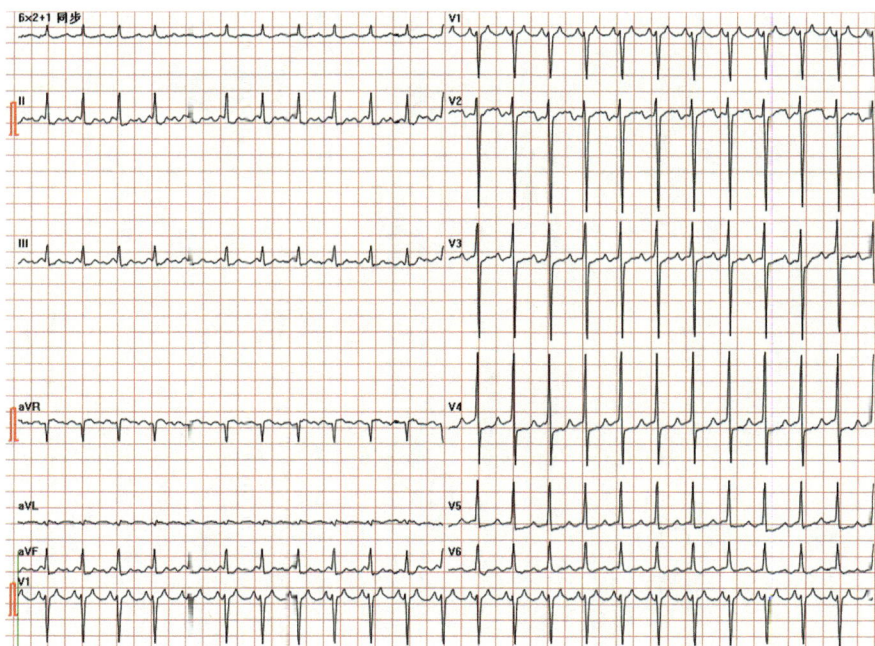

138.男性，70 岁，反复心悸、气短数月余，心电图正确诊断是：

A.阵发性室上性心动过速　B.心房扑动　C.窦性心动过速　D.房性心动过速

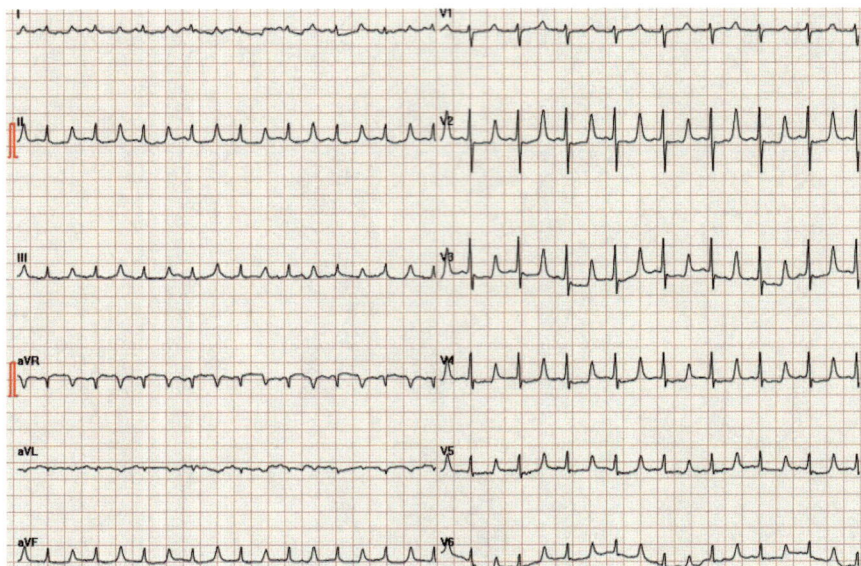

139.女性，25 岁，下肢水肿半年。心电图正确诊断是：

A.P 波高尖，右房肥大　　　　B.高血钾心电图改变

C.房性心动过速　　　　　　　D.一度房室阻滞

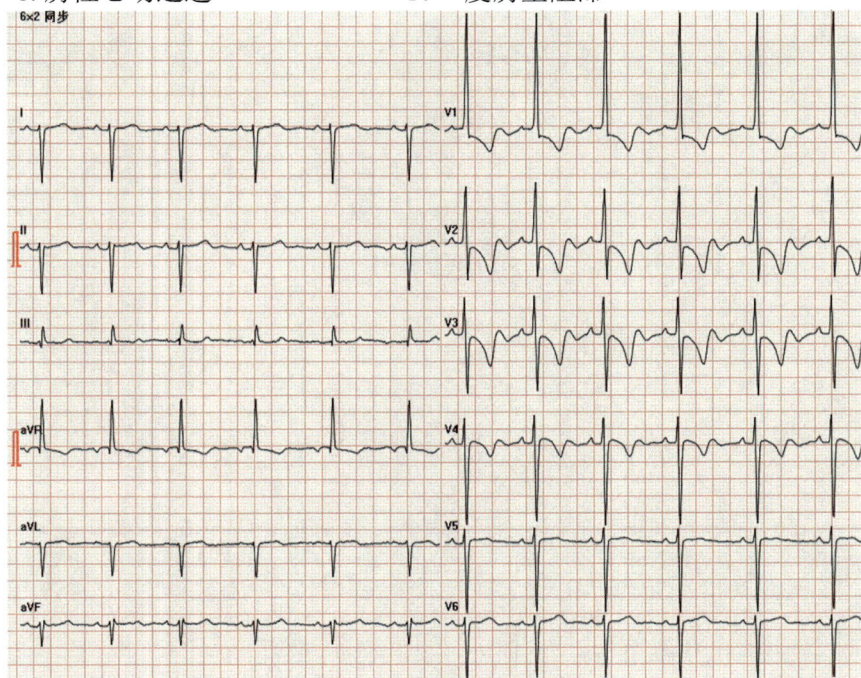

140.男性，19 岁，白血病，心电图正确诊断是：

A.室性早搏　　B.一度房室阻滞　　C.正常心电图　　D.右室肥厚

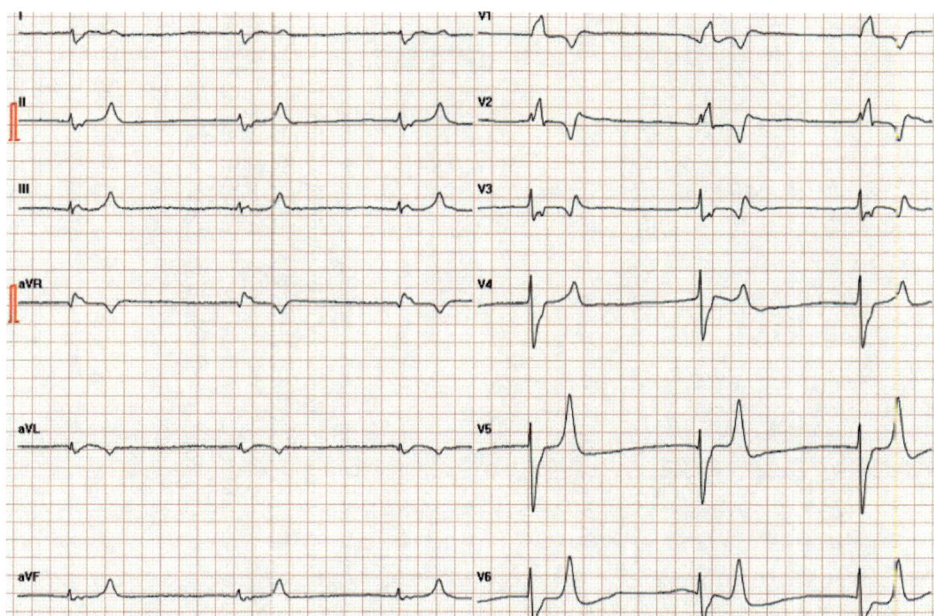

141.男性，46岁，头晕、乏力、恶心数月，近日下肢水肿明显。心电图正确诊断是：
　　A.室性逸搏性心律　　B.完全性右束支阻滞　　C.三度房室阻滞　　D.窦室传导

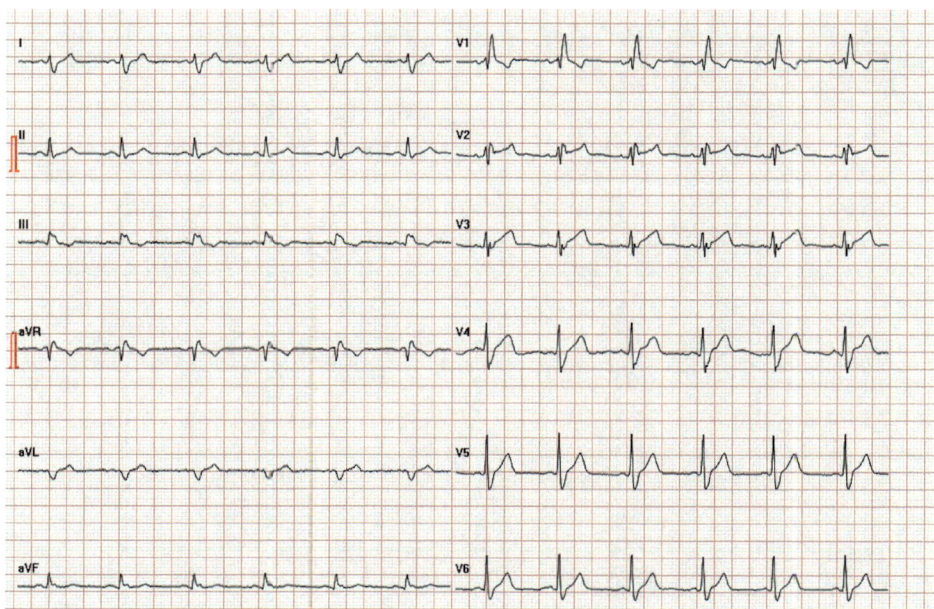

142.男性，55岁，胸部不适1周，心电图正确诊断是：
　　A.右室肥厚　　B.预激综合征　　C.室性早搏　　D.完全性右束支阻滞

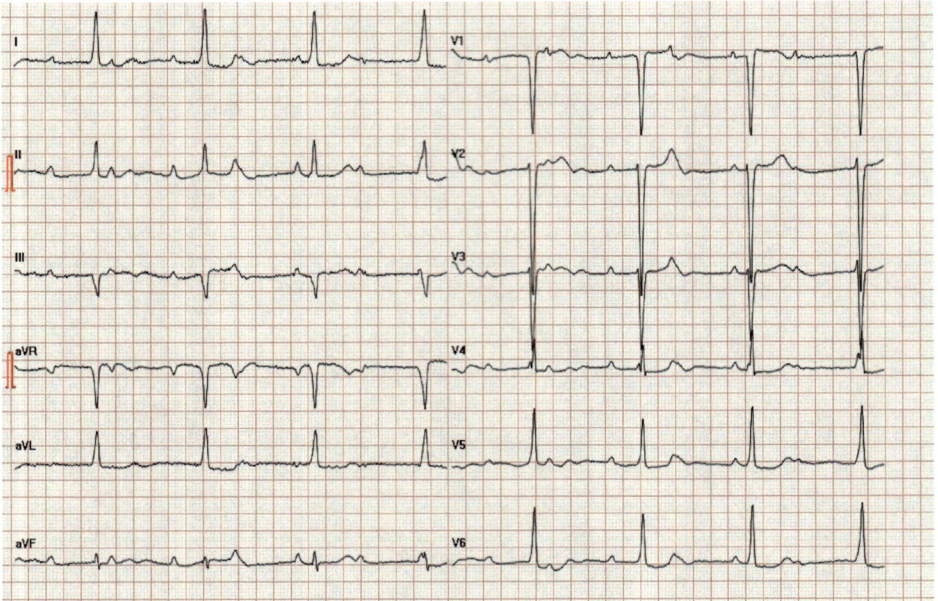

143.女性，70岁，头晕一天，心电图正确诊断是：

    A.窦性心动过缓   B.一度房室阻滞   C.二度房室阻滞   D.三度房室阻滞

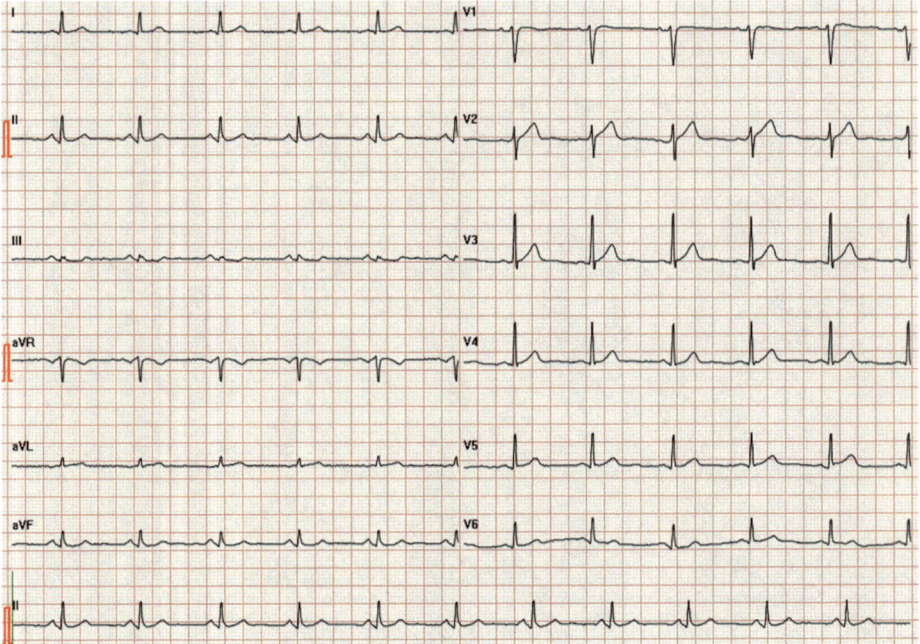

144.男性，50岁，头昏头痛1月，心电图正确诊断是：

    A.正常心电图   B.早期复极   C.低血钾心电图改变   D.心肌缺血

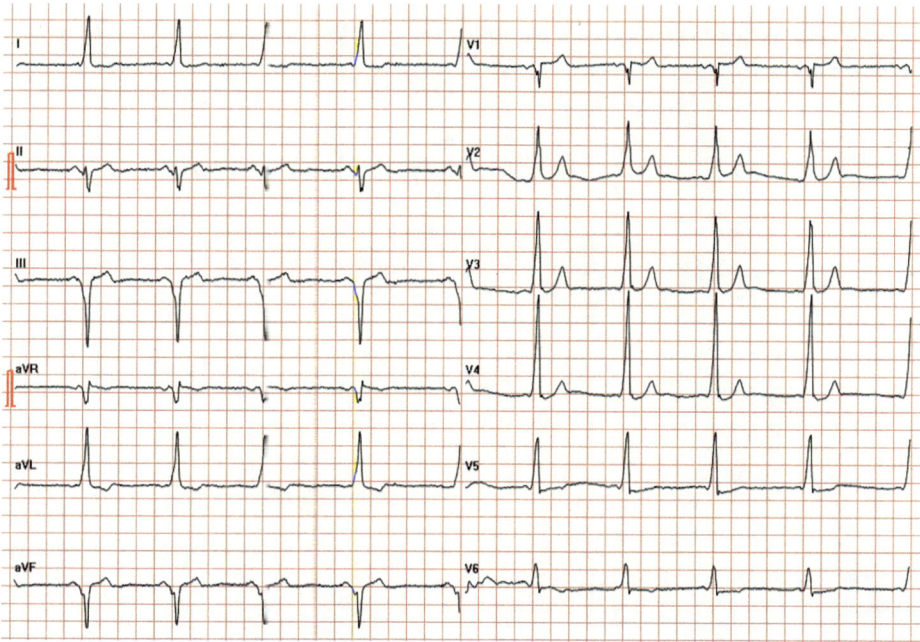

145.男性，54 岁，反复心悸伴头晕数天，心电图正确诊断是：

A.室性逸搏性心律　B.三度房室阻滞　C.预激综合征　D.完全性左束支阻滞

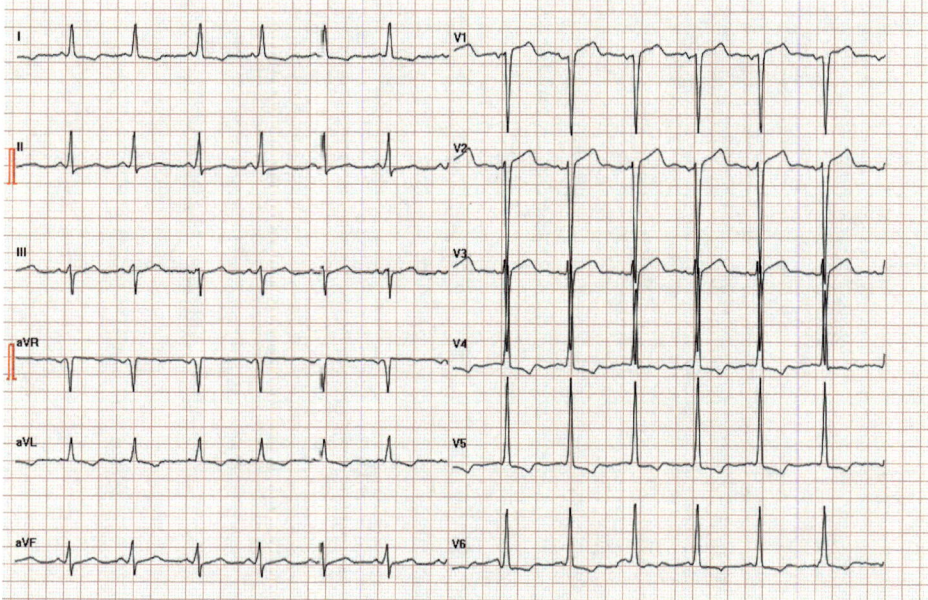

146.女性，67 岁，白血病，心电图正确诊断是：

A.预激综合征　　B.左室肥厚　　C.完全性左束支阻滞　　D.心房颤动

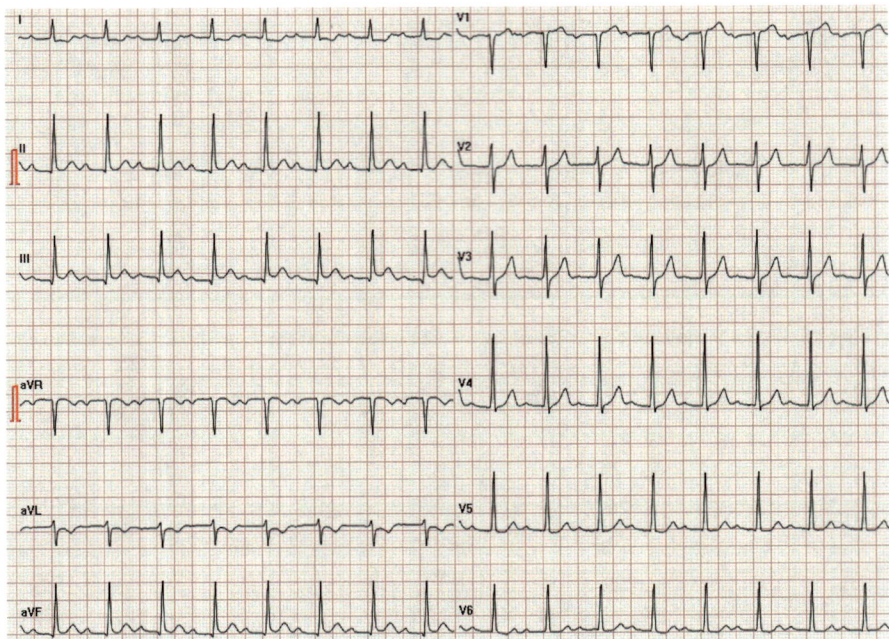

147.男性，47岁，车祸伤，心电图正确诊断是：

A.正常心电图　　B.房性早搏　　C.一度房室阻滞　　D.室性早搏

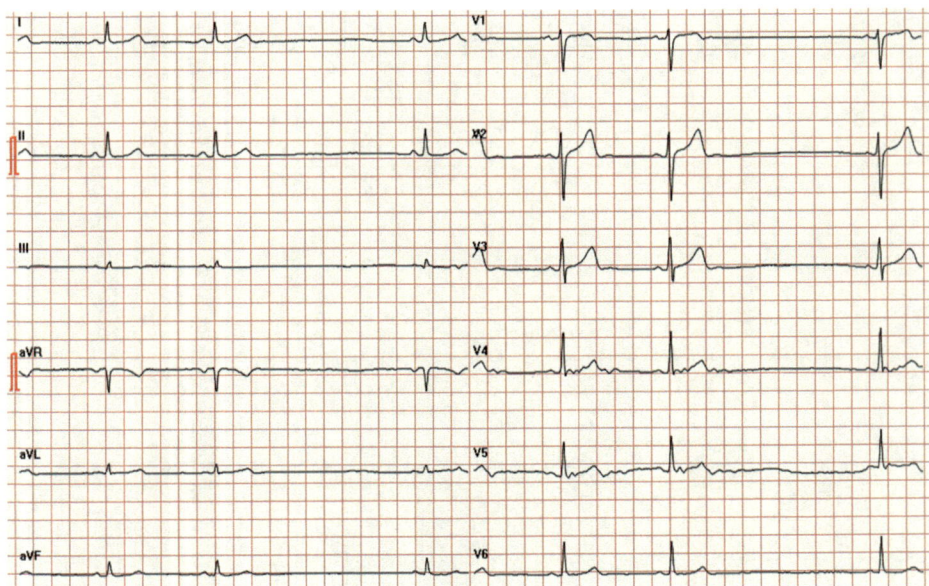

148.男性，63岁，体检，心电图正确诊断是：

A.二度窦房阻滞　　B.房性早搏未下传　　C.窦性停搏　　D.窦性心律不齐

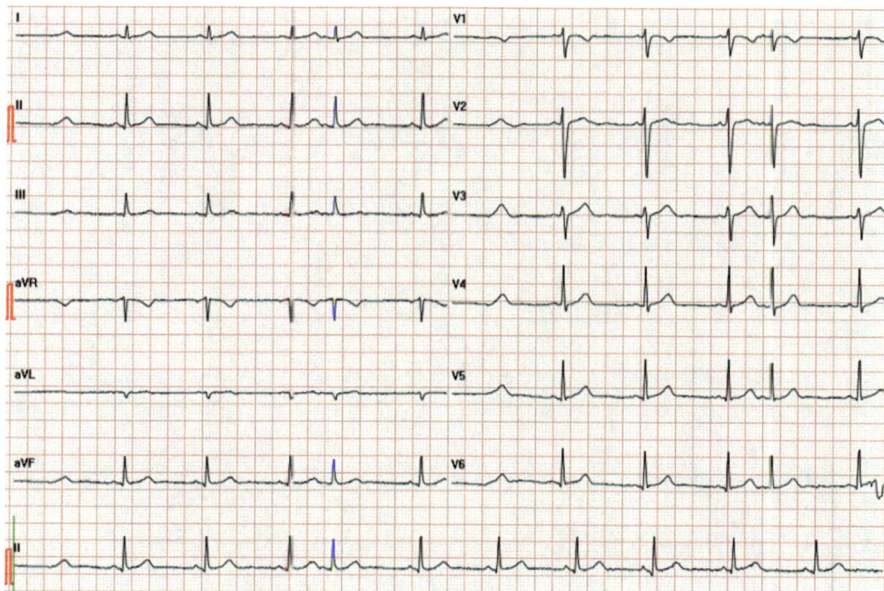

149.女性，21 岁，泌尿系感染，心电图正确诊断是：

    A.房性早搏   B.窦性心律不齐   C.二度房室阻滞   D.正常心电图

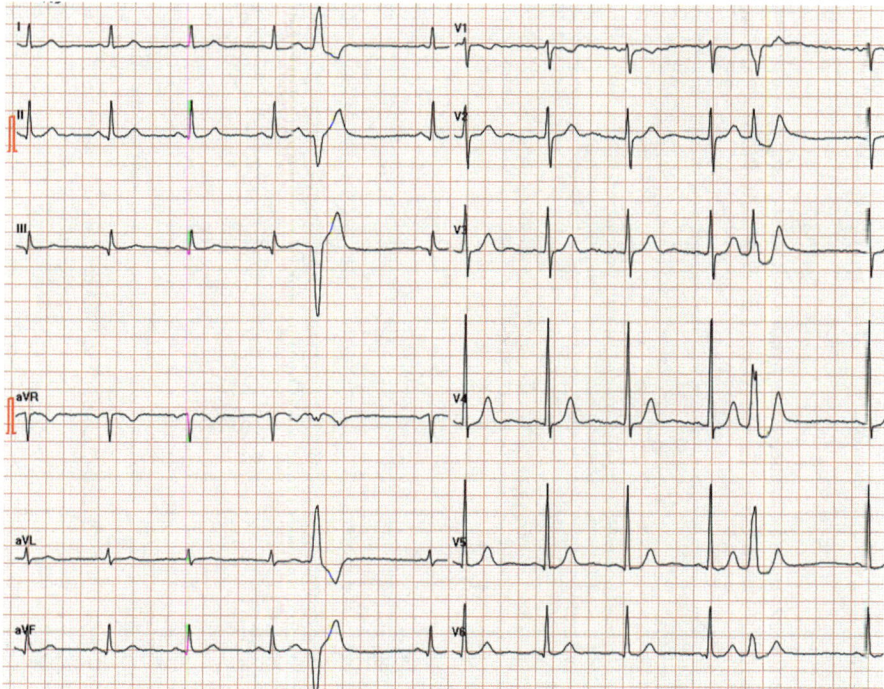

150.男性，53 岁，头昏 1 周，心电图正确诊断是：

    A.左室肥厚   B.正常心电图   C.房性早搏   D.室性早搏

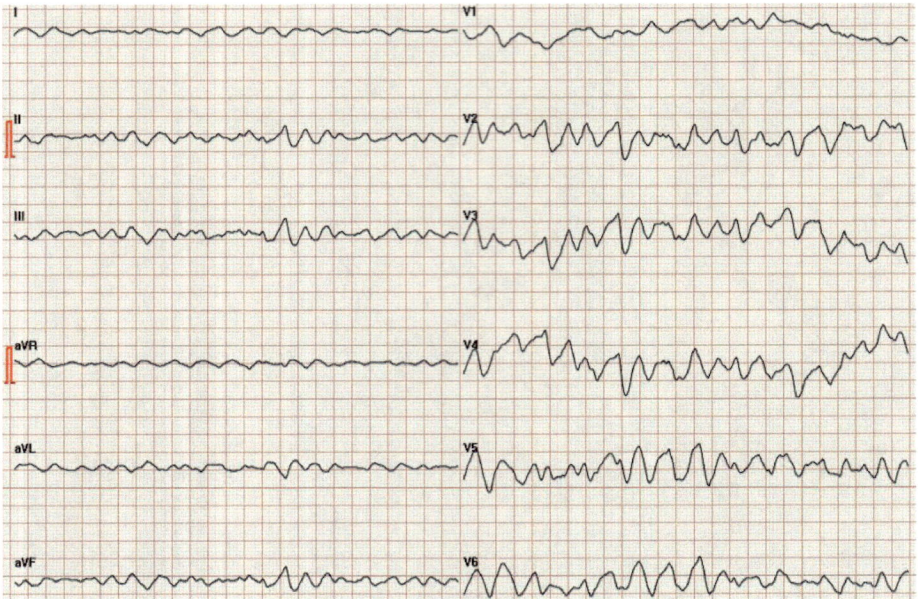

151.男性，42 岁，消化道大出血，突发意识障碍，心电图正确诊断是：

    A.心房颤动   B.室性心动过速   C.扭转型室性心动过速   D.心室颤动

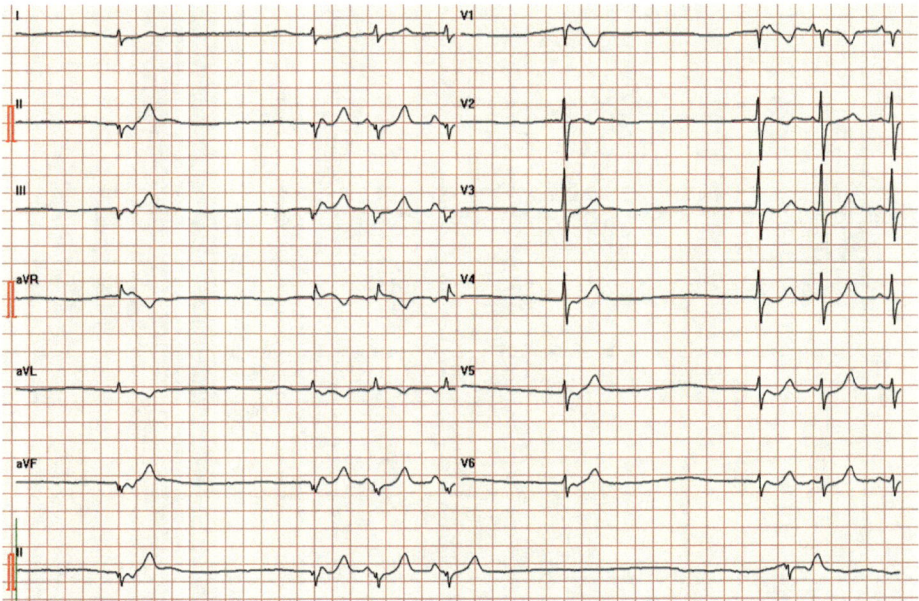

152.男性，53 岁，一年前曾患"急性下壁心肌梗死"住院，本次心电图除陈旧性下壁心肌梗死心电图改变外还有：

    A.窦性停搏   B.二度房室阻滞   C.房性早搏未下传   D.窦性心律不齐

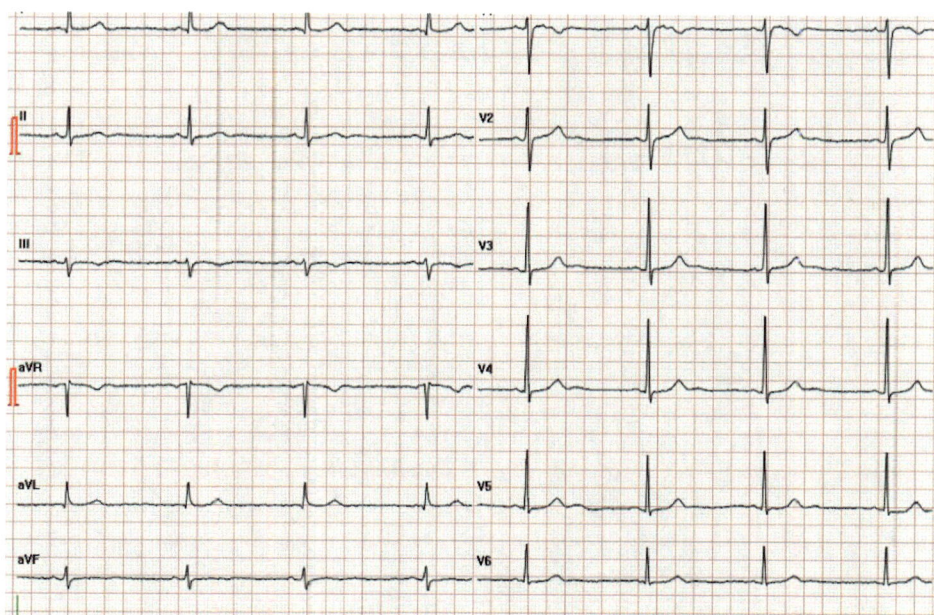

153.女性，51岁，胸闷不适1天，心电图正确诊断是：

    A.房性早搏   B.正常心电图   C.窦性心动过缓   D.急性下壁心肌梗死

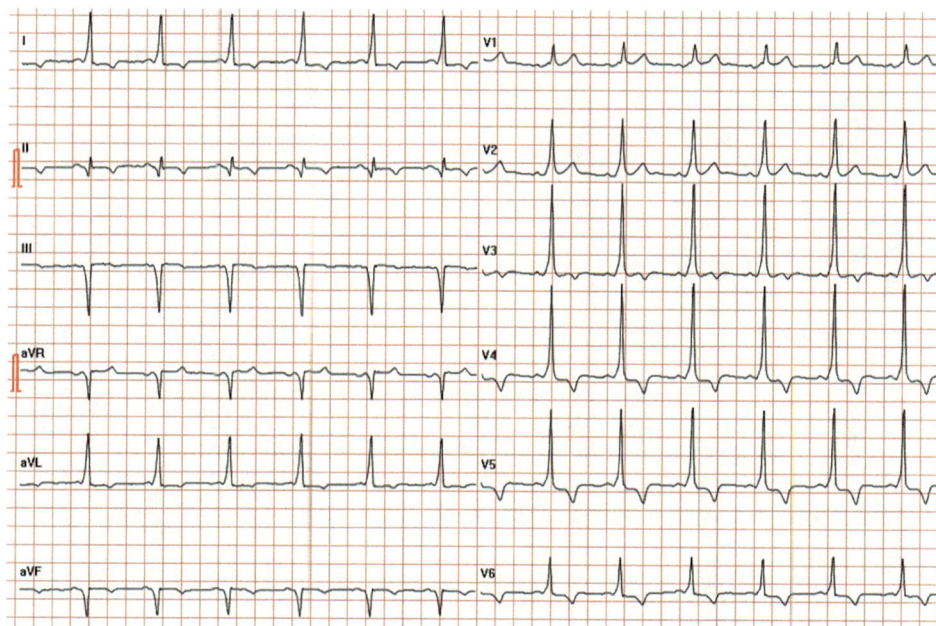

154.男性，46岁，体检，心电图正确诊断是：

    A.右室肥厚   B.双侧心室肥厚   C.左室肥厚   D.预激综合征

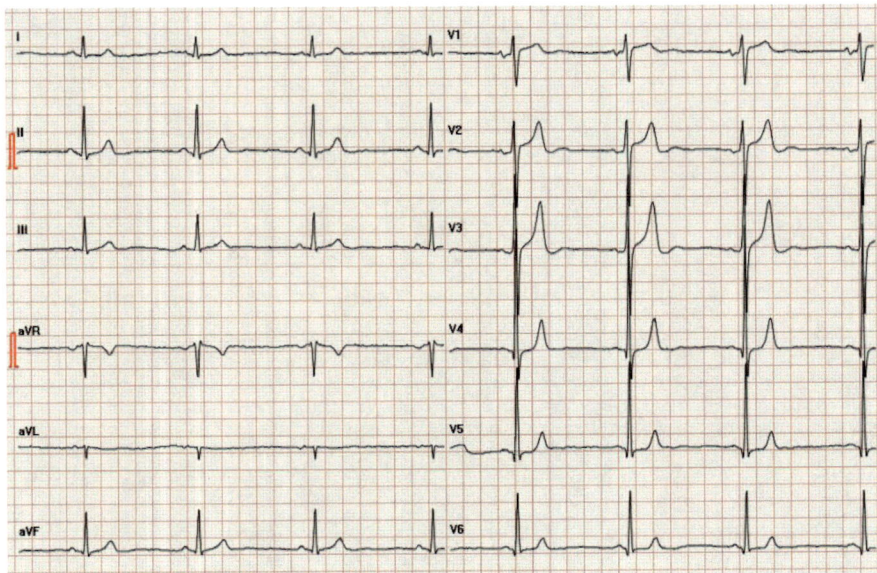

155.男性，38岁，咳嗽3天，心电图正确诊断是：

    A.三度房室阻滞   B.窦性心动过缓   C.早期复极   D.正常心电图

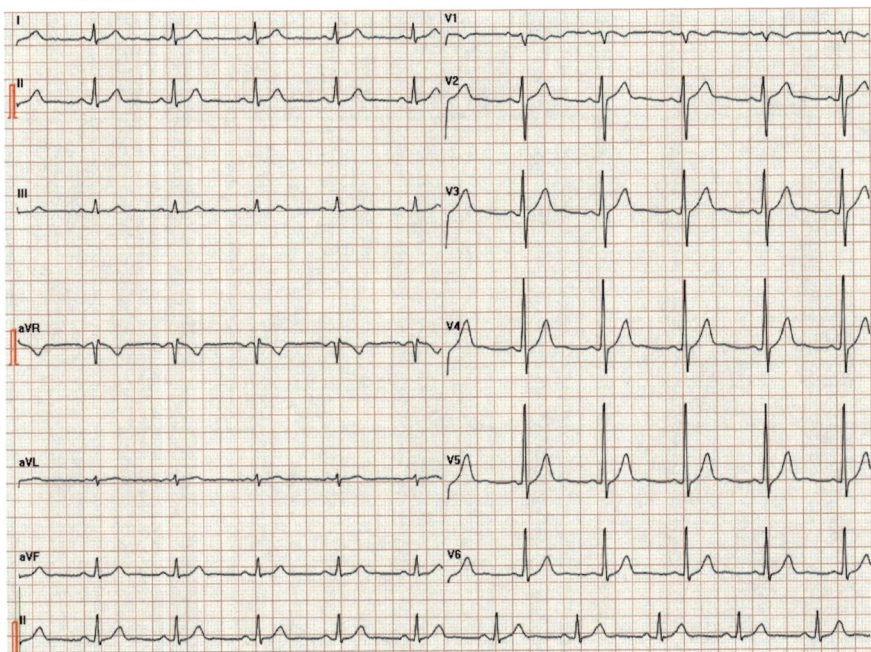

156.男性，44岁，高血压两年，心电图正确诊断是：

    A.左室肥厚   B.正常心电图   C.陈旧性下壁心肌梗死   D.一度房室阻滞

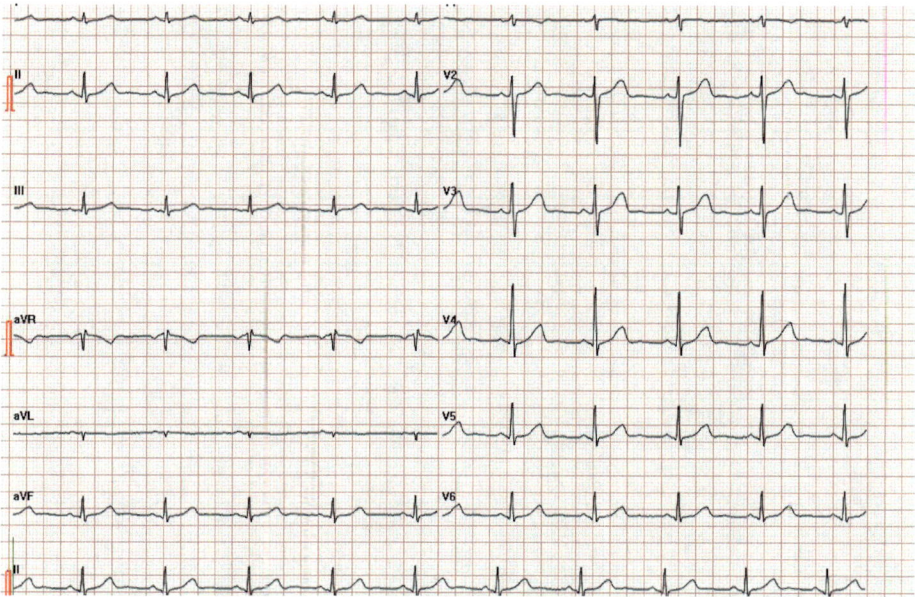

157.女性，56 岁，腹痛一天，心电图正确诊断是：

    A.正常心电图　　B.心肌缺血　　C.早期复极　　D.右房肥大

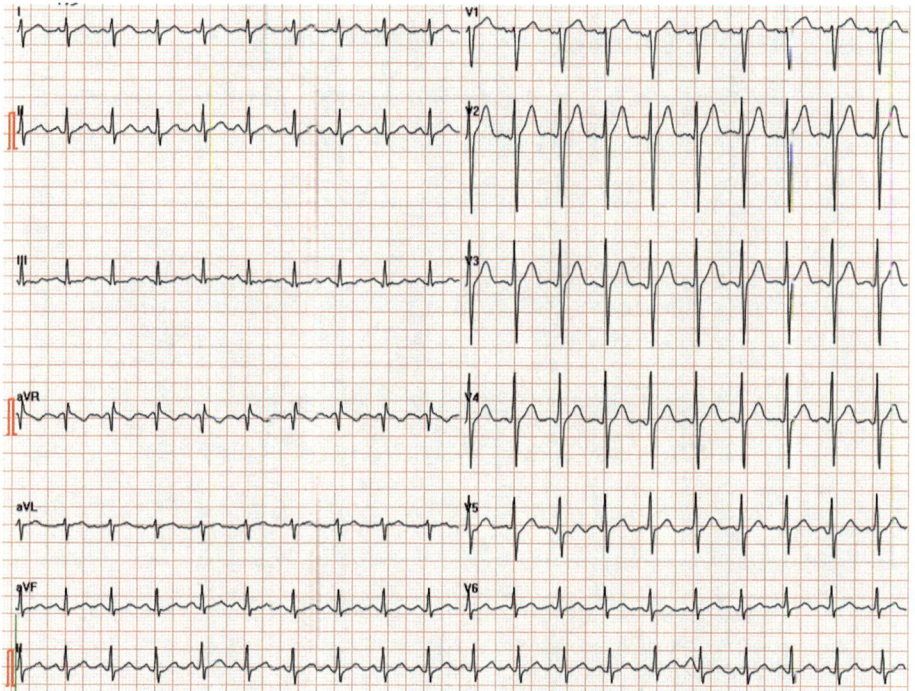

158.男性，53 岁，恶心呕吐 1 小时，心电图正确诊断是：

    A.阵发性室上性心动过速　　B.早期复极　　C.左室肥大　　D.窦性心动过速

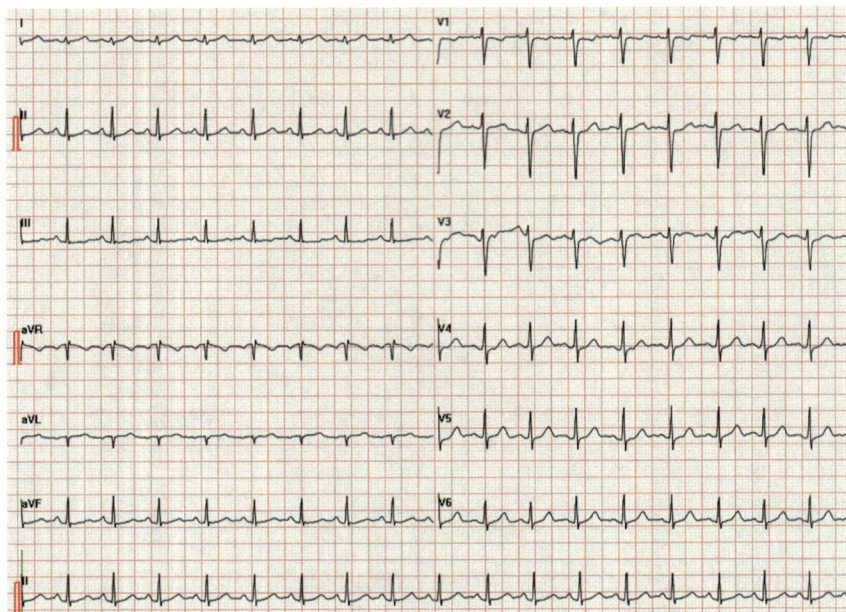

159.女性，16 岁，心悸 1 小时，心电图正确诊断是：

    A.窦性心动过速   B.正常心电图

    C.阵发性室上性心动过速   D.一度房室阻滞

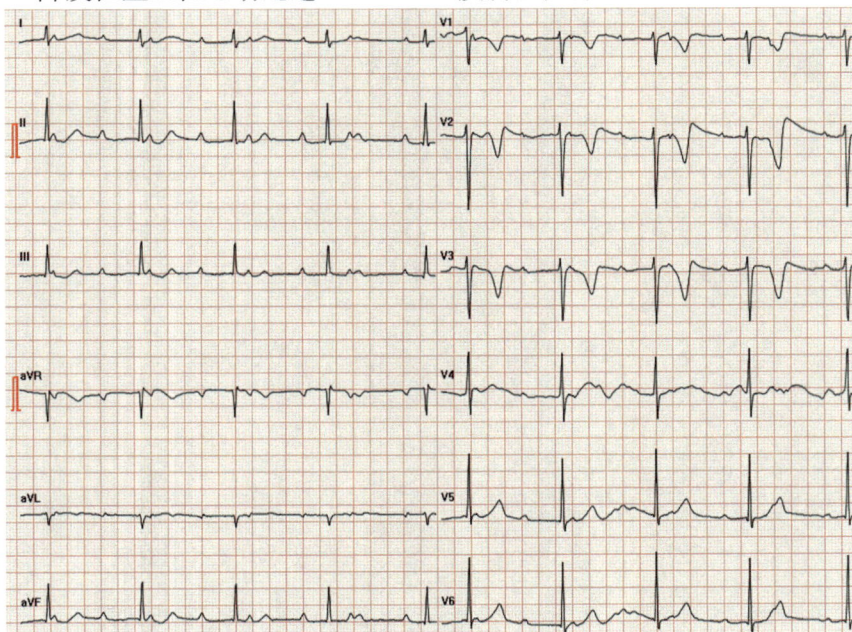

160.男性，7 岁，胸痛一天，心电图正确诊断是：

    A.窦性心动过缓 B.三度房室阻滞 C.完全性干扰性房室脱节 D.窦性停搏

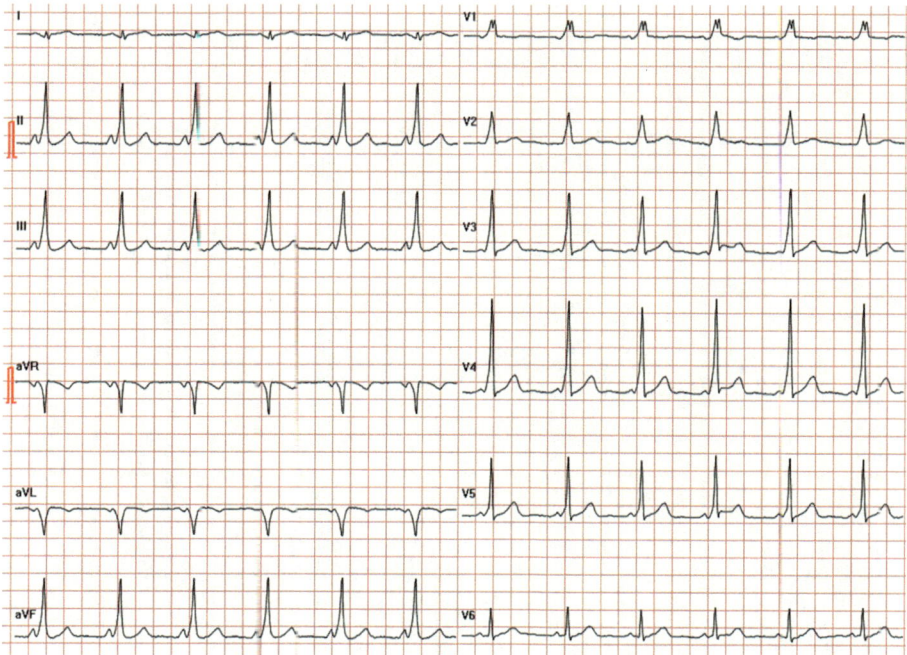

161. 男性，53岁，胸闷、气短、心悸，心电图正确诊断是：
　　　A.正常心电图　　B.右室肥厚　　C.完全性右束支阻滞　　D.预激综合征

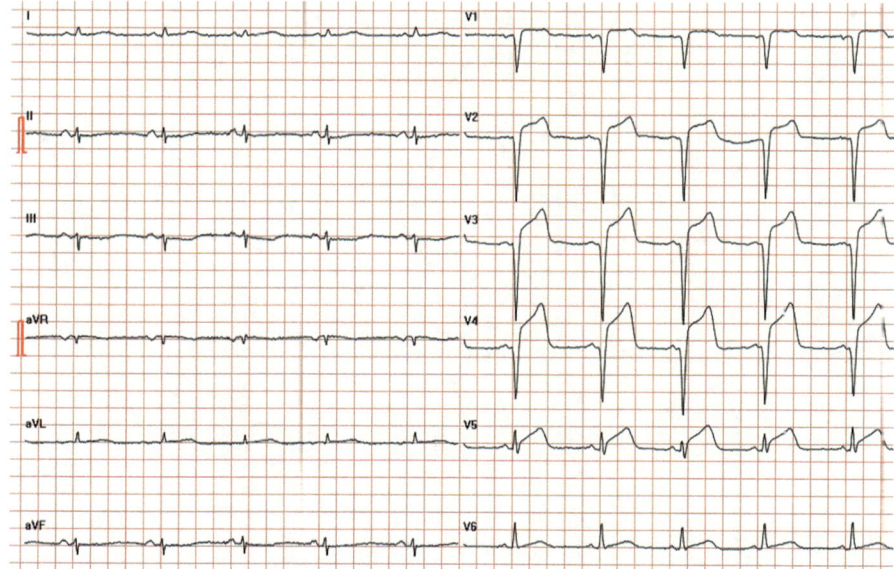

162. 男性，53岁，胸闷、气短、心悸，心电图正确诊断是：
　　　A.完全性左束支阻滞　　　　　　　B.三度房室阻滞
　　　C.急性广泛前壁心肌梗死　　　　　D.早期复极

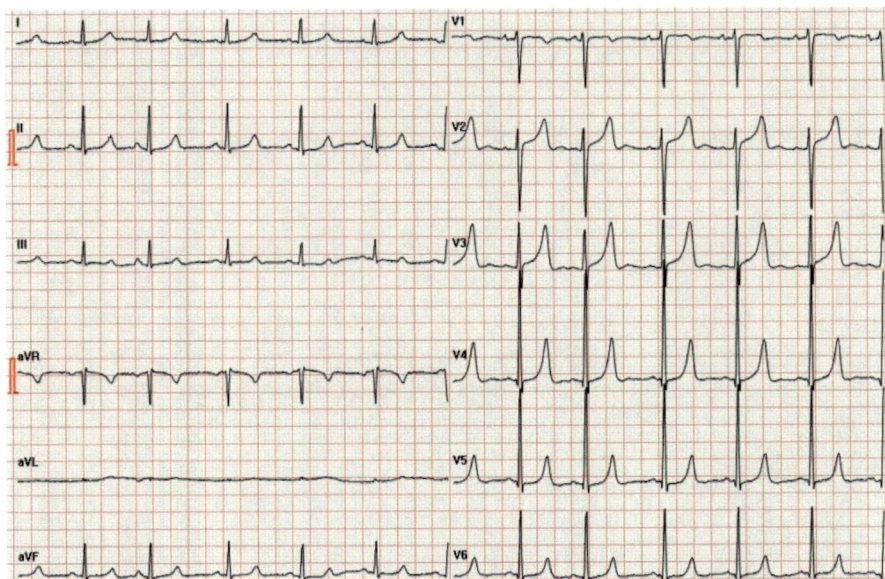

163.女性，60 岁，头晕、乏力、恶心数月，糖尿病 10 余年。心电图正确诊断是：

    A.高血钾心电图改变　　　　　B.正常心电图

    C.一度房室阻滞　　　　　　　D.T 波改变，提示心肌缺血

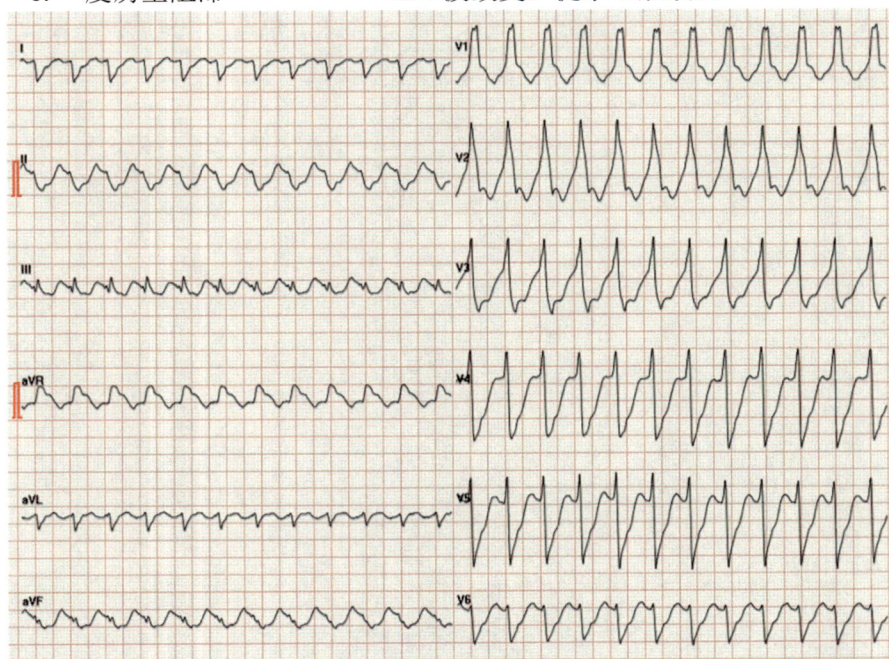

164.男性，49 岁，冠心病支架置入术后，突发晕厥，心电图正确诊断是：

    A.完全性右束支阻滞　　B.阵发性室性心动过速　　C.左室肥厚　　D.右室肥厚

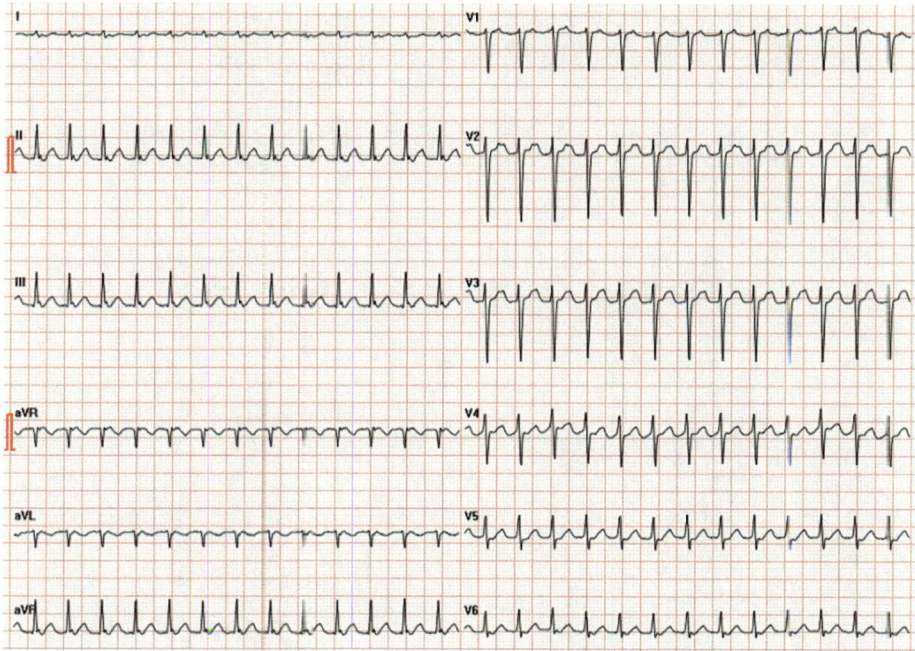

165.男性，62 岁，突发心悸 1 小时，心电图正确诊断是：

A.心房颤动　　B.阵发性室上性心动过速　　C.心房扑动　　D.窦性心动过速

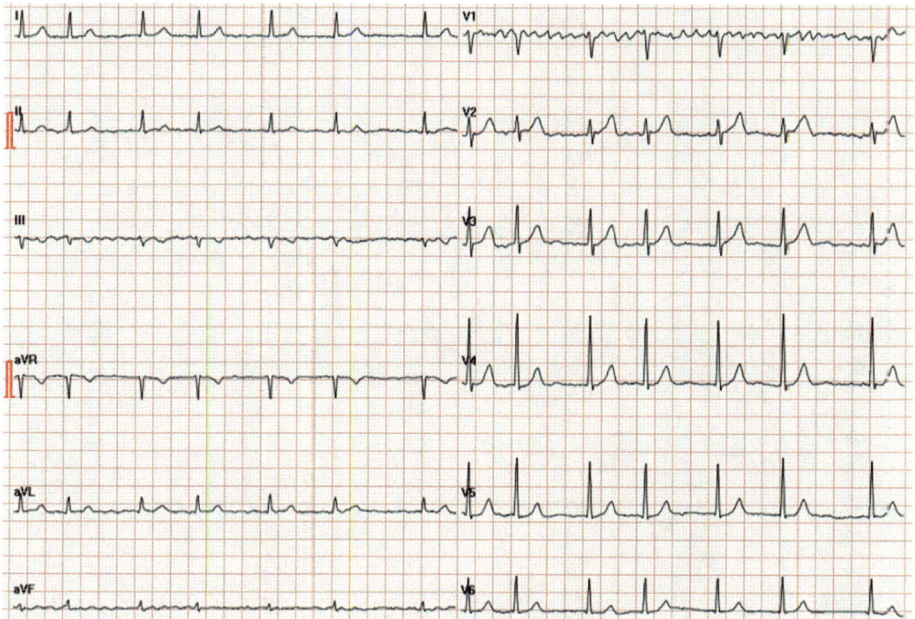

166.男性，68 岁，消化道出血，心电图正确诊断是：

A.窦性心律不齐　　B.正常心电图　　C.房性早搏　　D.心房颤动

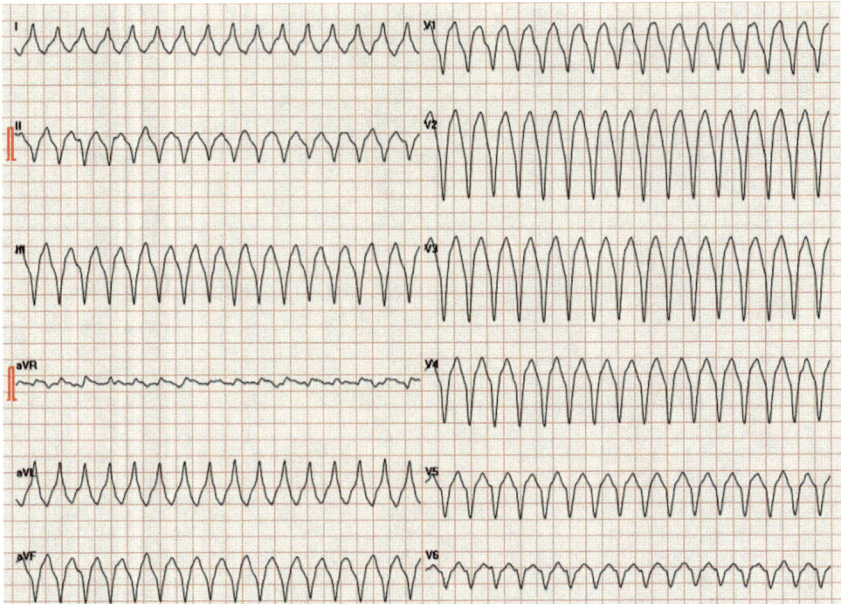

167.男性，33 岁，冠心病支架置入术后，突发晕厥，心电图正确诊断是：

    A. 急性广泛前壁心肌梗死　　　　B. 心室预激

    C. 阵发性室性心动过速　　　　　D. 急性下壁心肌梗死

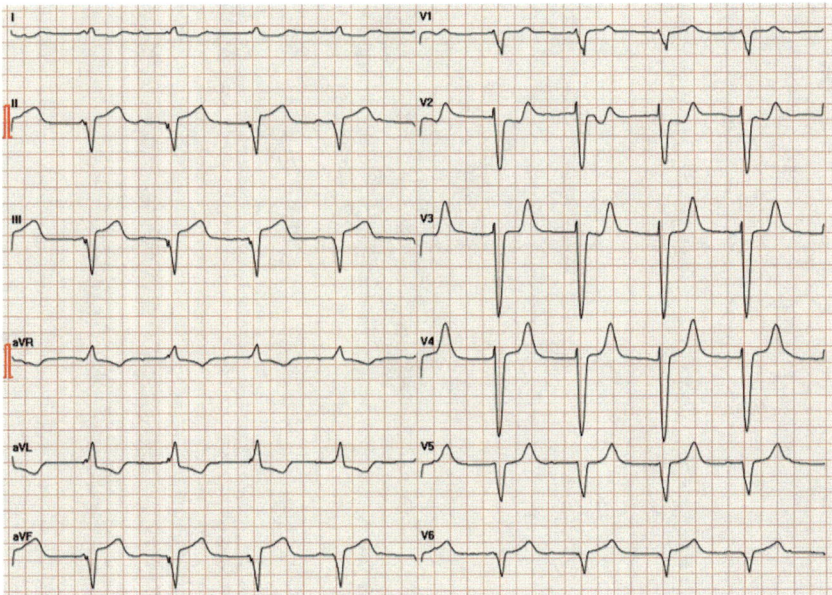

168. 男性，66 岁，因"三度房室阻滞"安装起搏器 2 年，心电图表现的起搏方式是：

    A. DDD　　　B. VDD　　　C. VVI　　　D. AAI

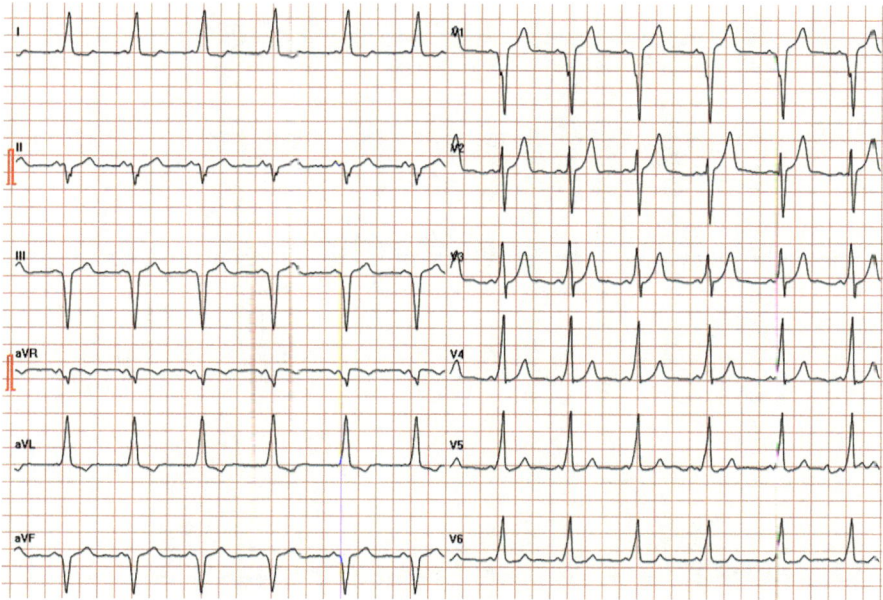

169.男性，21 岁，胸闷、胸痛、心悸，心电图正确诊断是：

　　A.预激综合征　B.左室肥厚　C.完全性左束支阻滞　D.急性下壁心肌梗死

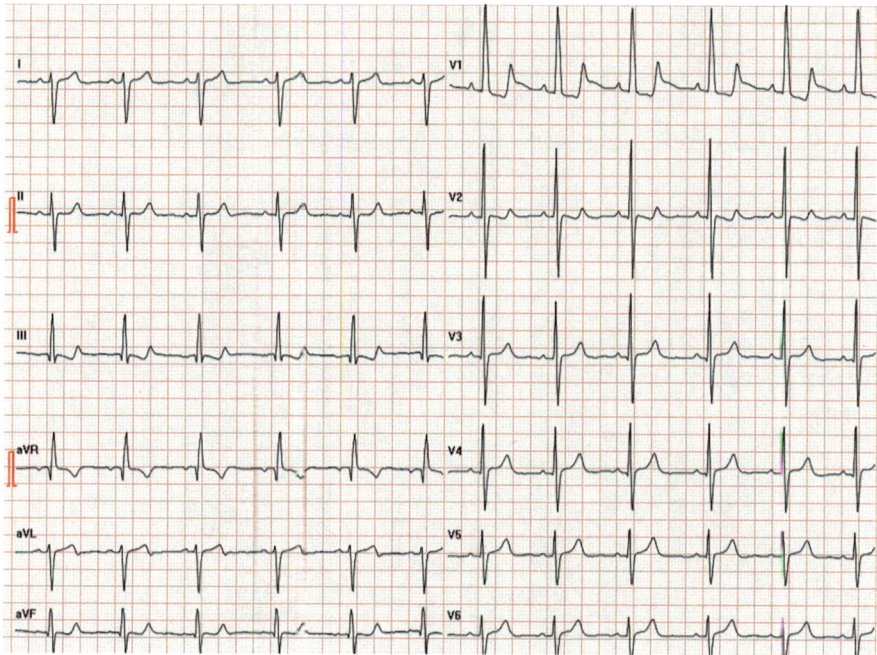

170.男性，13 岁，咳嗽一天，心电图正确诊断是：

　　A.右室肥厚　B.完全性右束支阻滞　C.高血钾心电图改变　D.正常心电图

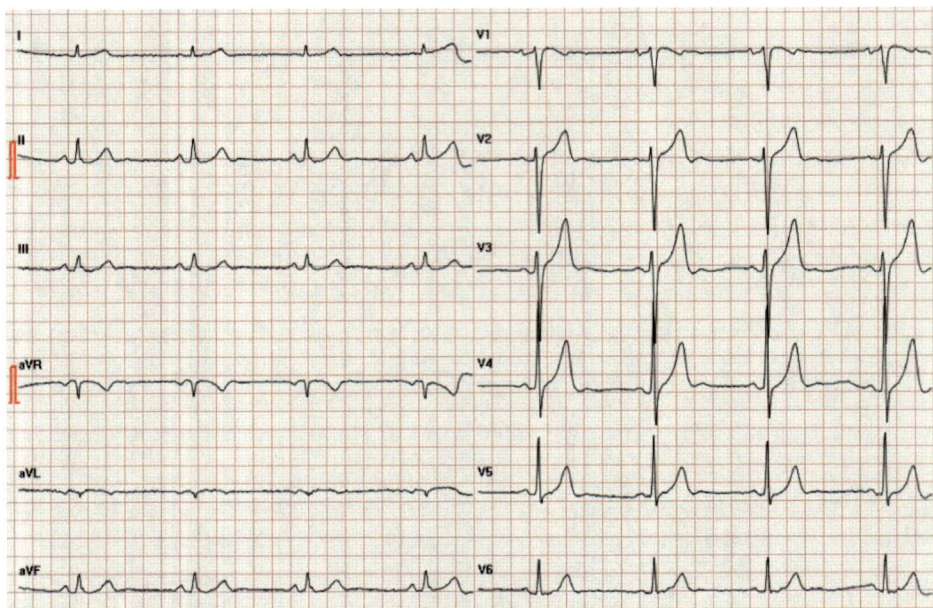

171.男性，64 岁，胃痛 2 小时，心电图正确诊断是：

    A.高血钾心电图改变 B.预激综合征 C.正常心电图 D.窦性心动过缓

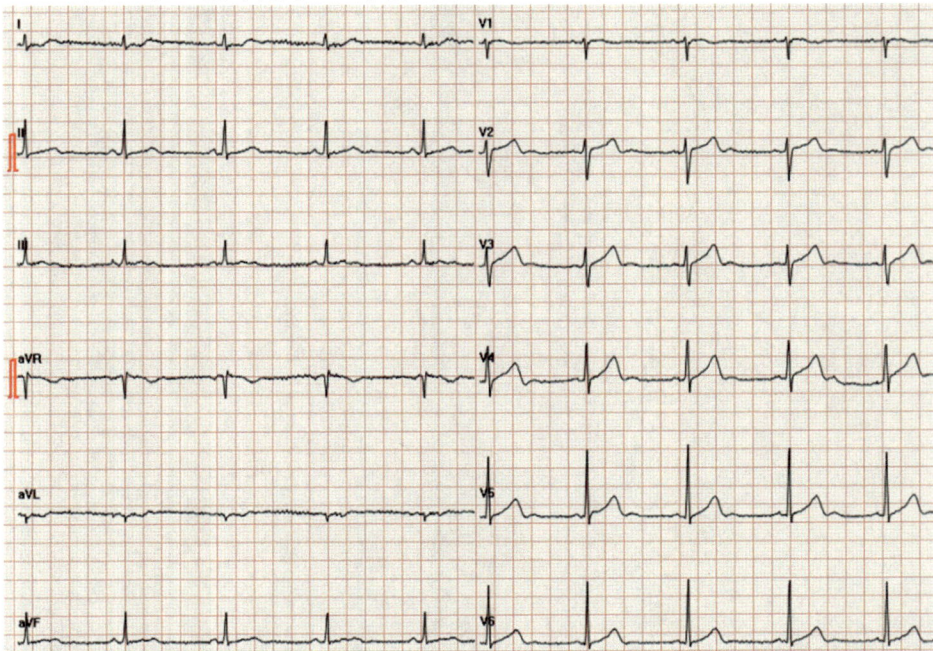

172.男性，62 岁，胸痛 1 小时，心电图正确诊断是：

    A.正常心电图 B.窦性心动过缓 C.房性早搏 D.急性前间壁心肌梗死

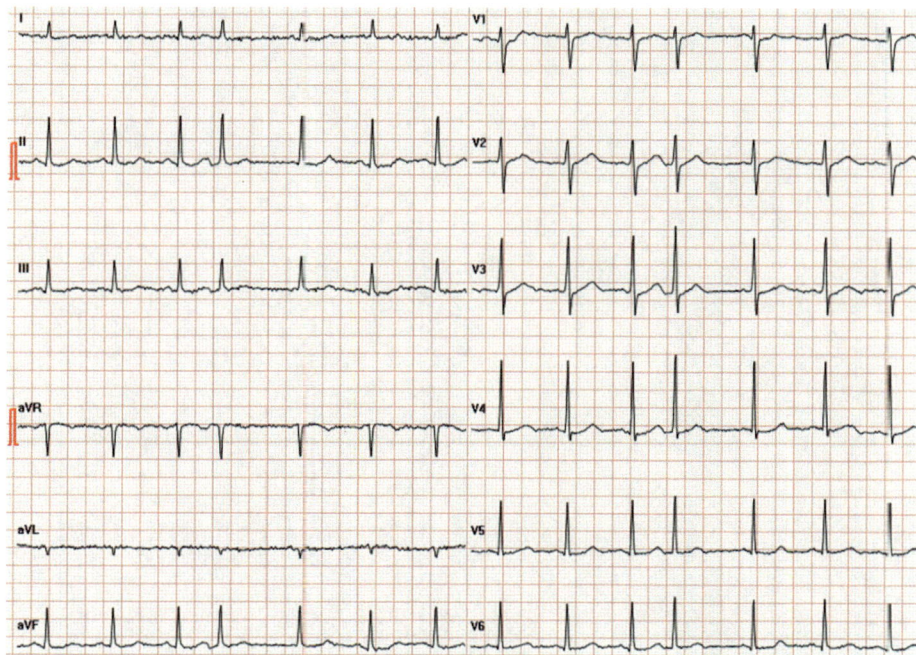

173.男性，64 岁，高血压病，心电图正确诊断是：

A.房性早搏　　B.室性早搏　　C.心肌缺血　　D.正常心电图

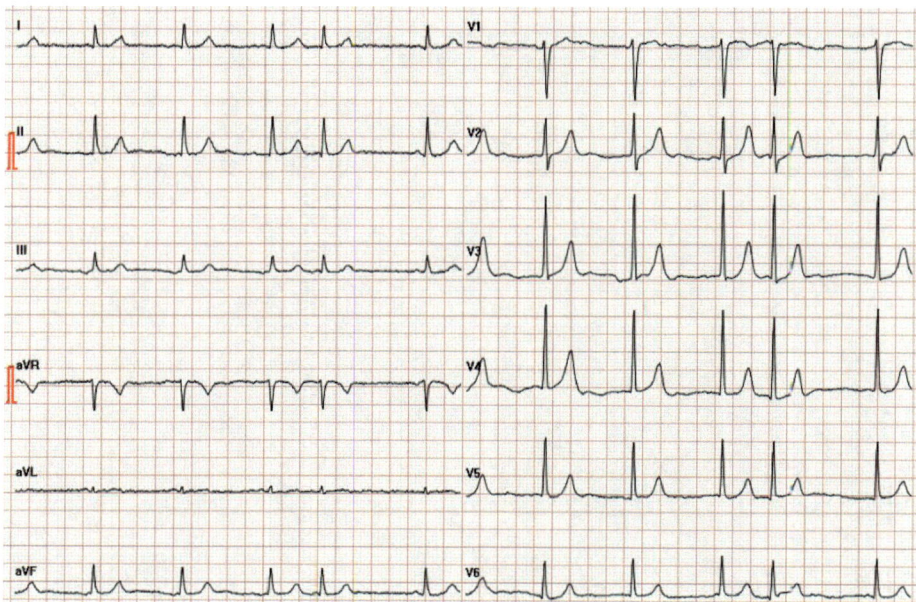

174.男性，65 岁，甲状腺瘤，心电图正确诊断是：

A.房性早搏　　B.窦性心动过缓　　C.左室肥厚　　D.窦性心律不齐

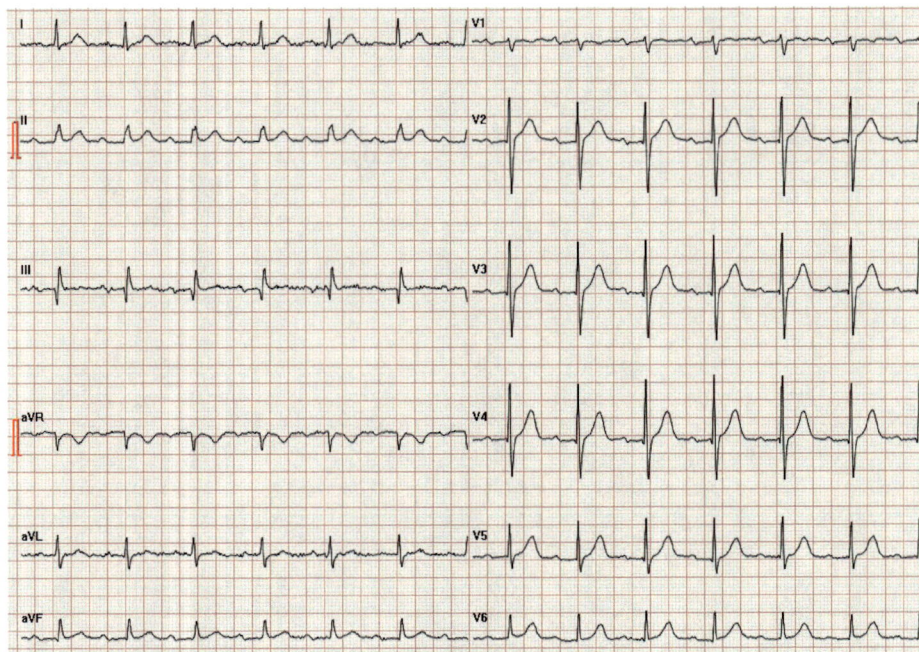

175.男性，55岁，肺结核病，心电图正确诊断是：

    A.正常心电图   B.一度房室阻滞   C.房性早搏   D.下壁心肌梗死

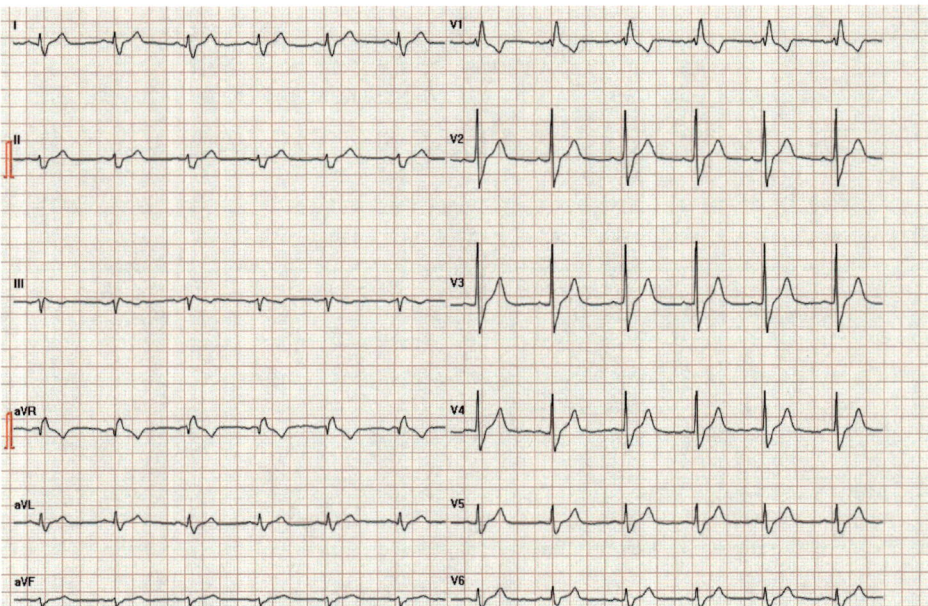

176.男性，45岁，高处坠落伤，心电图正确诊断是：

    A.预激综合征   B.右室肥厚   C.完全性右束支阻滞   D.心肌缺血

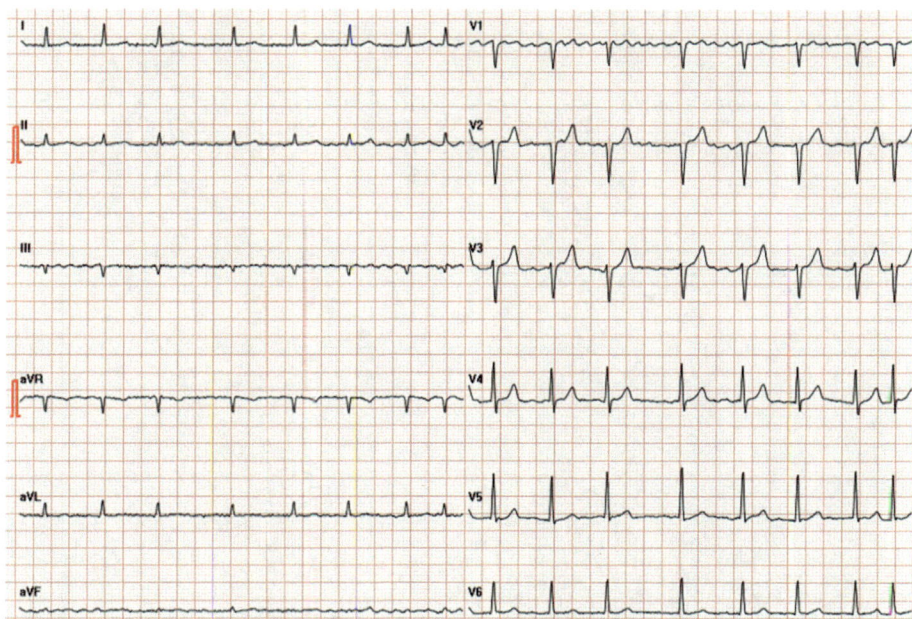

177.男性，51岁，高血压病，心电图正确诊断是：

    A.房性早搏   B.心房颤动   C.正常心电图   D.窦性心律不齐

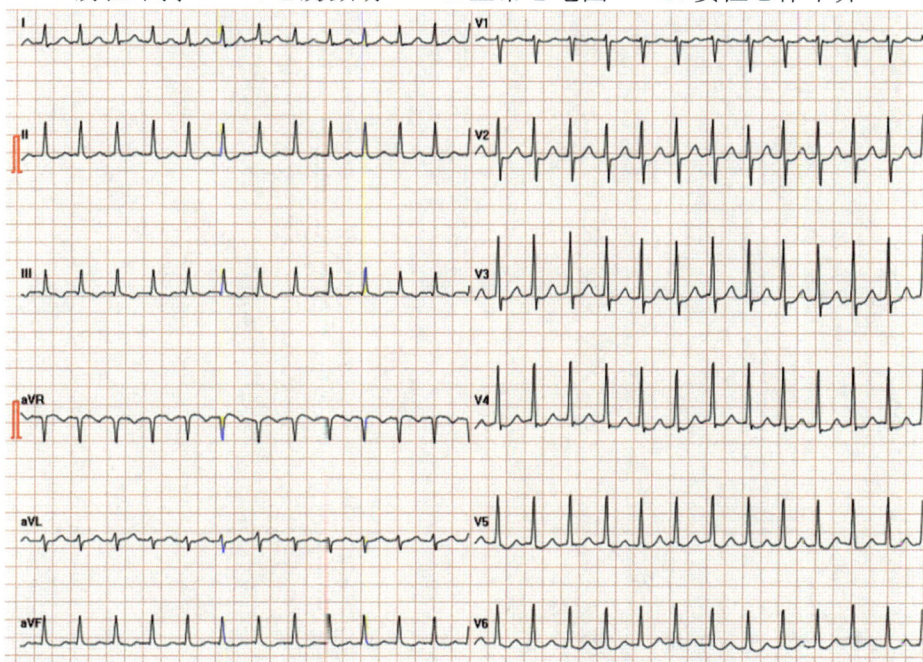

178.女性，59岁，突发心悸1小时，心电图正确诊断是：

    A.窦性心动过速   B.阵发性室上性心动过速   C.心房颤动   D.房性早搏

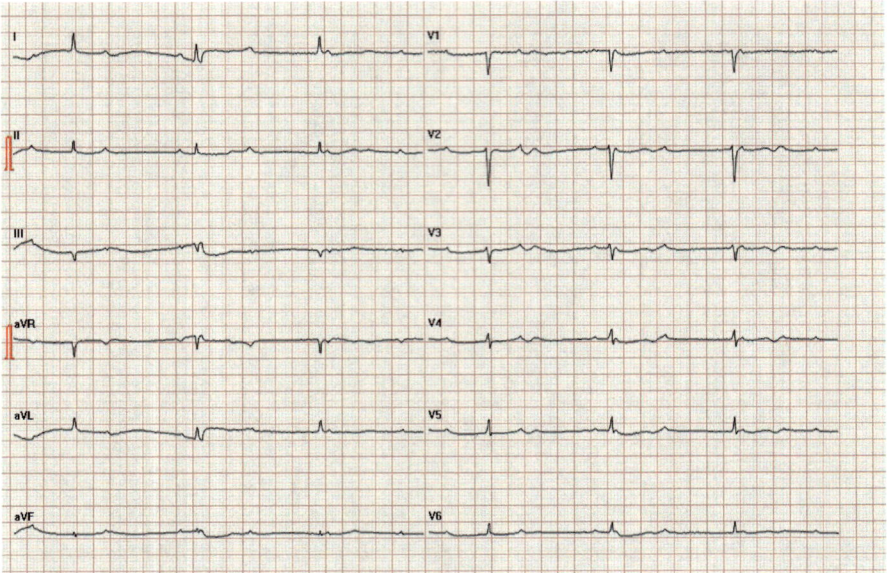

179.女性，65 岁，高血压病，心电图正确诊断是：

A.窦性心动过缓　B.一度房室阻滞　C.三度房室阻滞　D.房性早搏未下传

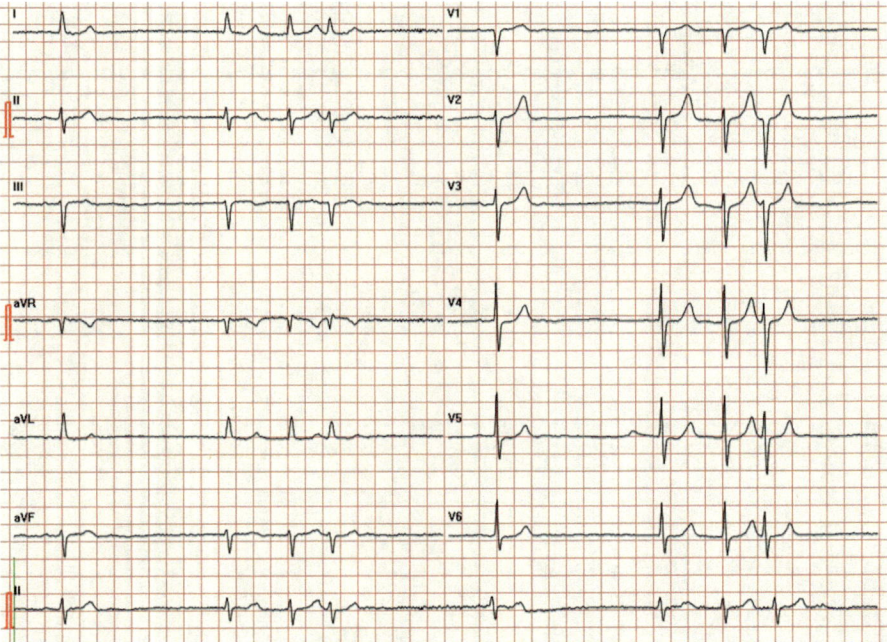

180.女性，77 岁，头晕、黑矇数月，心电图正确诊断是：

A.窦性心动过缓　　　　　　　B.窦性心律不齐

C.窦性停搏，伴交界性逸搏　　　D.房性早搏未下传

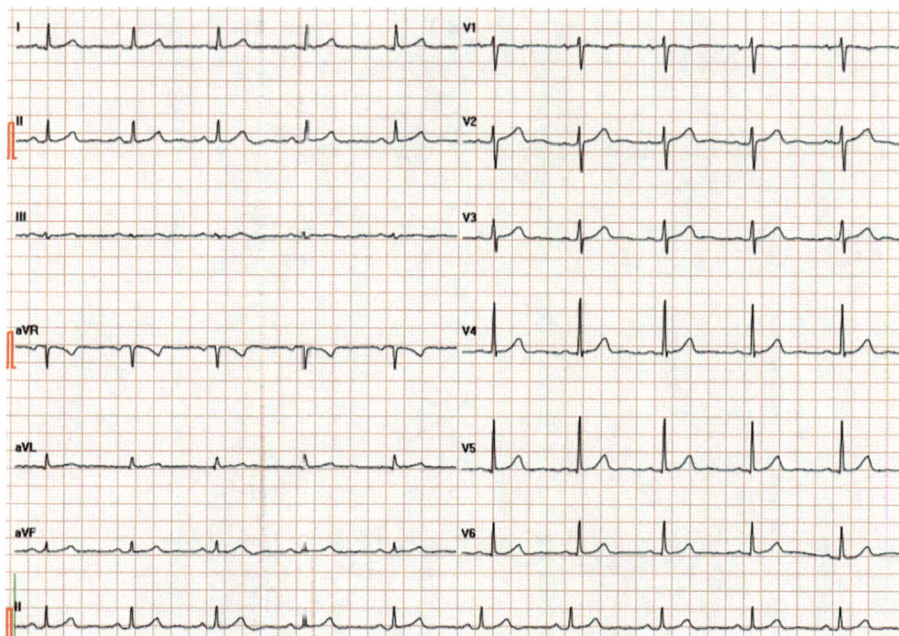

181.女性，49 岁，头昏 3 天，心电图正确诊断是：

A.正常心电图　B.一度房室阻滞　C.完全性右束支阻滞　D.左室肥厚

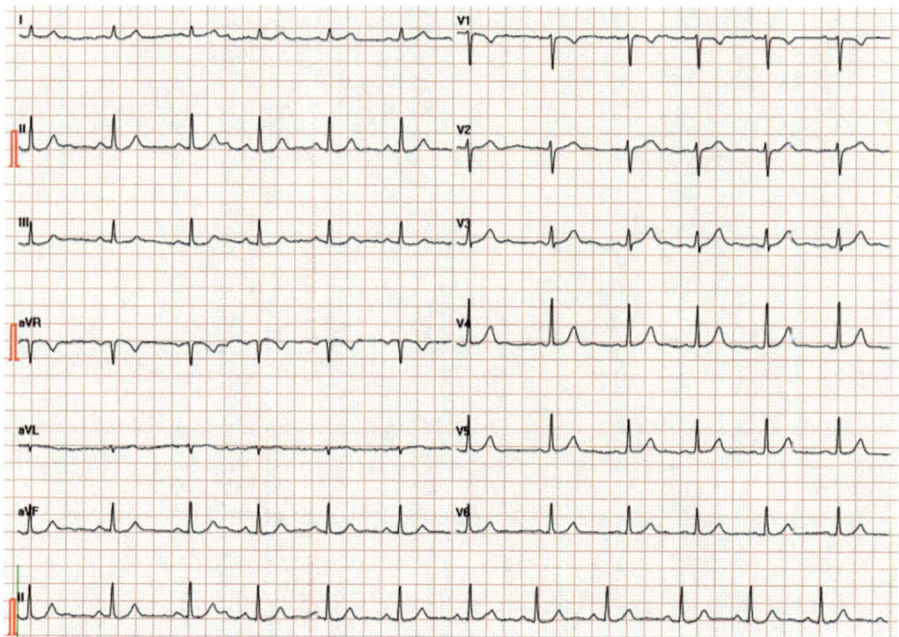

182.女性，29 岁，体检，心电图正确诊断是：

A.房性早搏　B.正常心电图　C.室性早搏　D.左房肥大

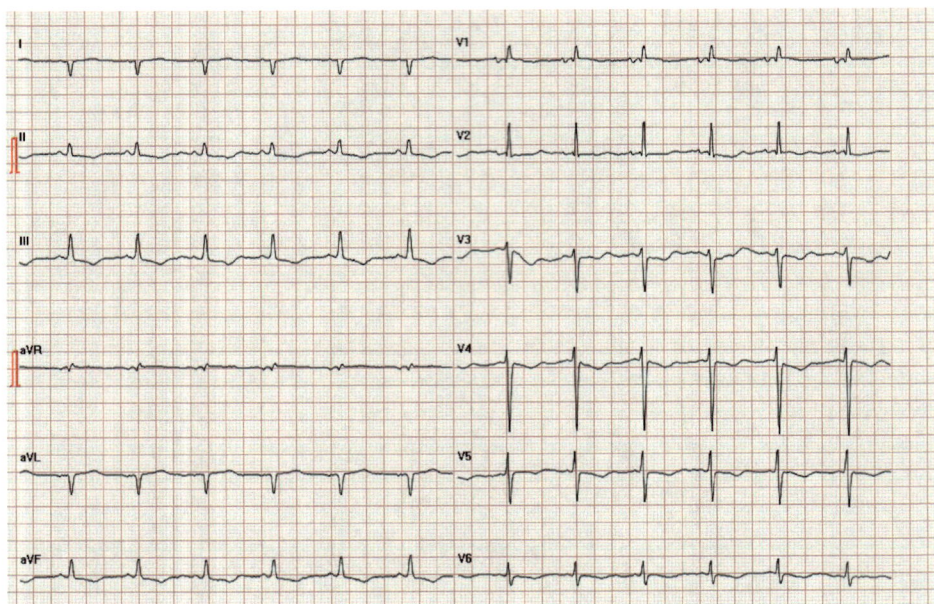

183.男性，76 岁，咳嗽、咳痰 20 年，心电图正确诊断是：

A. 一度房室阻滞　　B. 正常心电图　　C. 右室肥厚　　D. 心房颤动

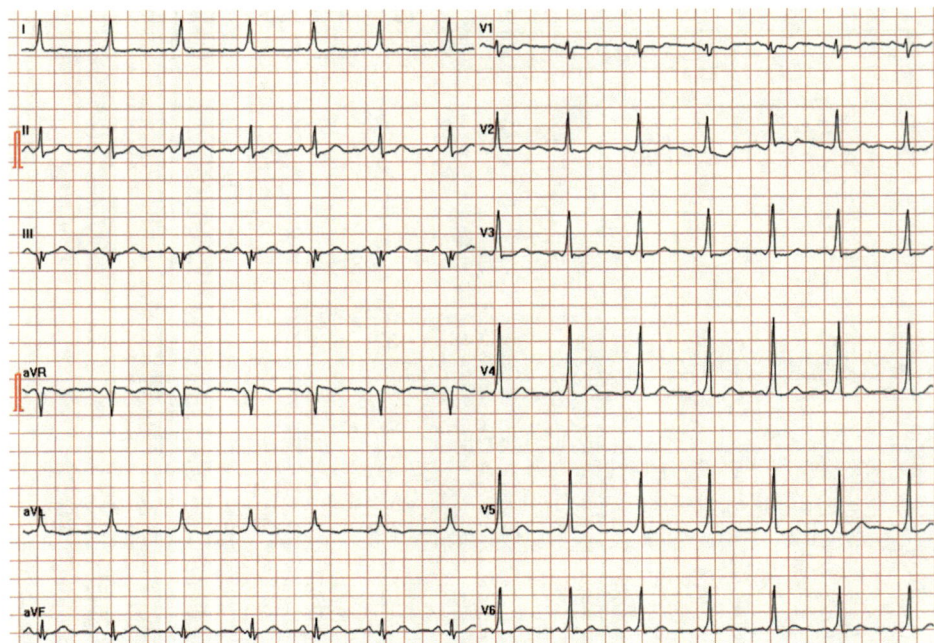

184.男性，25 岁，体检，心电图正确诊断是：

A. 陈旧性下壁心肌梗死　　B. 正常心电图　　C. 预激综合征　　D. 心房颤动

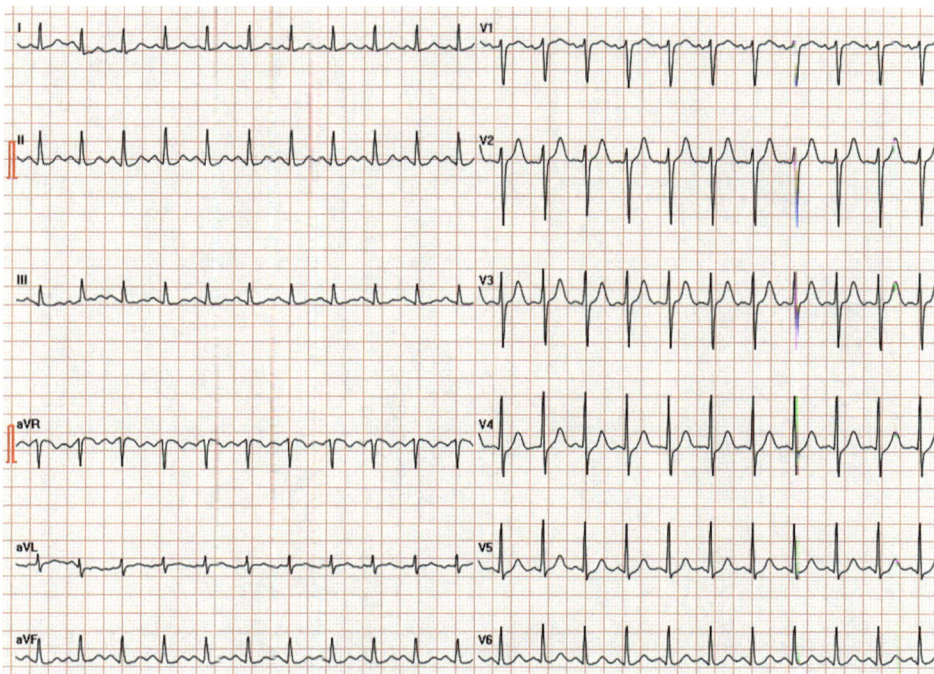

185.女性，58 岁，头昏、心悸数天，心电图正确诊断是：

A.窦性心动过速　3.阵发性室上性心动过速　C.左室肥厚　D.正常心电图

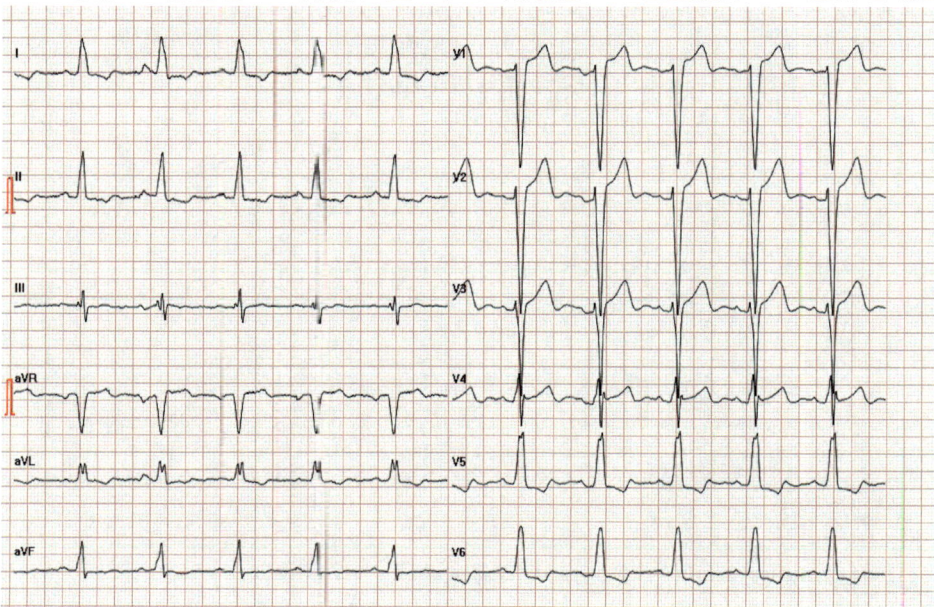

186.女性，51 岁，体检，心电图正确诊断是：

A.正常心电图　B.预激综合征　C.完全性右束支阻滞　D.完全性左束支阻滞

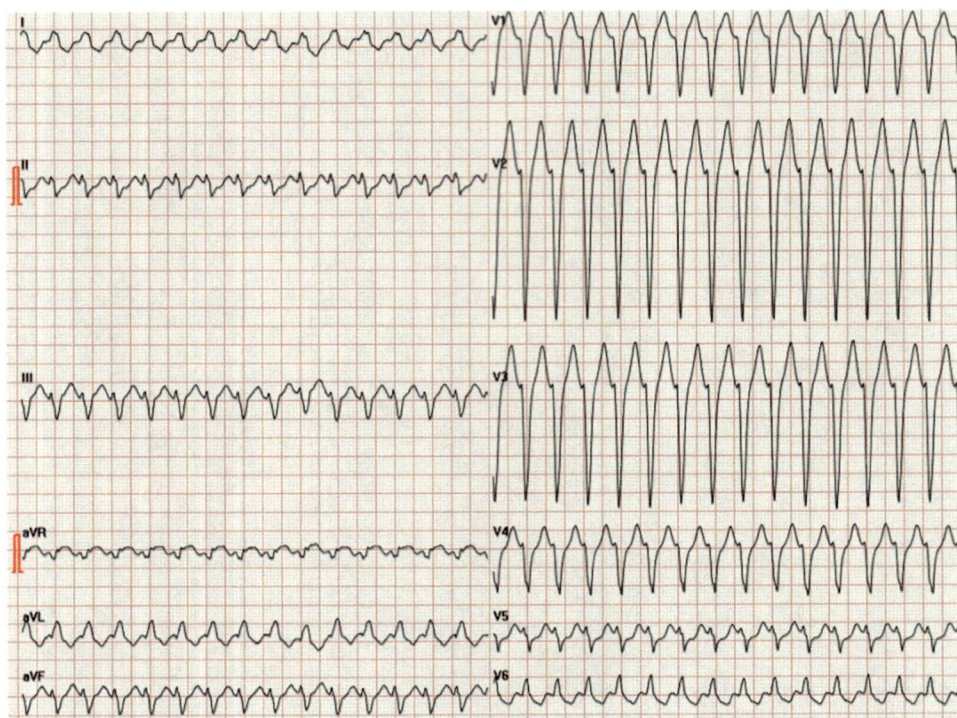

187. 女性，46 岁，突发心悸半小时，心电图正确诊断是：

    A. 心肌缺血   B. 急性前间壁心肌梗死

    C. 左室肥厚   D. 阵发性室性心动过速

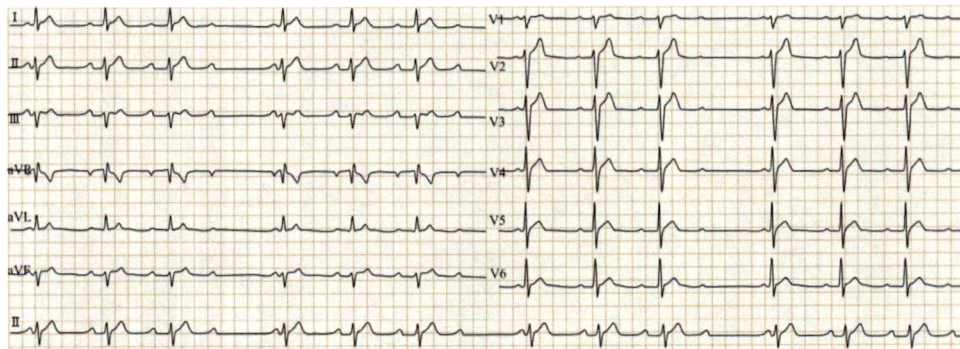

188. 男性，58 岁，冠心病，心电图正确诊断是：

    A. 房性早搏未下传   B. 二度 I 型房室阻滞

    C. 二度 II 型房室阻滞   D. 窦性停搏

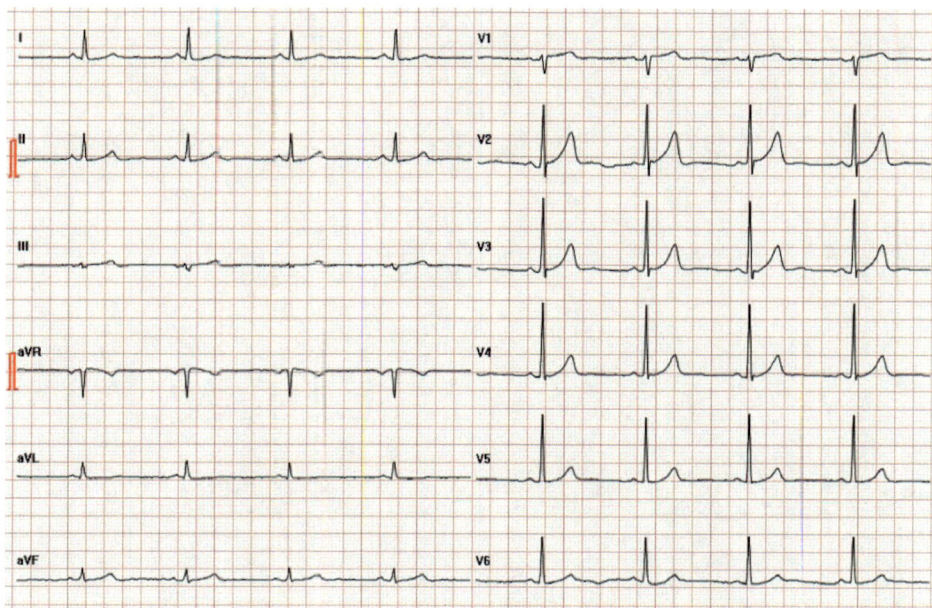

189.男性，52 岁，胸闷不适 1 天，心电图正确诊断是：

    A.右室肥厚   B.正常心电图   C.窦性心动过缓   D.心肌缺血

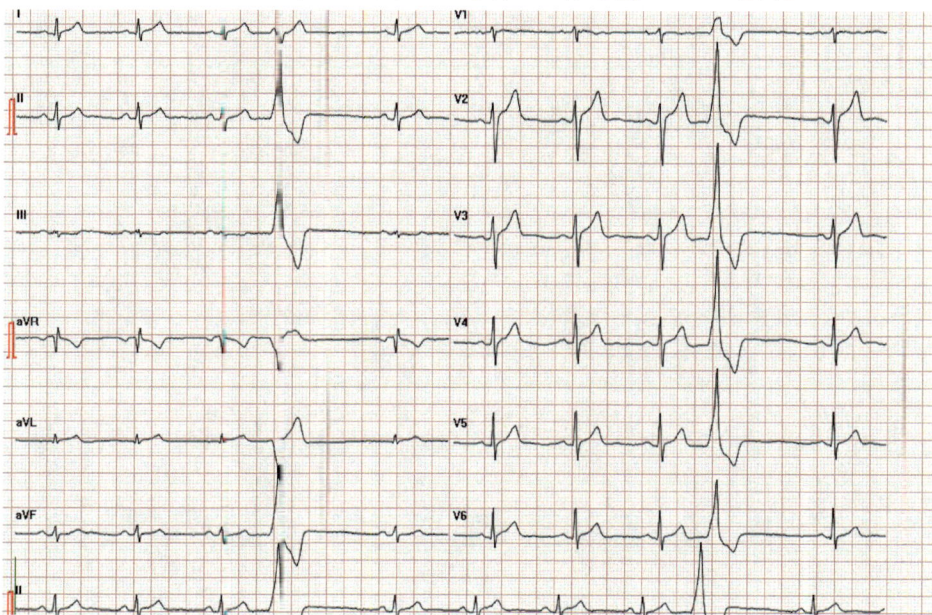

190.男性，34 岁，胸闷 1 天，心电图正确诊断是：

    A.房性早搏   B.室性早搏   C.正常心电图   D.间歇性完全性左束支阻滞

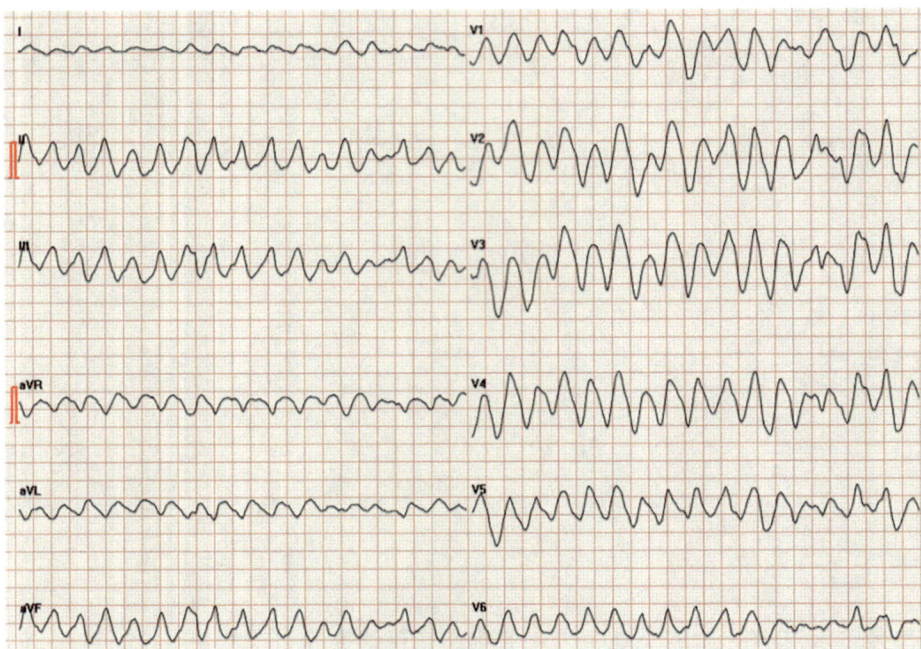

191. 男性，78 岁，空洞型肺结核大咯血，突发晕厥，心电图正确诊断是：

A. 完全性左束支阻滞　　B. 心室预激　　C. 心室颤动　　D. 室性心动过速

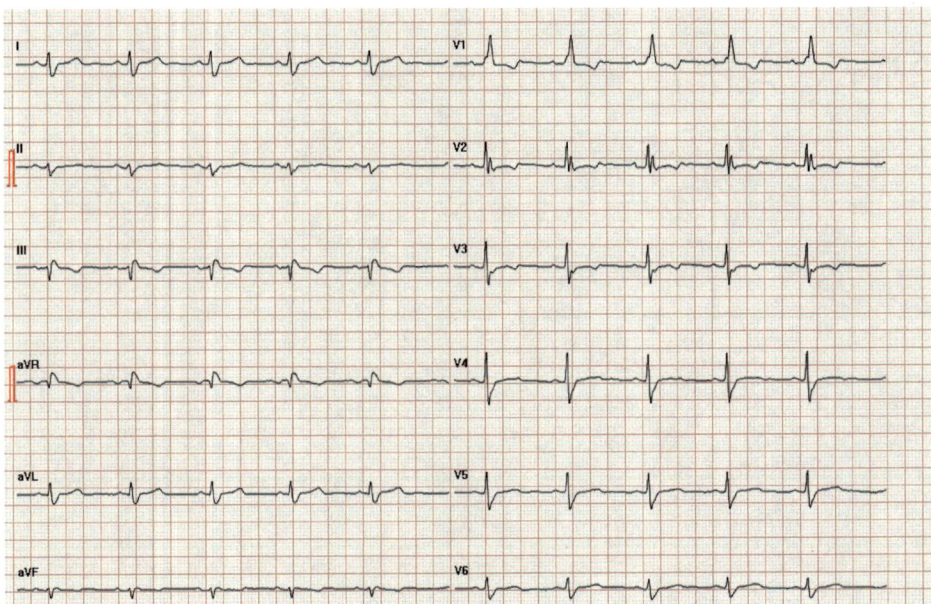

192. 女性，74 岁，肺结核，心电图正确诊断是：

A. 正常心电图　　B. 预激综合征　　C. 完全性右束支阻滞　　D. 右室肥厚

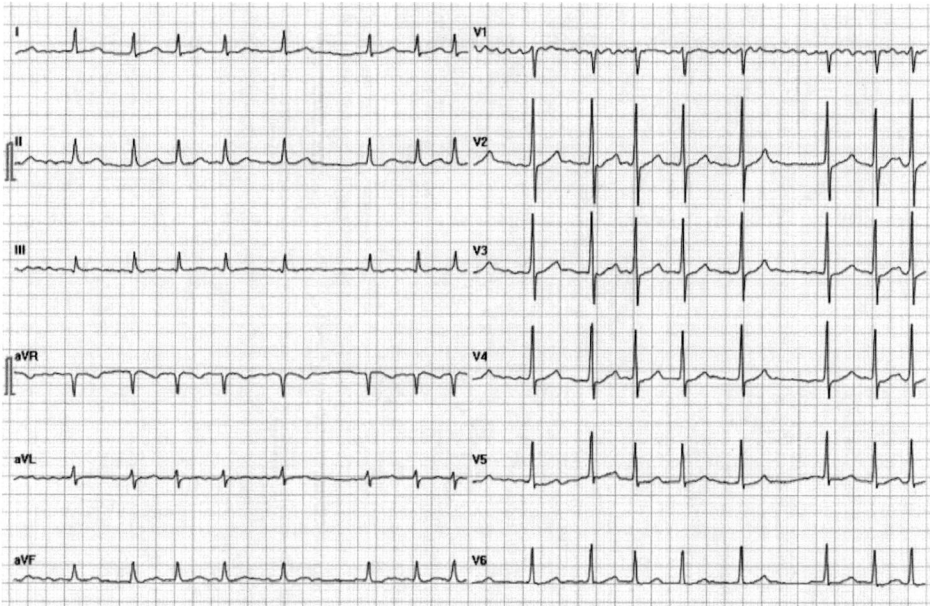

193.女性，48 岁，风心病，心电图正确诊断是：

    A. 房性早搏   B. 窦性心律不齐   C. 二度房室阻滞   D. 心房颤动

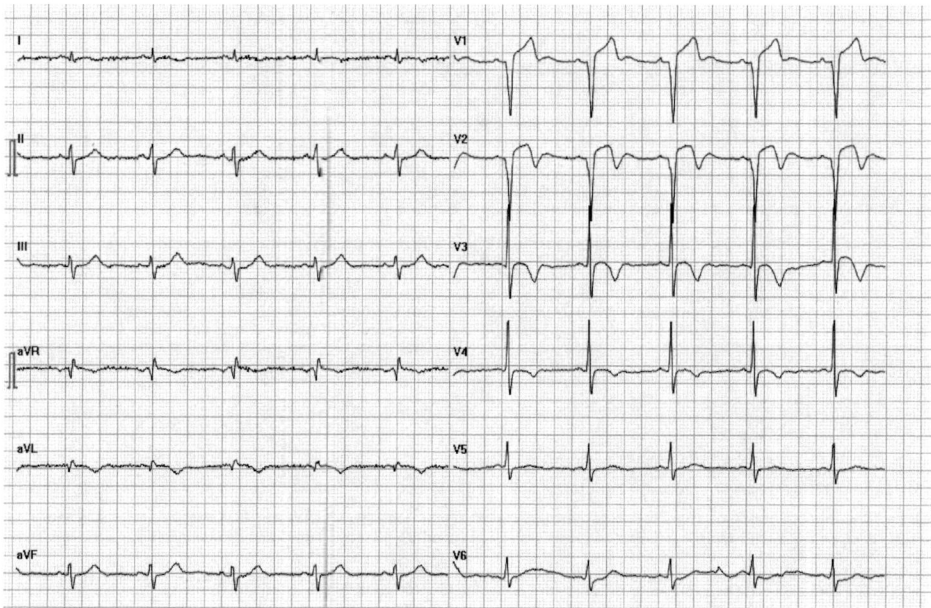

194.男性，51 岁，心前区疼痛 2 小时，心电图正确诊断是：

    A. 心肌缺血   E. 急性前间壁心肌梗死

    C. 右室肥厚   C. 急性广泛前壁心肌梗死

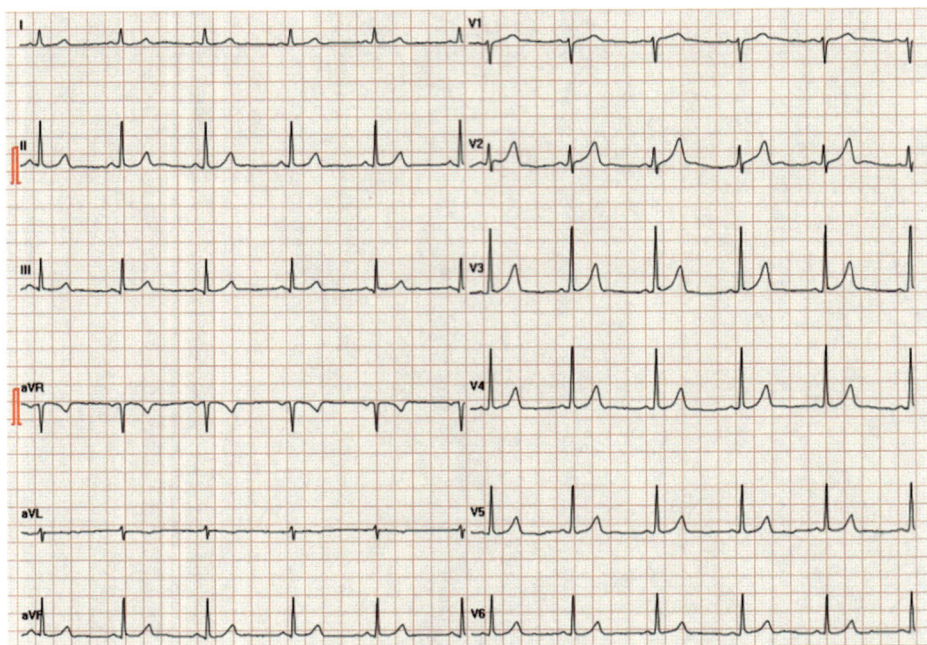

195.女性，26 岁，左胫骨骨折 2 小时，心电图正确诊断是：

    A. 房性早搏　　B. 心肌缺血　　C. 室性早搏　　D. 正常心电图

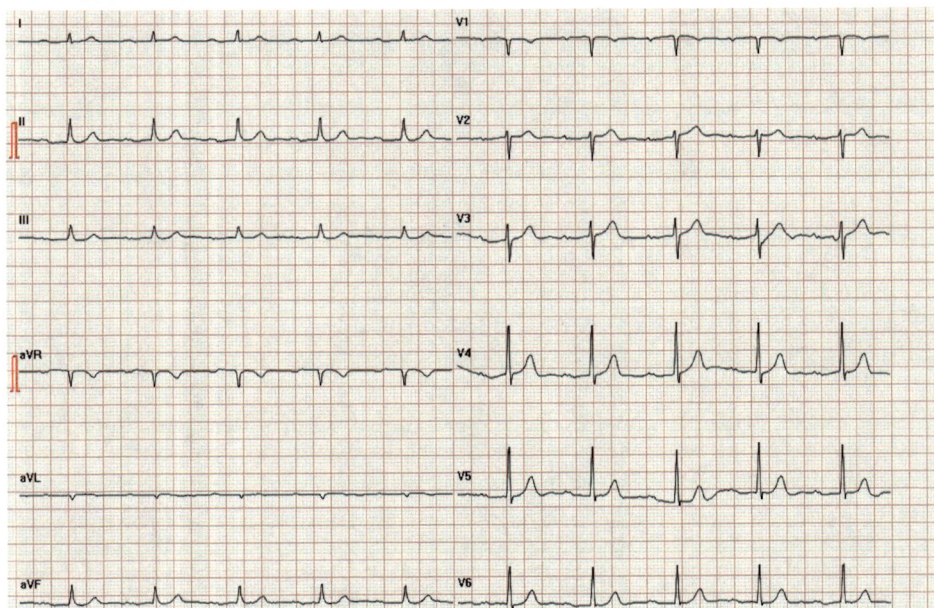

196.女性，65 岁，冠心病，心电图正确诊断是：

    A. 心房颤动　　B. 房性早搏　　C. 一度房室阻滞　　D. 室性早搏

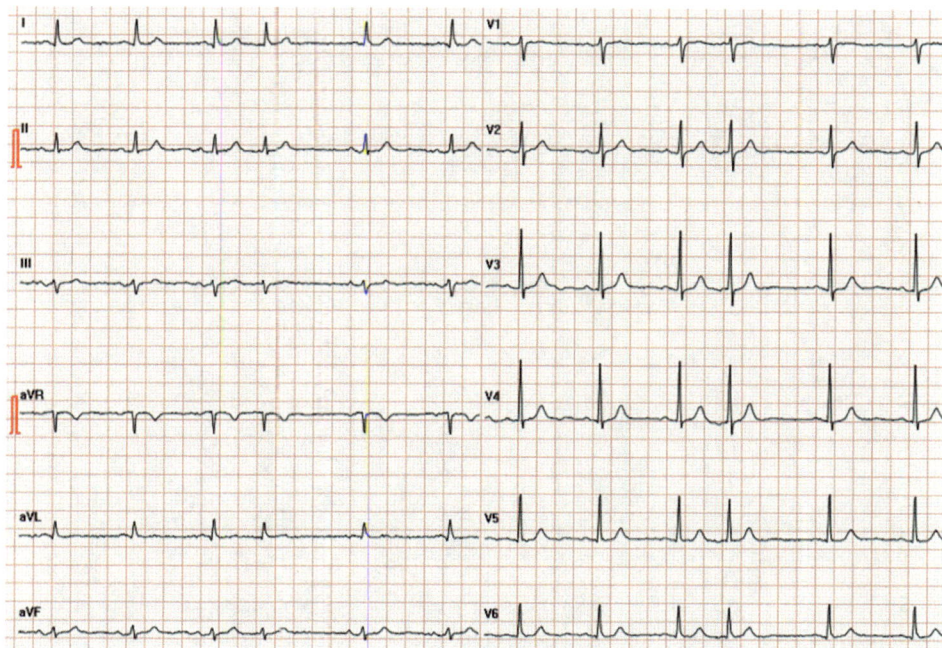

197.男性，73岁，腹痛1天，心电图正确诊断是：

    A.室性早搏　　B.房性早搏　　C.一度房室阻滞　　D.正常心电图

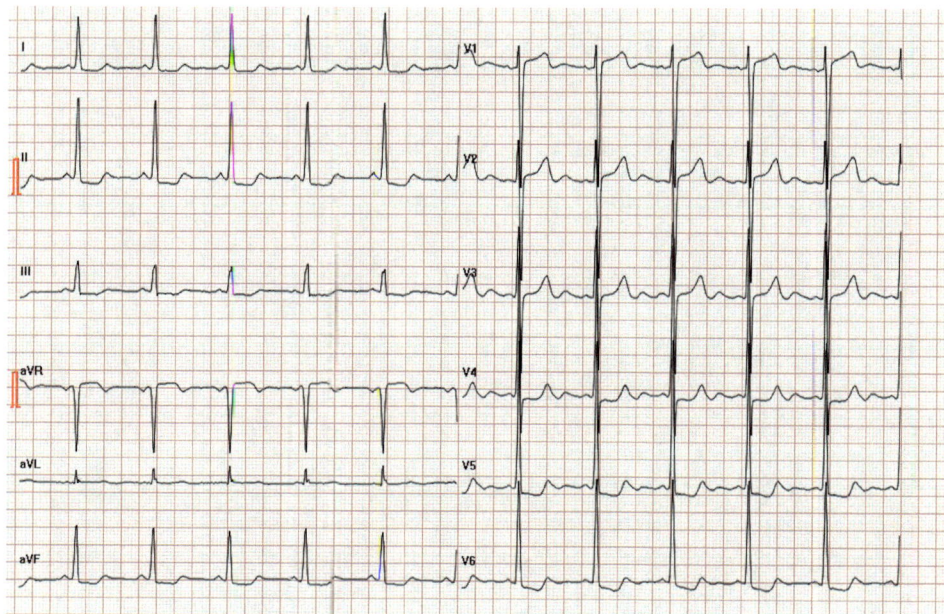

198.女性，58岁，高血压病，心电图正确诊断是：

    A.正常心电图　　B.左室肥厚　　C.完全性左束支阻滞　　D.心肌缺血

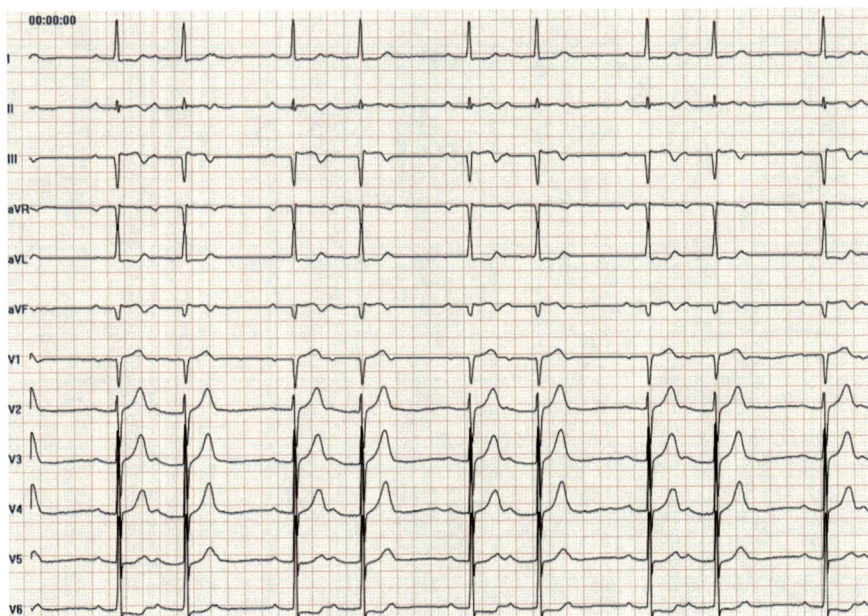

199.女性，38 岁，心悸，心电图正确诊断是：

    A.下壁心肌梗死，二度 Ⅰ 型房室阻滞 B.下壁心肌梗死，房性早搏二联律

    C.下壁心肌梗死，左室肥厚   D.下壁心肌梗死，高血钾心电图改变

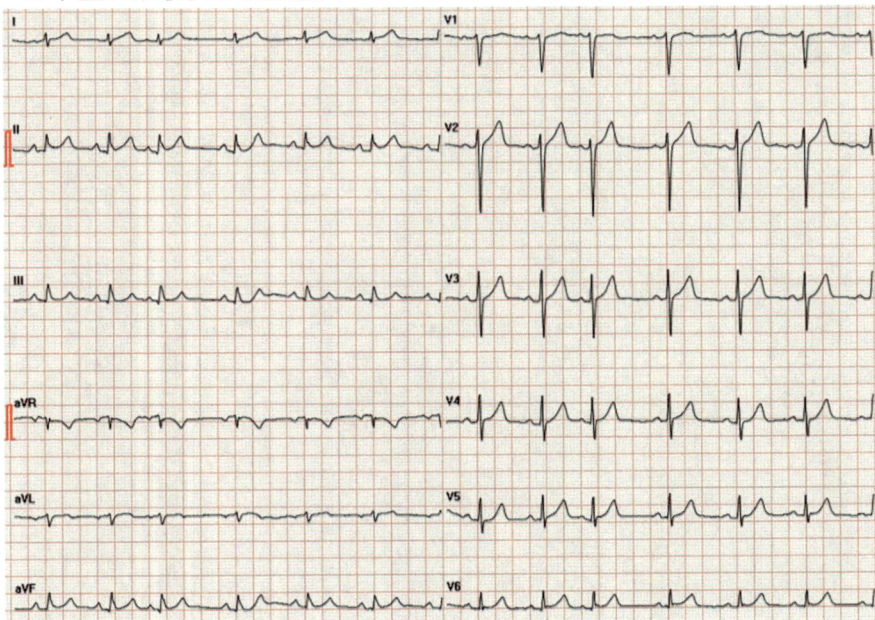

200.男性，63 岁，消化道出血 1 天，心电图正确诊断是：

    A.窦性心动过速   B.房性早搏   C.室性早搏   D.正常心电图

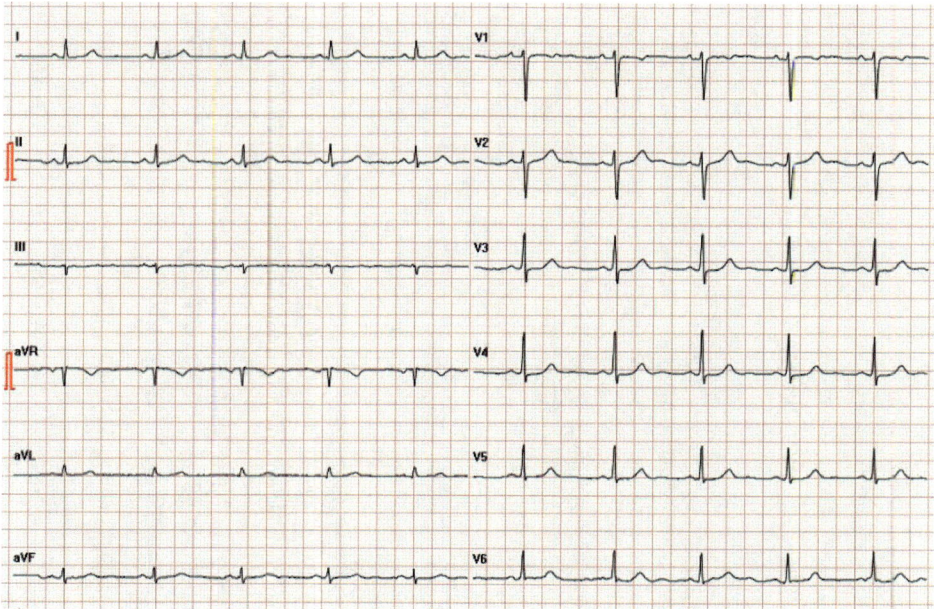

201.女性，48 岁，腹部不适 3 天，心电图正确诊断是：

    A.急性下壁心肌梗死　　B.一度房室阻滞　　C.正常心电图　　D.左室肥厚

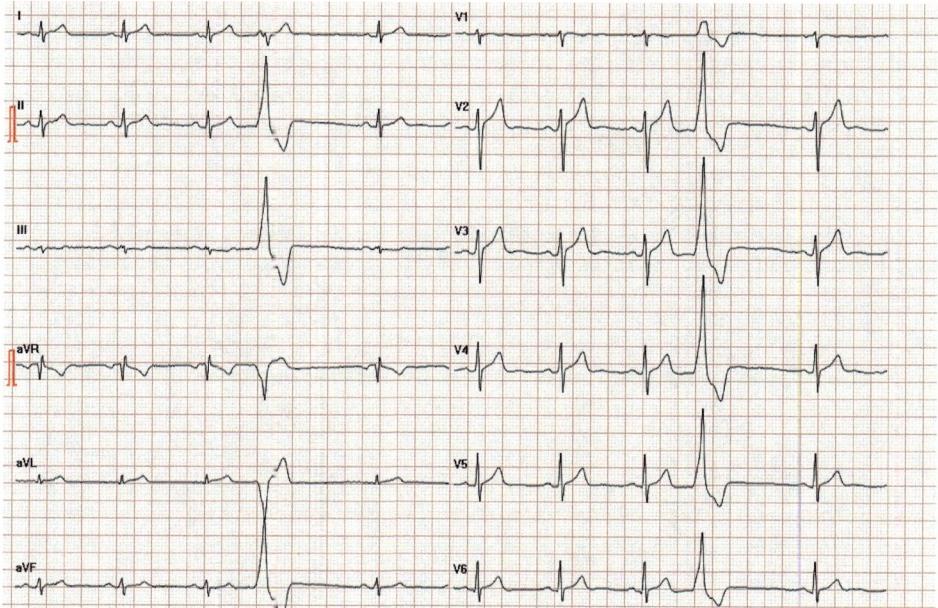

202.男性，38 岁，心慌，心电图正确诊断是：

    A.心肌缺血　　B.正常心电图　　C.左室肥厚　　D.室性早搏

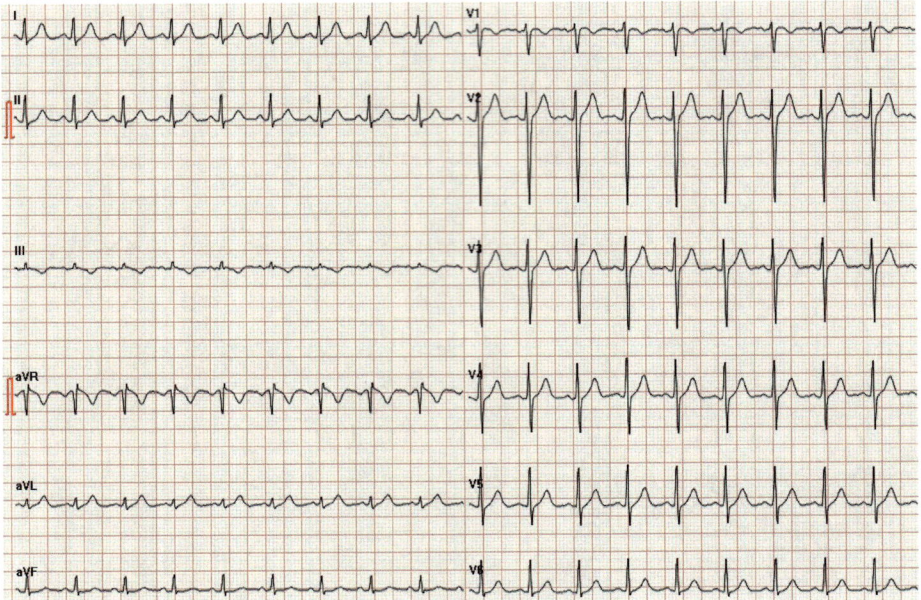

203.男性，35 岁，胸闷不适半天，心电图正确诊断是：

    A.窦性心动过速 B.阵发性室上性心动过速 C.房性早搏 D.正常心电图

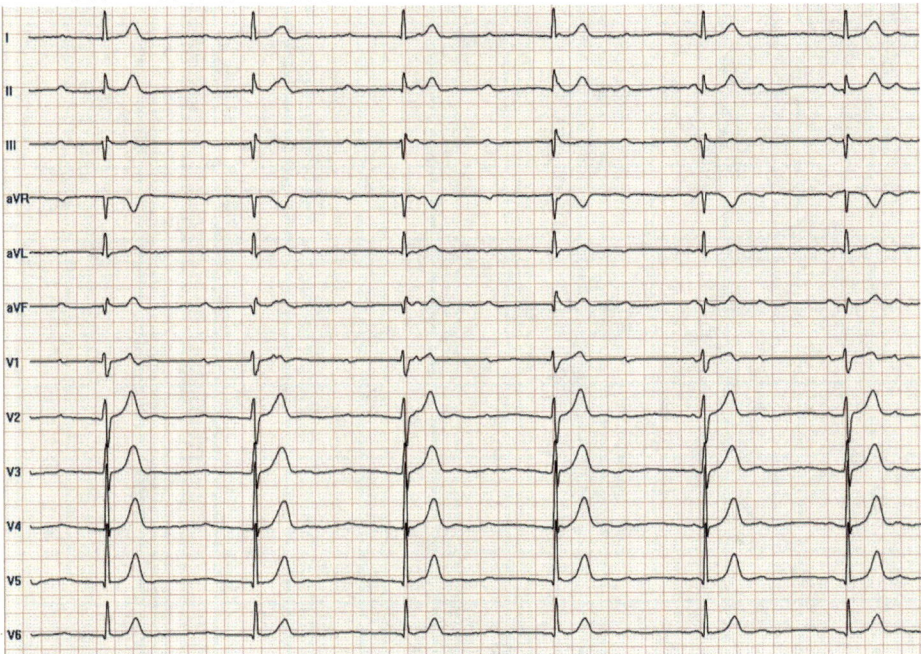

204.男性，60 岁，冠心病，心电图正确诊断是：

    A.窦性心动过缓 B.T 波高尖，提示高血钾 C.三度房室阻滞 D.正常心电图

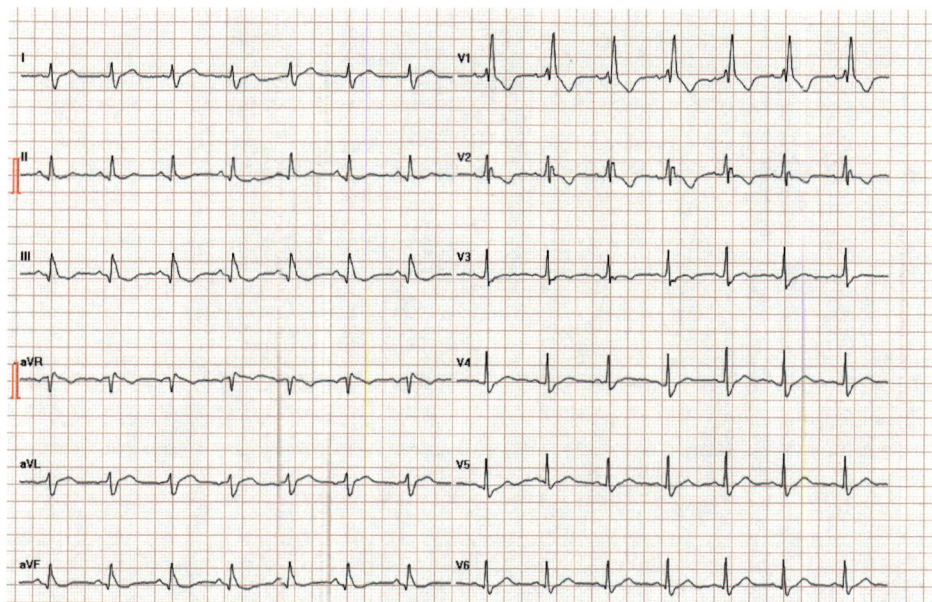

205.男性，68岁，皮肤病，心电图正确诊断是：

A.右室肥厚　　B.完全性右束支阻滞　　C.房性早搏　　D.心肌缺血

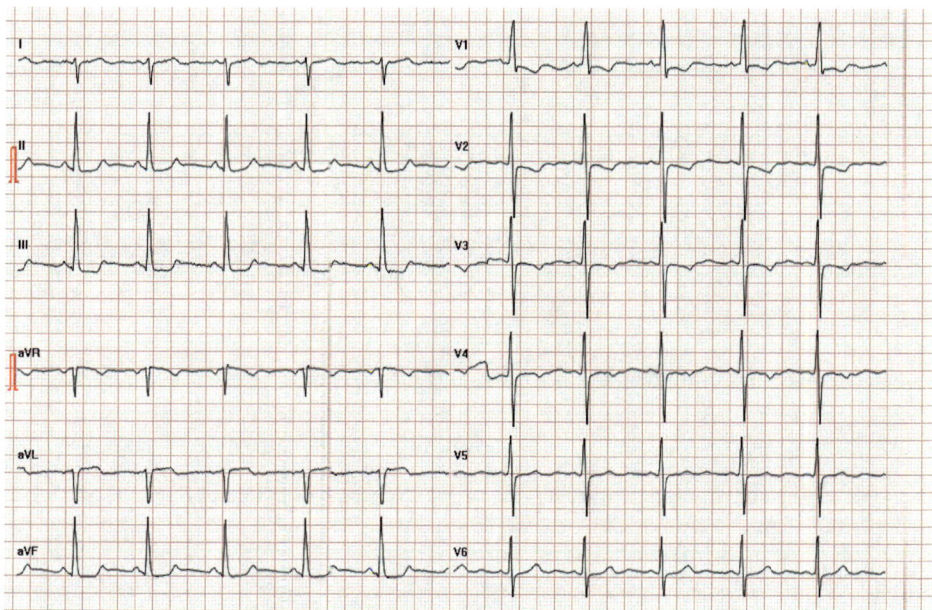

206.女性，23岁，先心病，心电图正确诊断是：

A.正常心电图　　B.右室肥厚　　C.完全性右束支阻滞　　D.左室肥厚

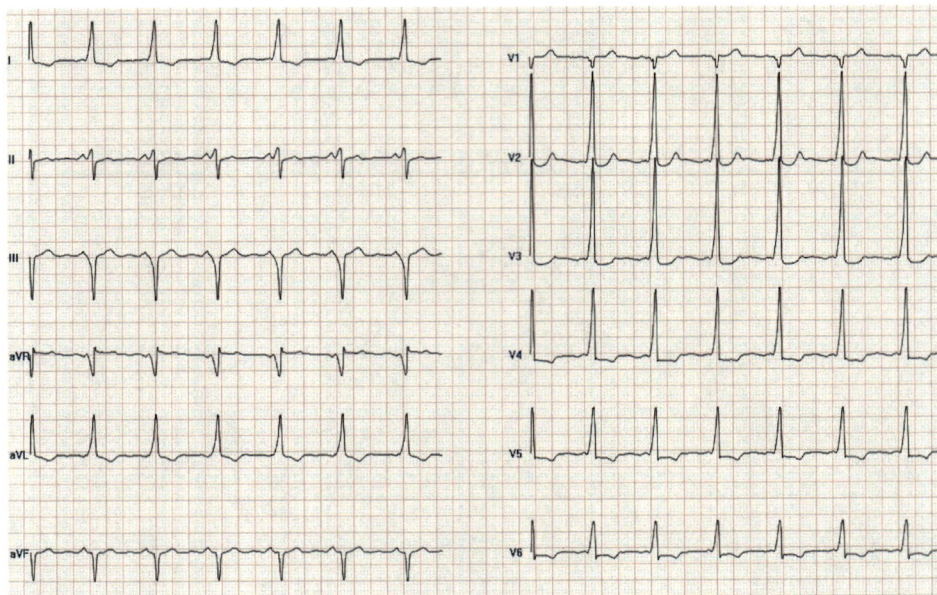

207. 男性，58 岁，素体健康，体检，心电图正确诊断是：

A. 预激综合征　　B. 心肌缺血　　C. 完全性左束支阻滞　　D. 左室肥厚

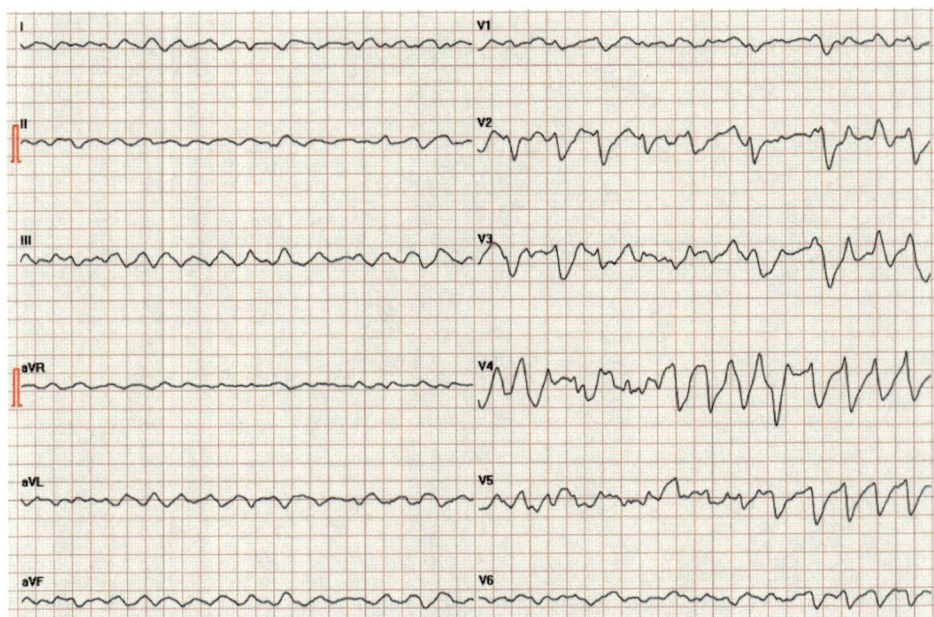

208. 男性，52 岁，扩张型心肌病，突发意识障碍，心电图正确诊断是：

A. 心室颤动　　B. 室性心动过速　　C. 心房颤动　　D. 心肌缺血

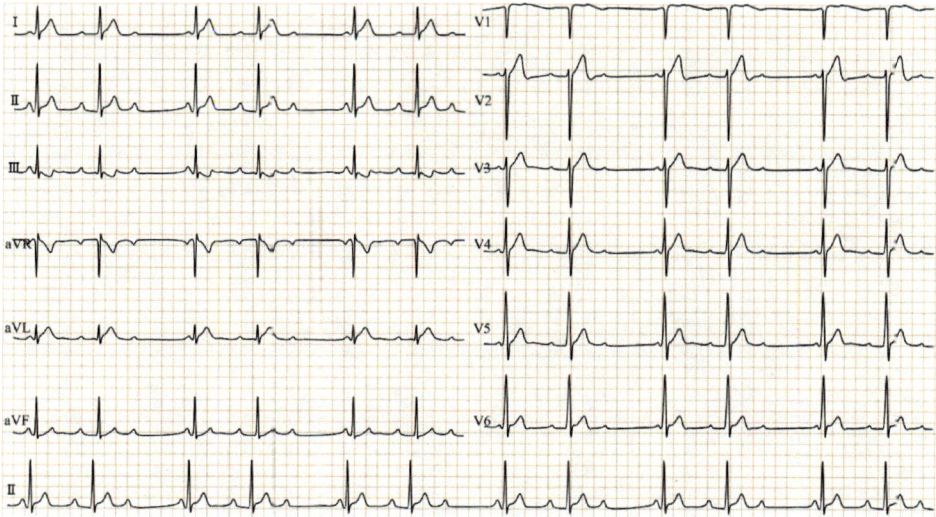

209.男性，41 岁，心悸，心电图正确诊断是：

　　A.窦性停搏　　B.窦性心律不齐　　C.二度Ⅰ房室阻滞　　D.房性早搏呈二联律

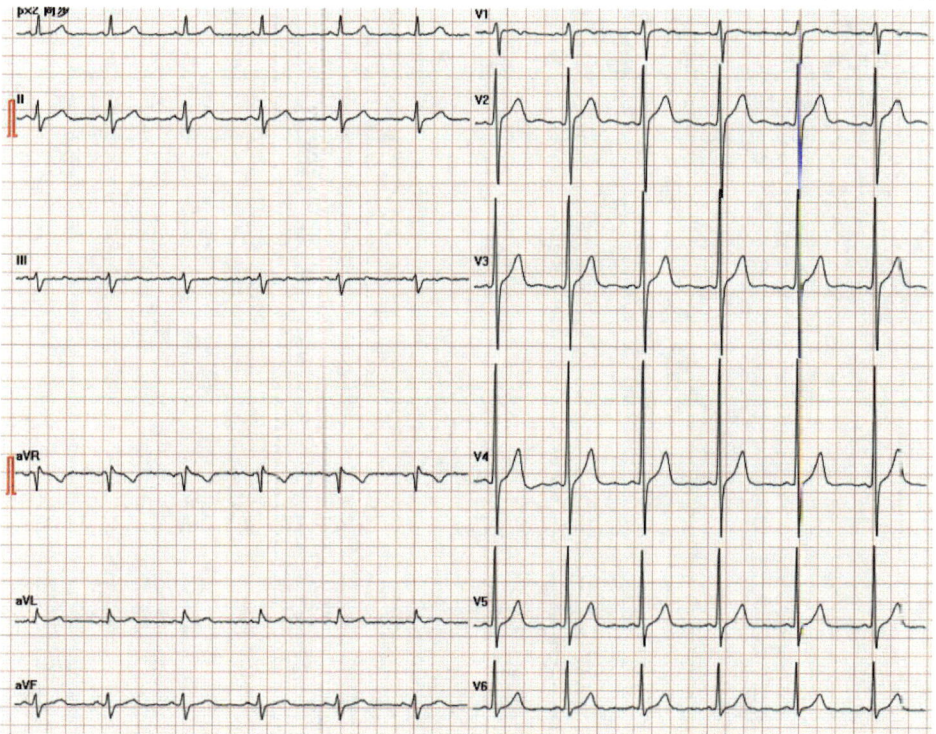

210.男性，51 岁，胃出血 2 小时，心电图正确诊断是：

　　A.左室肥厚　　B.正常心电图　　C.心肌缺血　　D.房性早搏

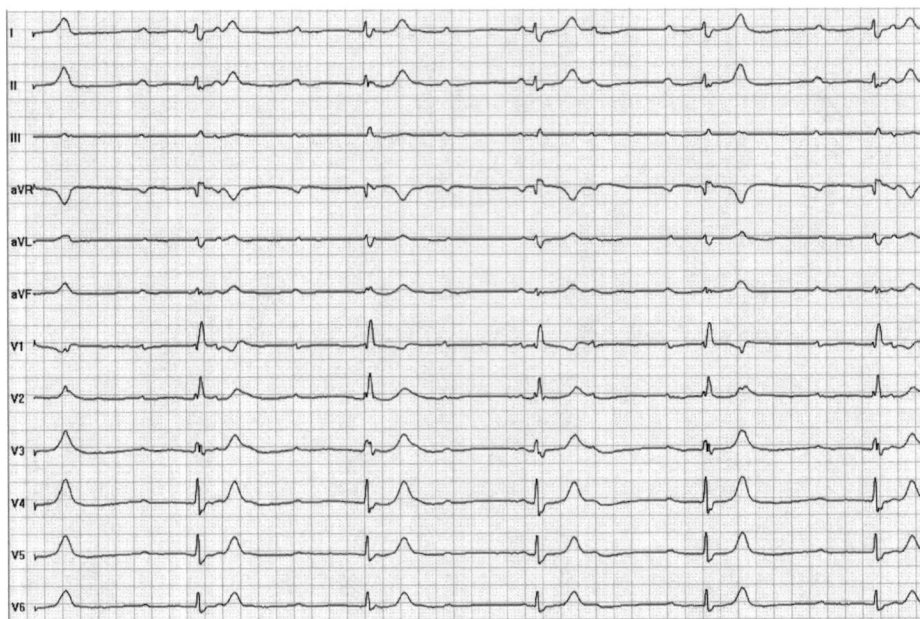

211.男性，58 岁，高血压 10 余年，心电图正确诊断是：

    A. 窦性心动过缓   B.三度房室阻滞   C.完全性右束支阻滞   D.右室肥厚

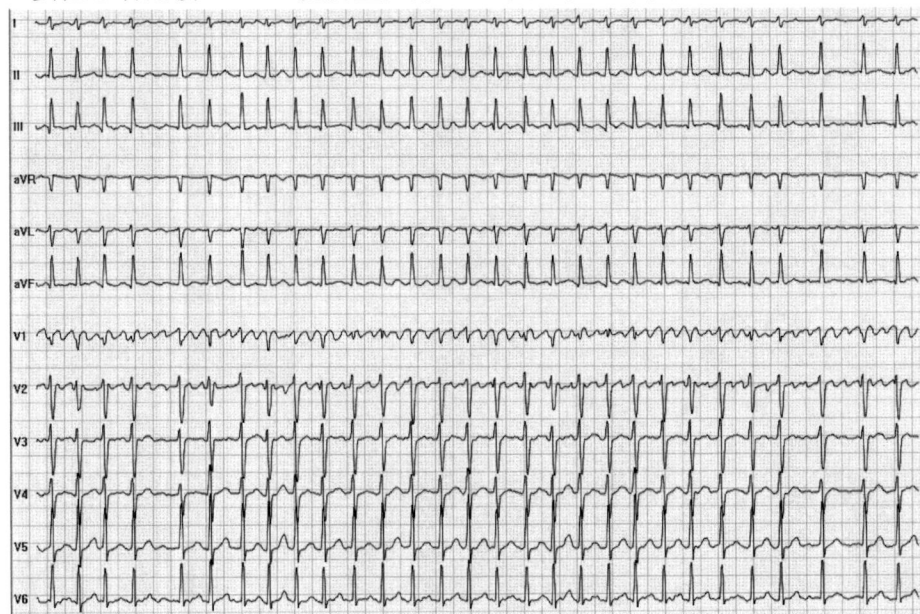

212.男性，45 岁，甲亢 5 年，心电图正确诊断是：

    A.左室肥厚   B.窦性心动过速   C.阵发性室上性心动过速   D.心房颤动

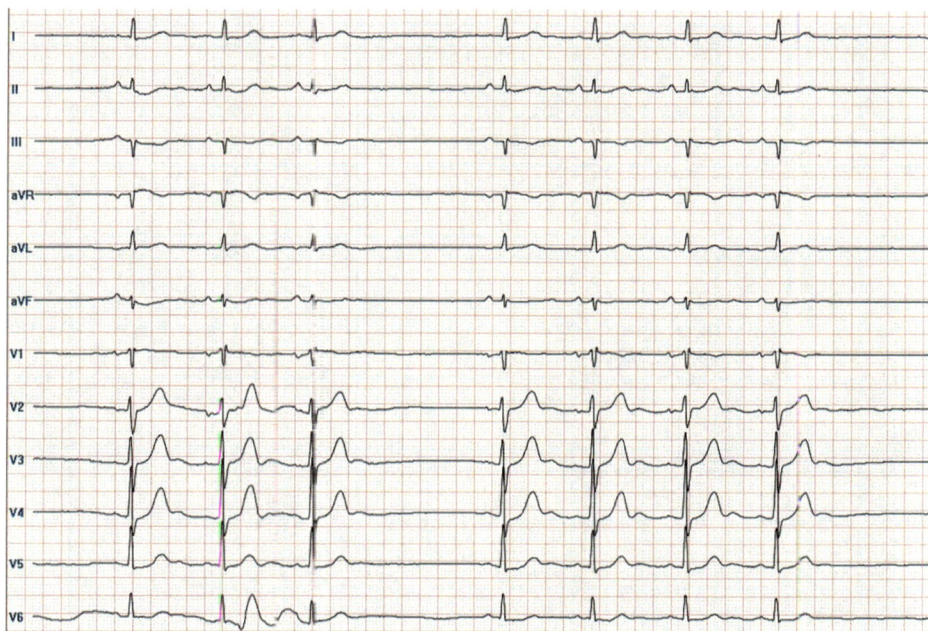

213.男性，55 岁，反复晕厥，心电图正确诊断是：

    A.窦性心动过缓　　B.窦性停搏　　C.二度房室阻滞　　D.房性早搏未下传

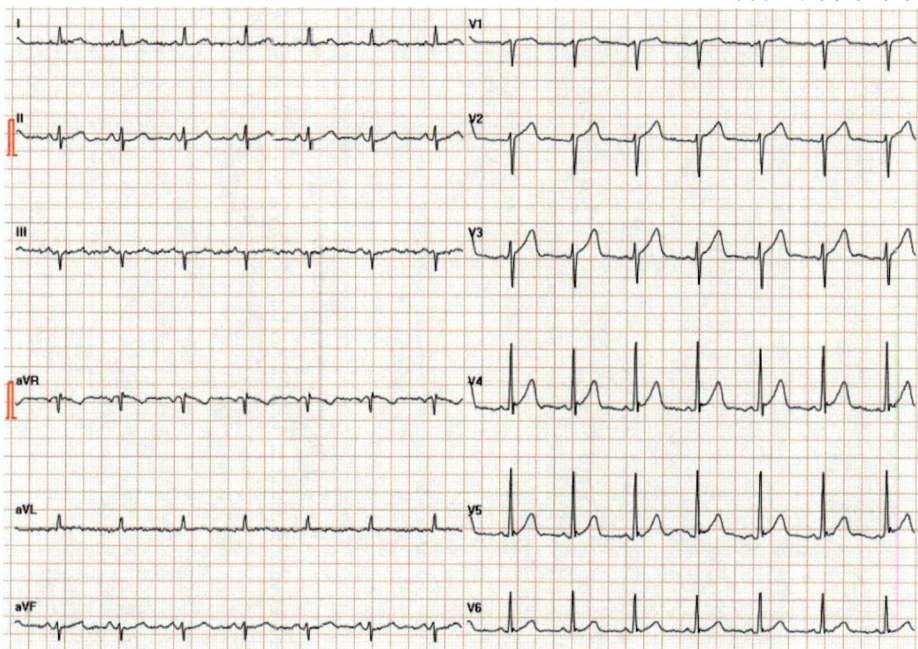

214.男性，76 岁，胃痛 1 周，心电图正确诊断是：

    A.心肌缺血　　B.房性早搏　　C.正常心电图　　D.室性早搏

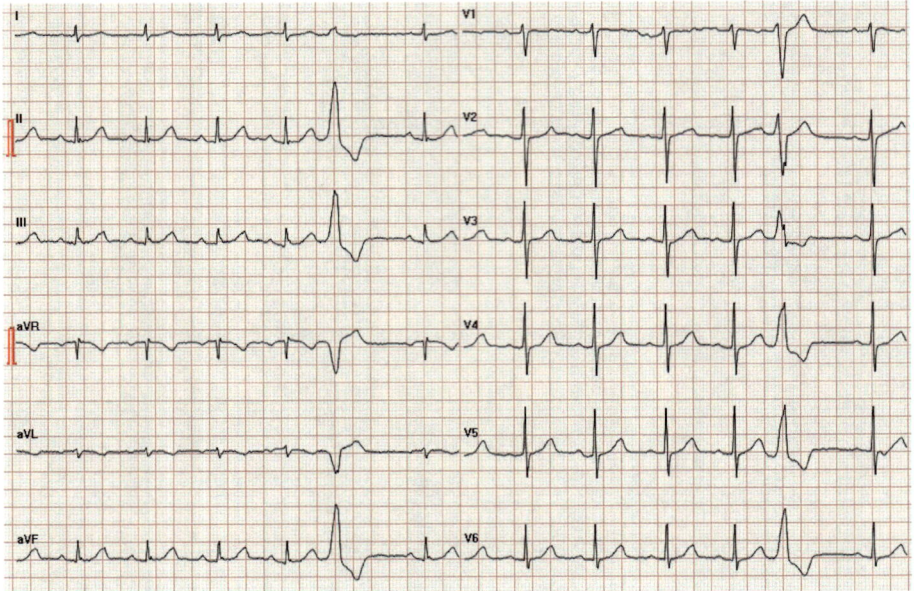

215.男性，72岁，肺癌，心电图正确诊断是：

    A. 房性早搏伴室内差异性传导   B. 室性早搏

    C. 正常心电图   D. 二度房室阻滞

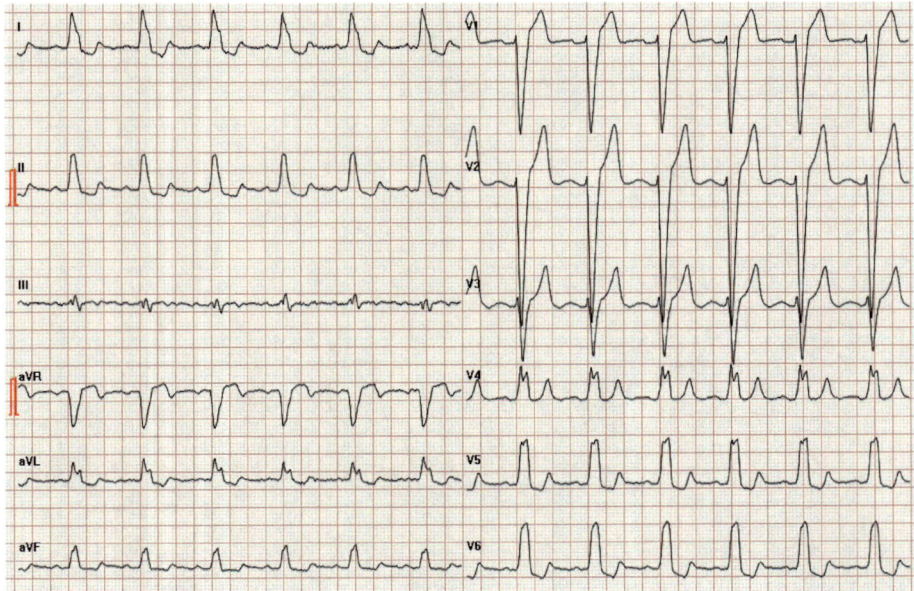

216.男性，55岁，冠心病，心电图正确诊断是：

    A. 正常心电图   B. 完全性左束支阻滞   C. 左室肥厚   D. 预激综合征

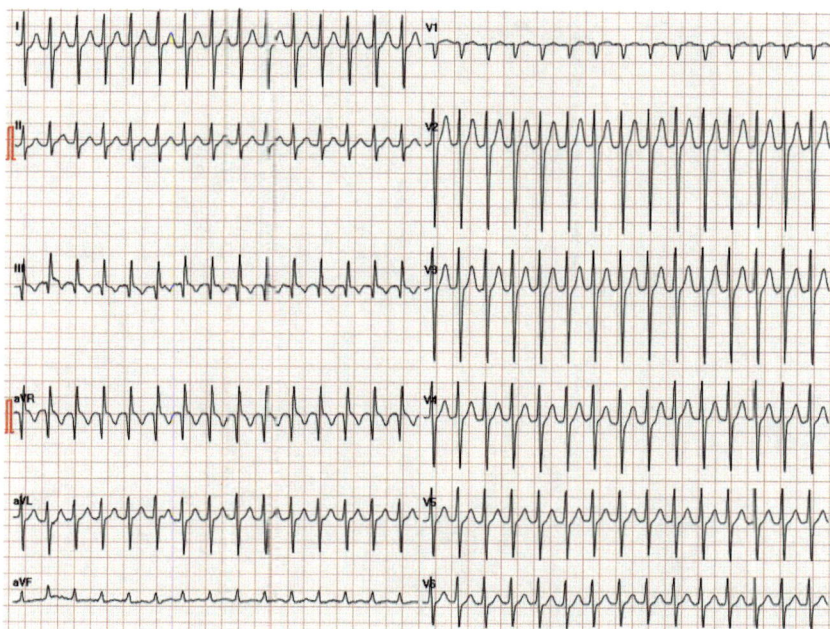

217.男性，15 岁，心慌 2 小时，心电图正确诊断是：

    A. 窦性心动过速   B.阵发性室上性心动过速   C.心房颤动   D.心房扑动

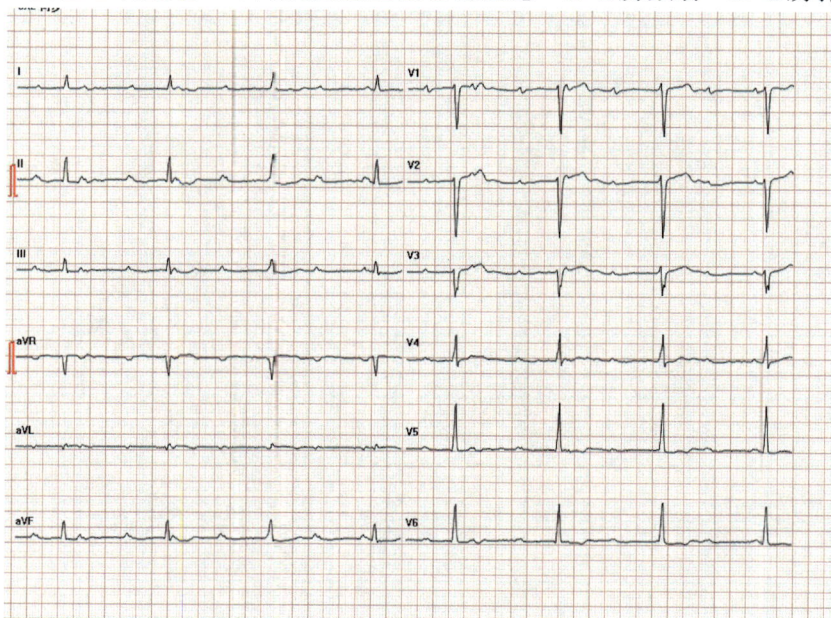

218.男性，54 岁，冠心病，心电图正确诊断是：

    A. 窦性心动过缓   B.一度房室阻滞   C.二度房室阻滞   D.三度房室阻滞

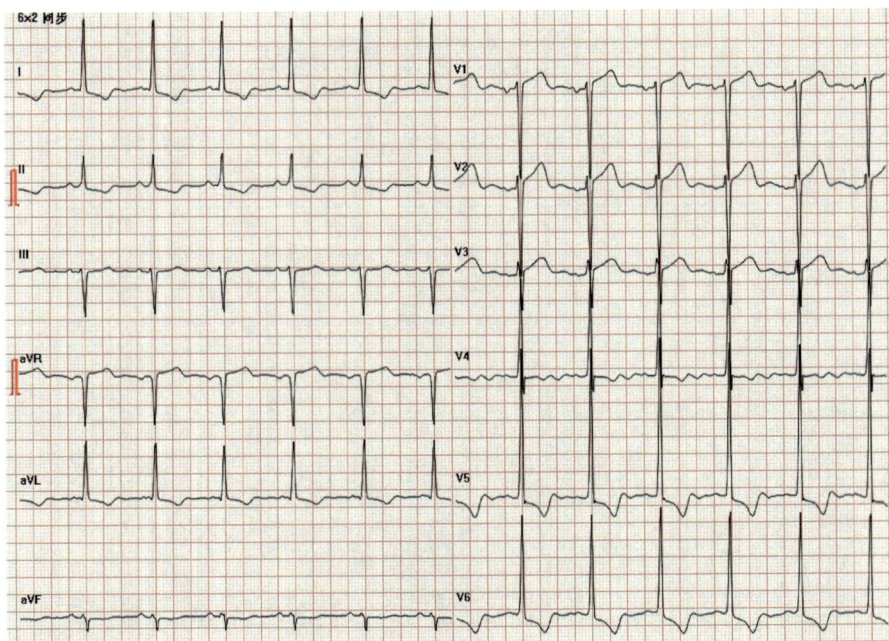

219.男性，54岁，冠心病，心电图正确诊断是：

    A.心肌缺血   B.急性前间壁心肌梗死   C.左室肥厚   D.完全性左束支阻滞

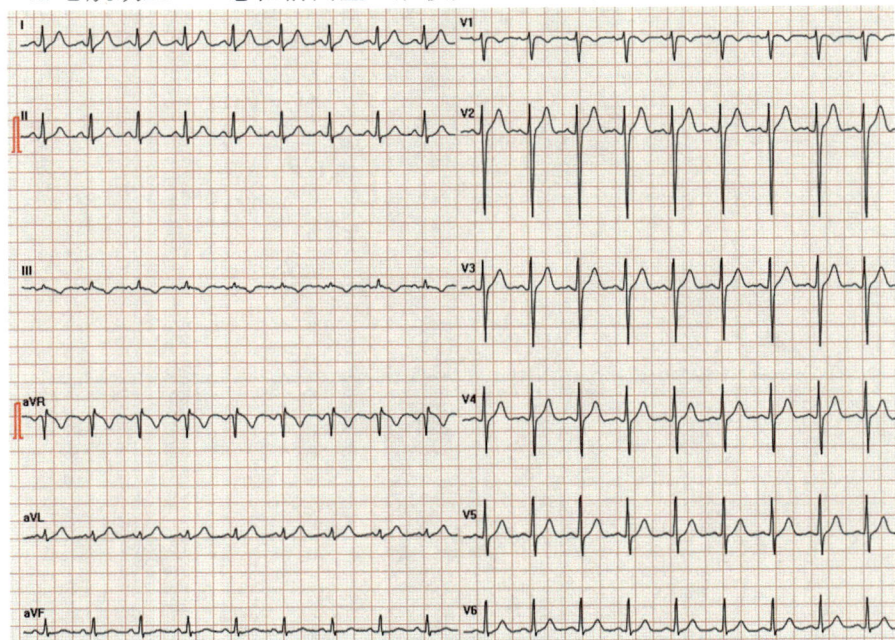

220.男性，21岁，心悸1小时，心电图正确诊断是：

    A.房性早搏   B.窦性心动过速   C.正常心电图   D.早期复极

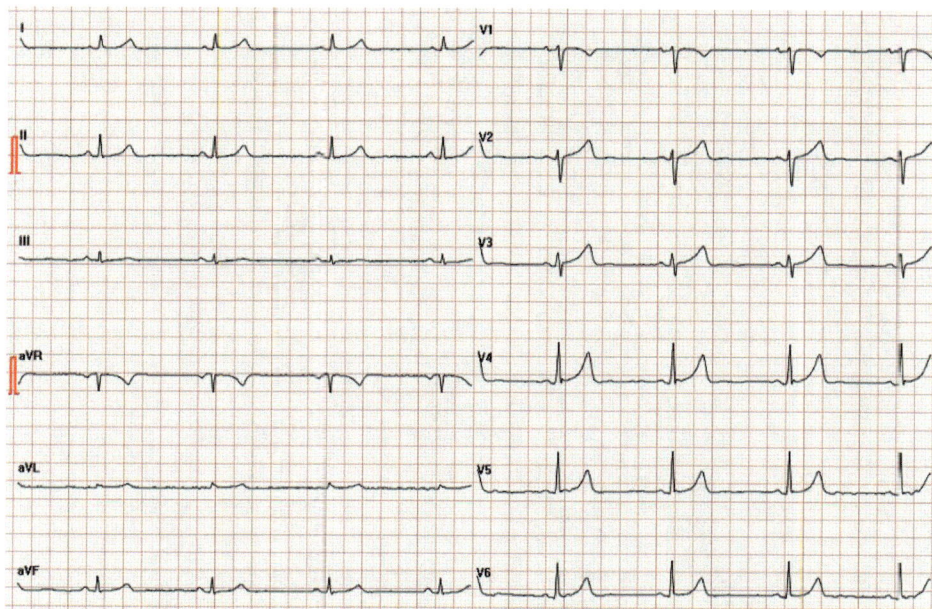

221.女性，51岁，腹部不适3天，心电图正确诊断是：

A.房性早搏　　B.正常心电图　　C.窦性心动过缓　　D.室性早搏

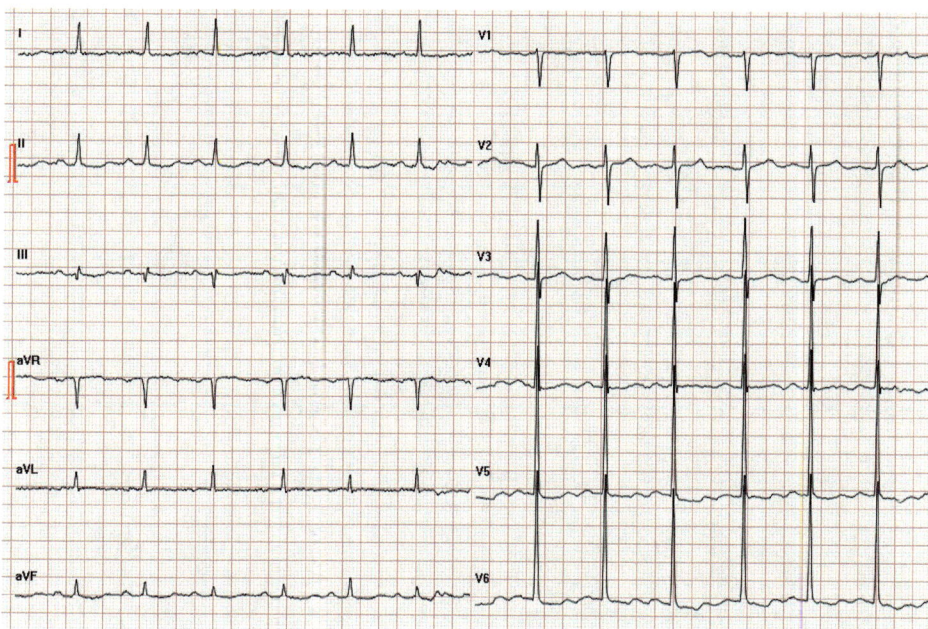

222.男性，76岁，咳嗽1周，心电图正确诊断是：

A.正常心电图　　B.完全性左束支阻滞　　C.心肌缺血　　D.左室肥厚

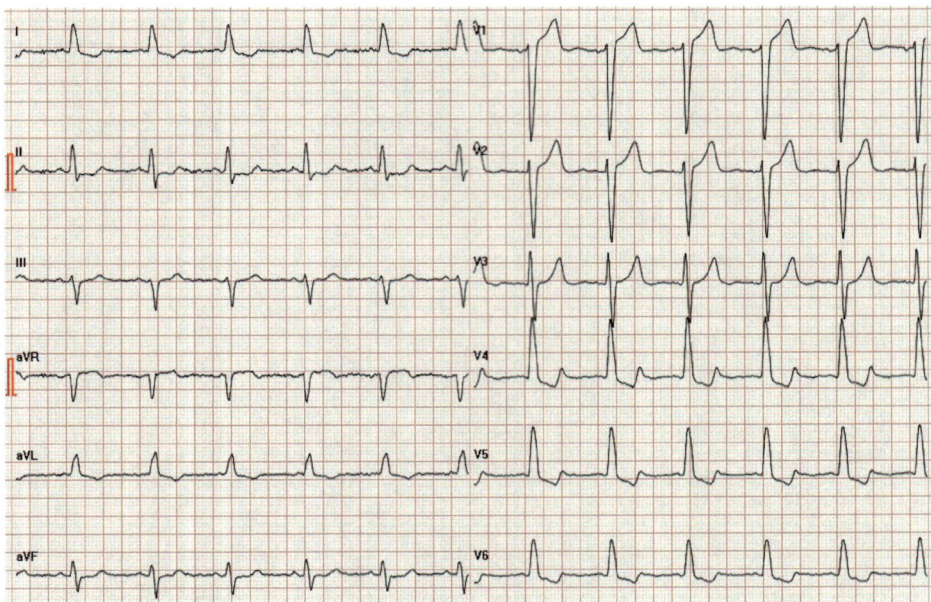

223.女性，88岁，脑梗塞，心电图正确诊断是：

    A.正常心电图   B.完全性右束支阻滞   C.完全性左束支阻滞   D.心肌缺血

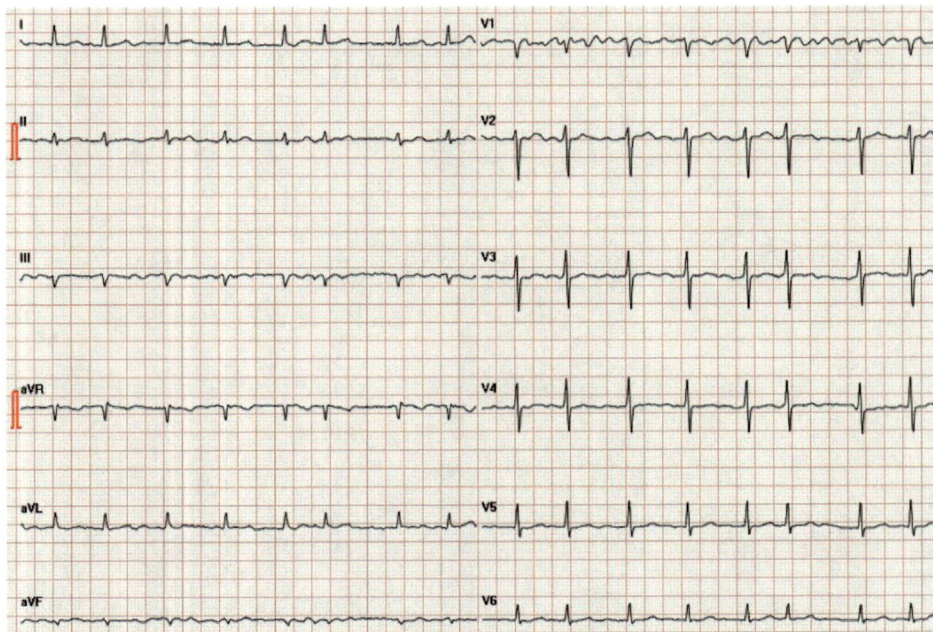

224.男性，60岁，脑梗塞，心电图正确诊断是：

    A.房性早搏   B.心房颤动   C.窦性心律不齐   D.二度房室阻滞

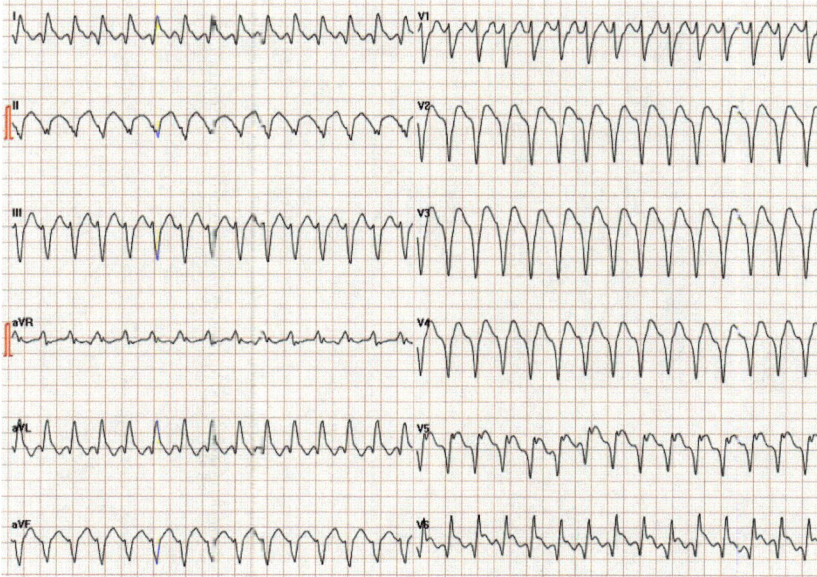

225.女性，73 岁，既往冠心病，突发晕倒，心电图正确诊断是：

A.急性下壁心肌梗死　　　　　　B.急性广泛前壁心肌梗死

C.阵发性室性心动过速　　　　　D.右室肥厚

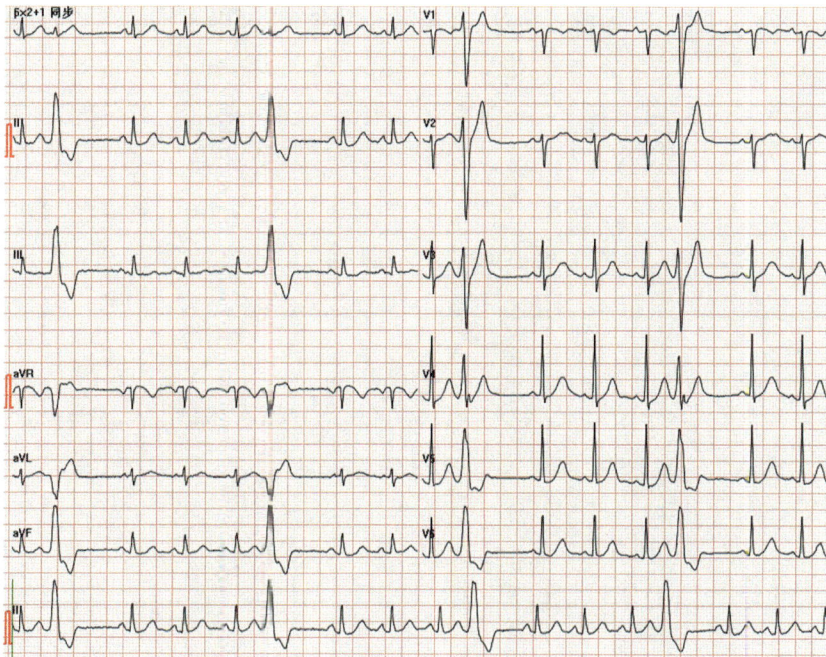

226.女性，51 岁，糖尿病，心电图正确诊断是：

A.室性早搏　　B.心肌缺血　　C.正常心电图　　D.房性早搏

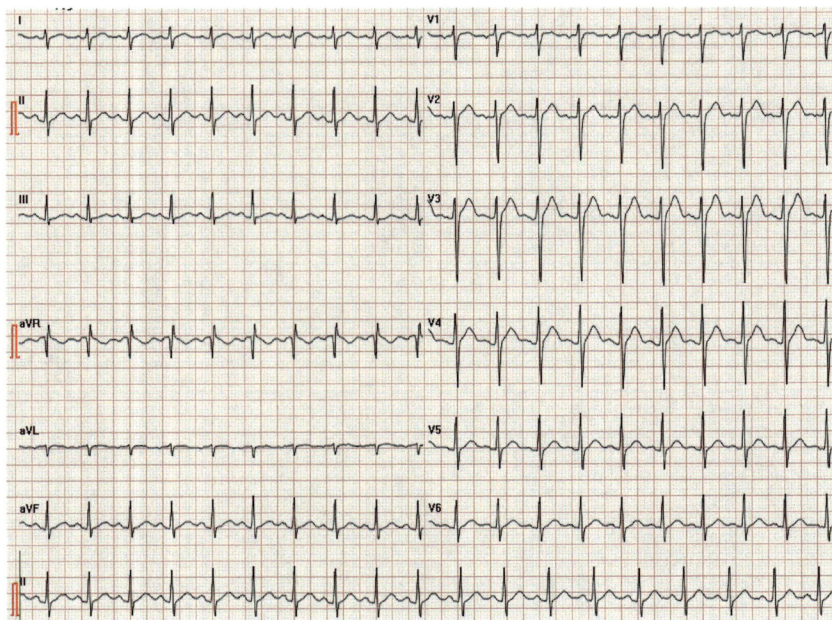

227.男性 25 岁，体检，心电图正确诊断是：

    A. 正常心电图 B. 预激综合征 C. 窦性心动过速 D. 阵发性室上性心动过速

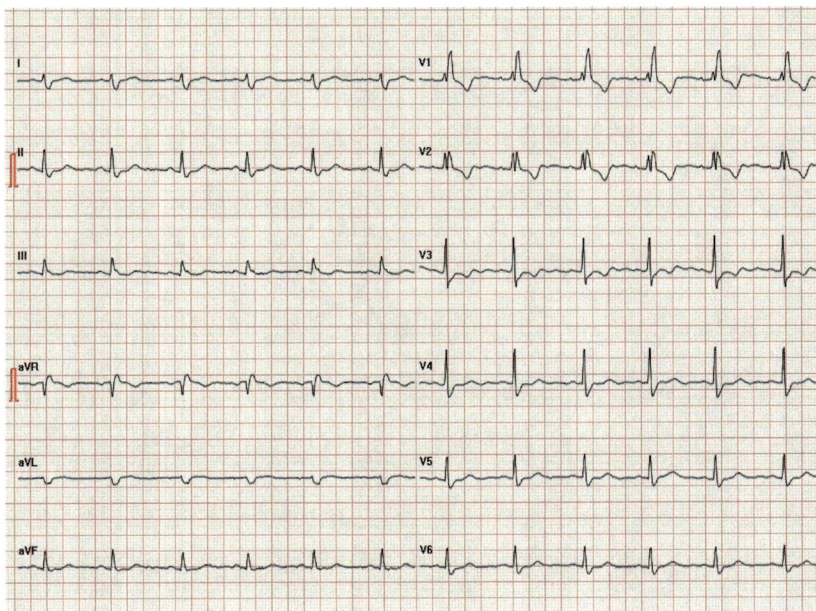

228.女性，65 岁，脑梗塞，心电图正确诊断是：

    A. 室性早搏   B. 正常心电图   C. 右室肥厚   D. 完全性右束支阻滞

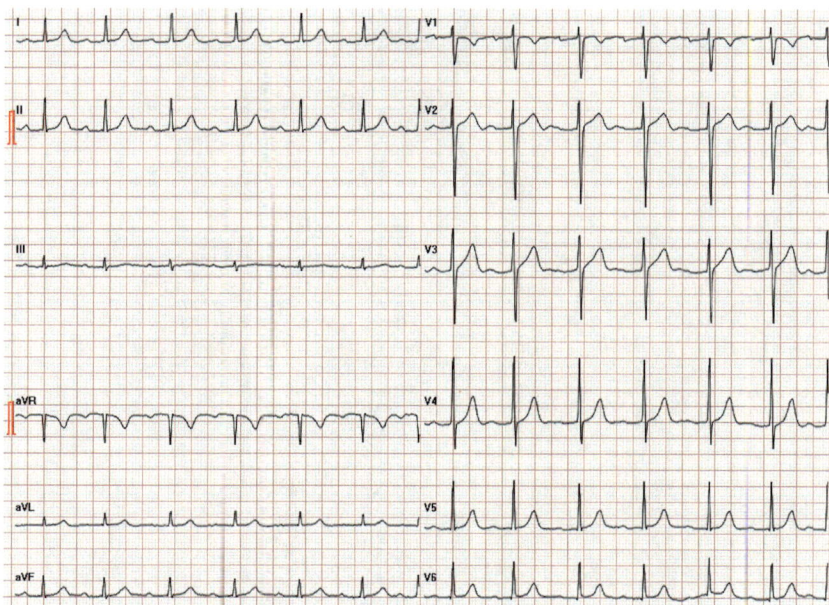

229.男性，15 岁，白血病，心电图正确诊断是：

　　A. 正常心电图　　B. 右室肥厚　　C. 一度房室阻滞　　D. 左室肥厚

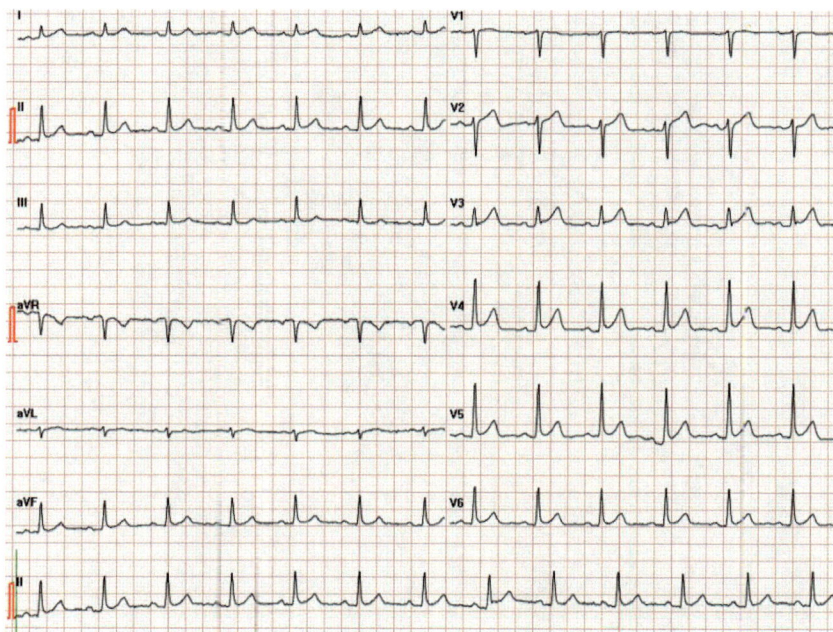

230.男性，56 岁，胸闷不适 3 小时，心电图正确诊断是：

　　A. 正常心电图　B. 一度房室阻滞　C. 左室高电压　D. ST 段抬高，提示心肌损伤

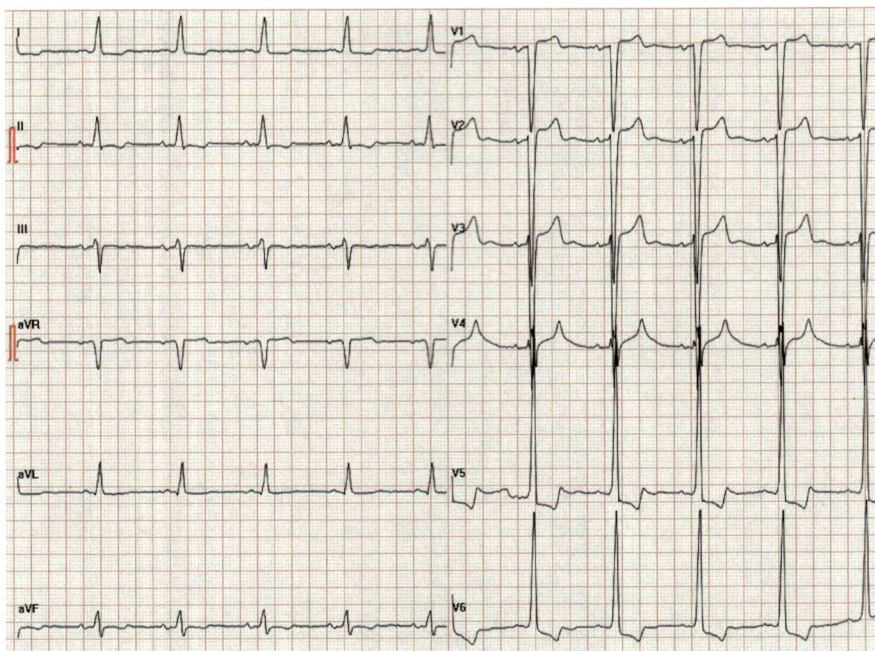

231.男性，72 岁，高血压病，心电图正确诊断是：

A.急性前间壁心肌梗死 B.左室肥厚 C.完全性左束支阻滞 D.正常心电图

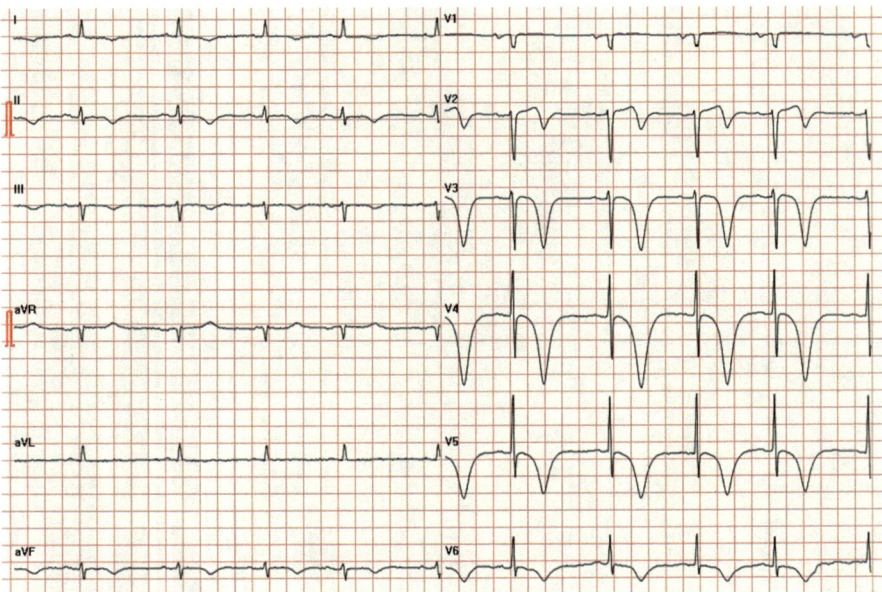

232.男性，69 岁，胸闷胸痛，伴活动后气促，心电图正确诊断是：

A.心肌缺血 B.左室肥厚 C.房性早搏 D.正常心电图

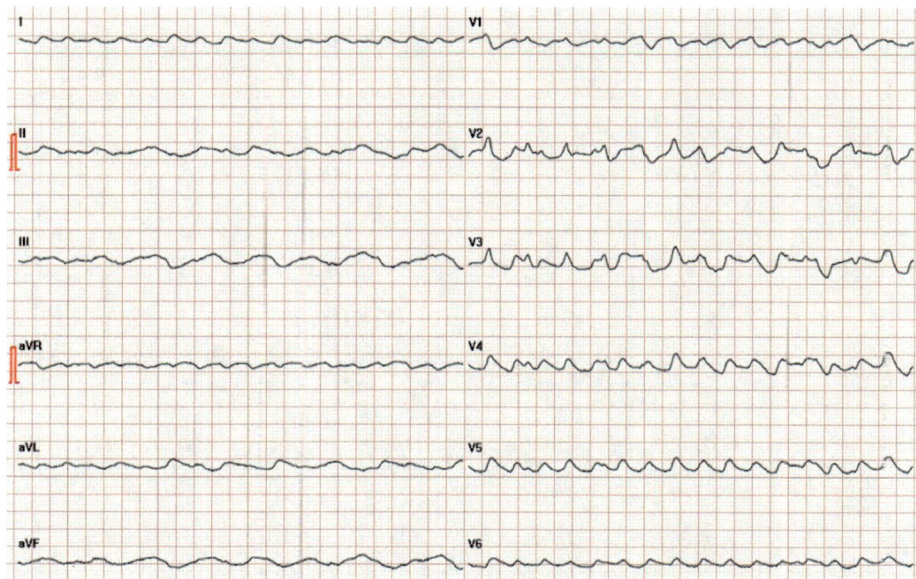

233.男性，45 岁，重症心肌炎心衰，心电图正确诊断是：

    A.扭转型室性心动过速　B.心室颤动　C.心房颤动　D.室性心动过速

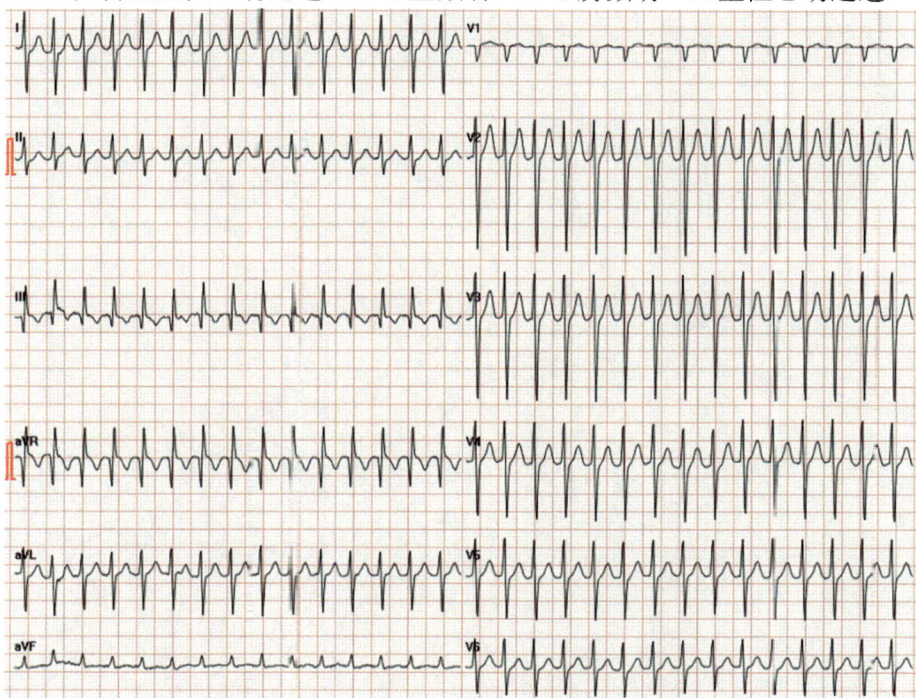

234.男性，15 岁，心慌 2 小时，心电图正确诊断是：

    A.窦性心动过速　B.阵发性室上性心动过速　C.心房颤动　D.心房扑动

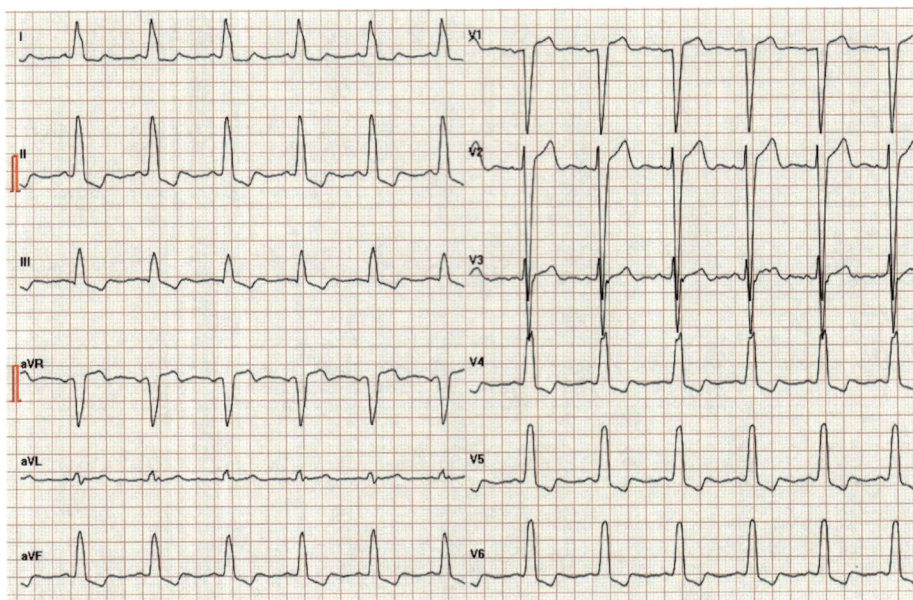

235.女性，67 岁，冠心病，心电图正确诊断是：

    A. 心肌缺血   B. 左室肥厚   C. 完全性左束支阻滞   D. 正常心电图

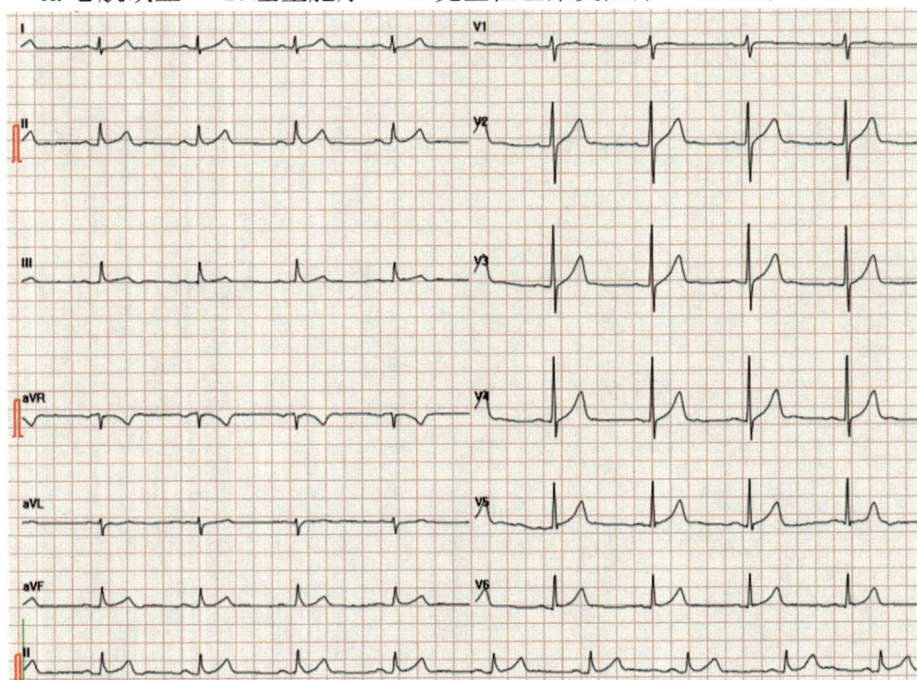

236.男性，51 岁，呕吐不适 1 天，心电图正确诊断是：

    A. 正常心电图   B. 一度房室阻滞   C. 窦性心动过缓   D. 左室高电压

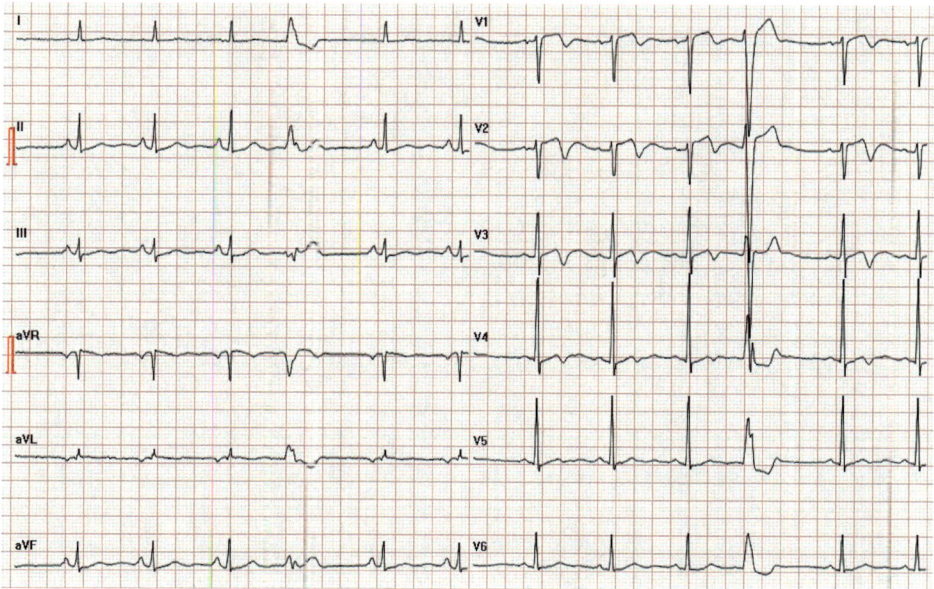

237.男性，58 岁，冠心病：心电图正确诊断是：

　　A.急性前间壁心肌梗死　　B.正常心电图　　C.左室肥厚　　D.室性早搏

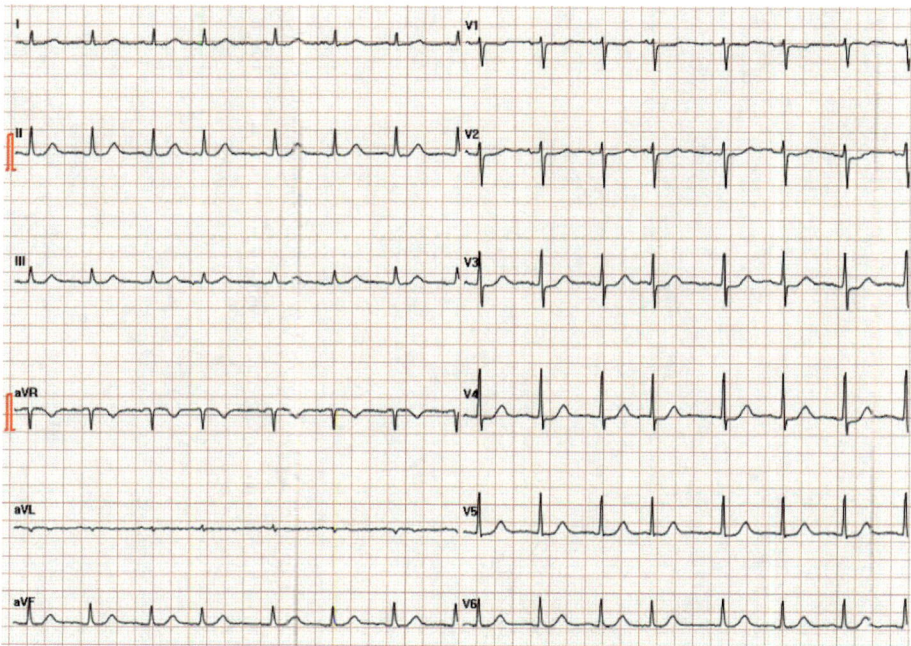

238.女性，74 岁，胃出血 2 小时，心电图正确诊断是：

　　A.窦性心律不齐　　B.窦性心动过速　　C.房性早搏　　D.正常心电图

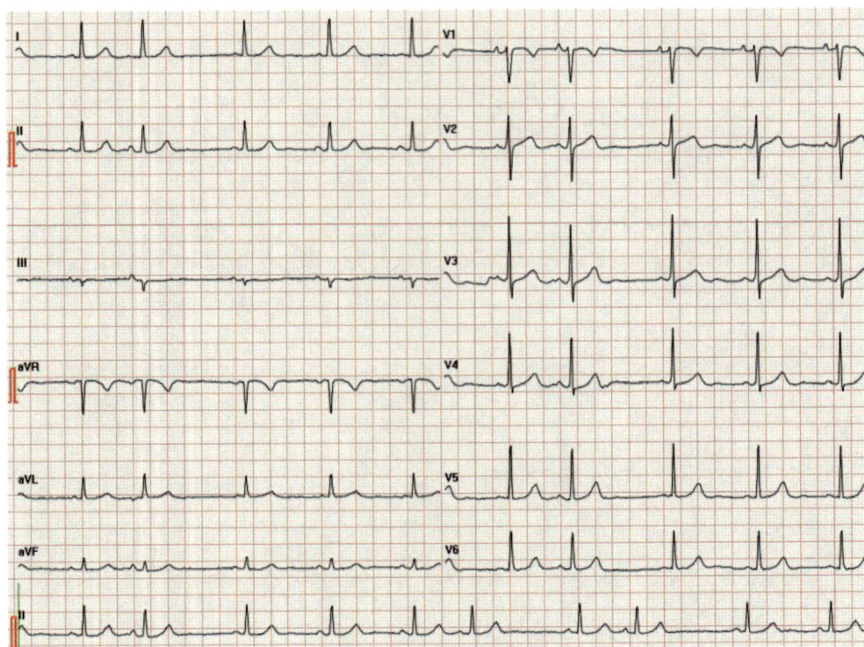

239.女性，70岁，胃镜术前，心电图正确诊断是：

    A.房性早搏   B.室性早搏   C.心肌缺血   D.正常心电图

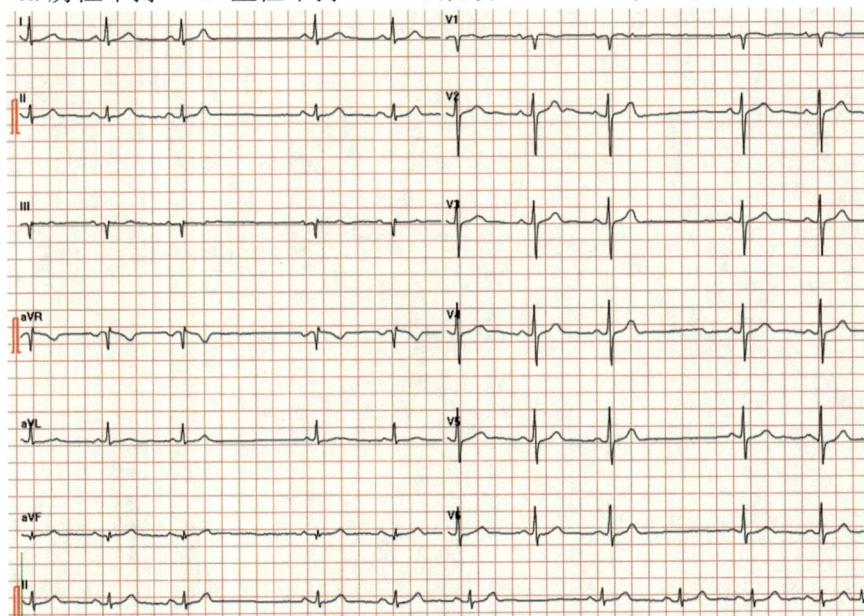

240.男性，65岁，反复心悸，活动后明显，心电图正确诊断是：

    A.房性早搏未下传   B.窦性心律不齐   C.窦性停搏   D.左室肥厚

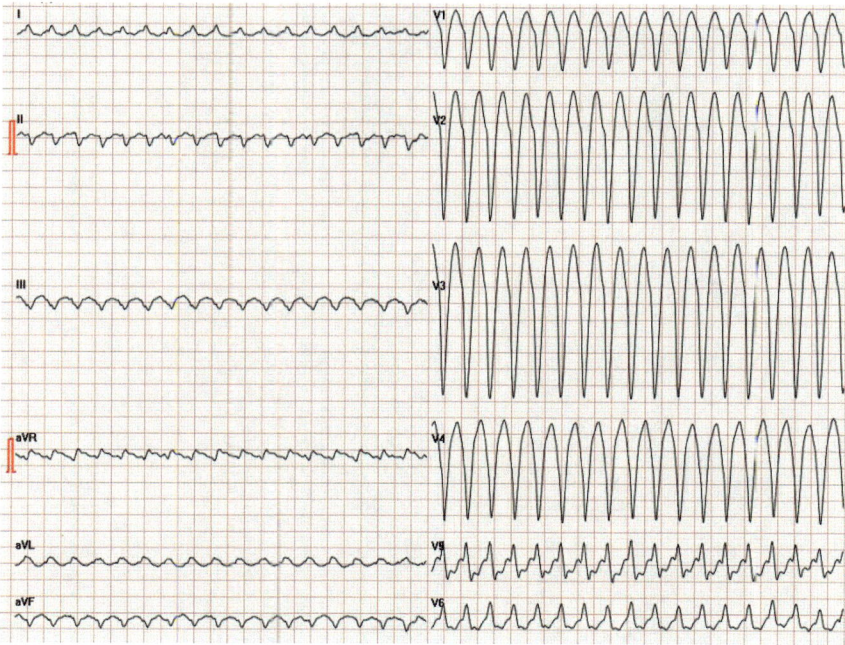

241.男性，44岁，因急性左心衰急诊入院，心电图正确诊断是：

A. 急性前间壁、前壁心肌梗死 B. 心肌缺血 C. 心室预激 D. 阵发性室性心动过速

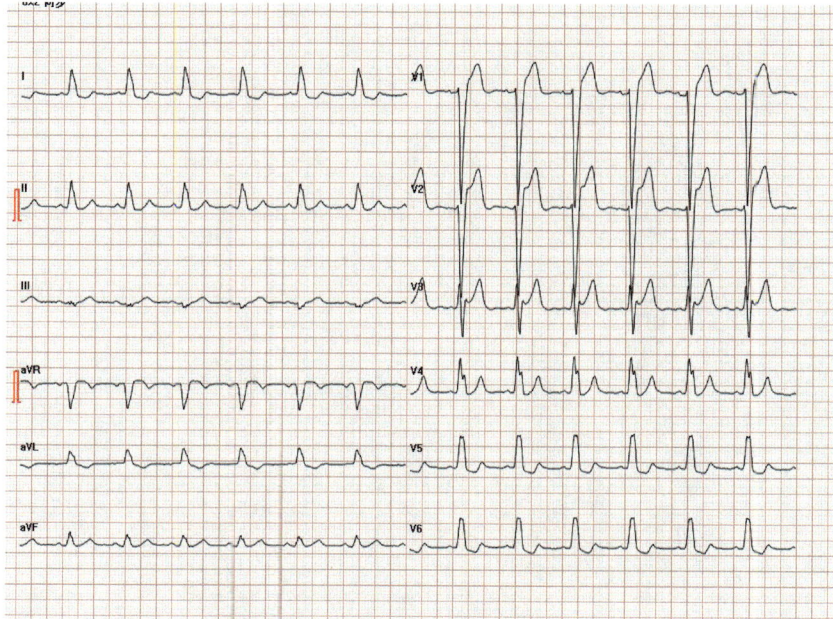

242.男性，67岁，肺心病，心电图正确诊断是：

A. 正常心电图 B. 完全性左束支阻滞 C. 急性前间壁心肌梗死 D. 完全性右束支阻滞

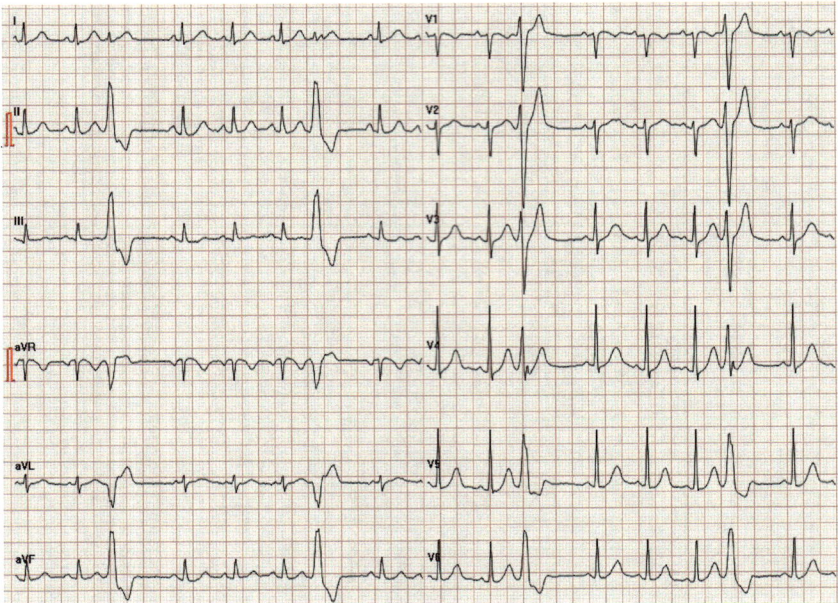

243.女性，51 岁，甲亢病，心电图正确诊断是：

A.间歇性完全性左束支阻滞　　B.室性早搏　　C.左室肥厚　　D.正常心电图

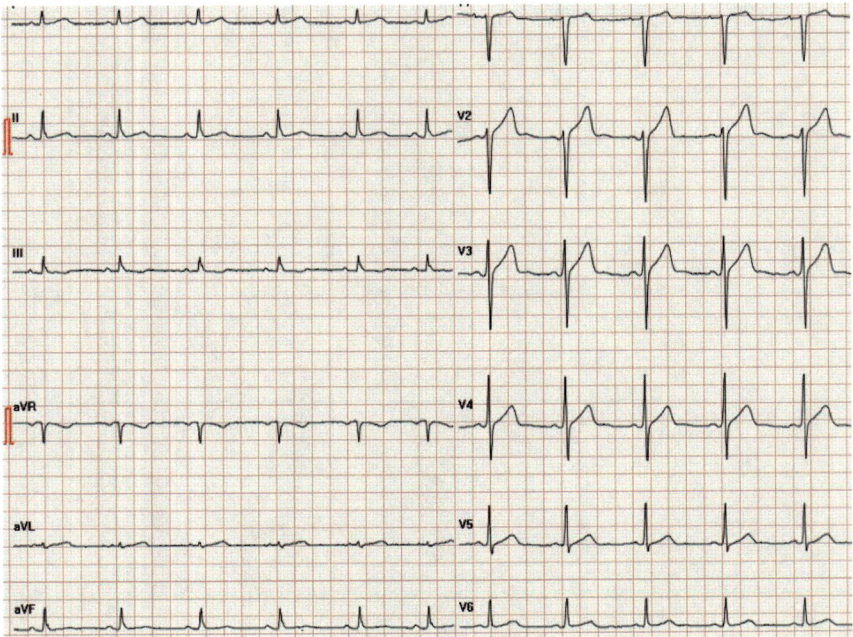

244.男性，37 岁，咳嗽一周，心电图正确诊断是：

A.预激综合征　　B.正常心电图　　C.早期复极　　D.右室肥厚

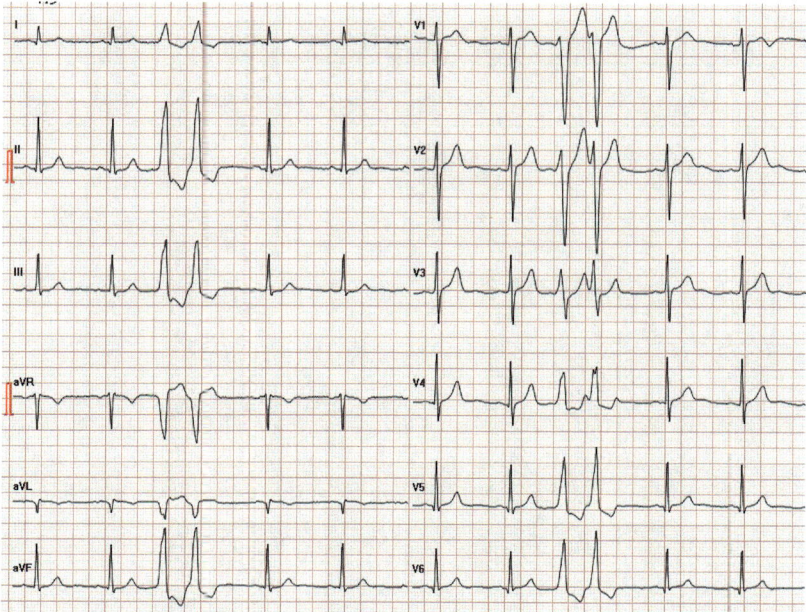

245.男性，50岁，冠心病，心电图正确诊断是：

A.房性早搏　　B.室性早搏成对出现　　C.心肌缺血　　D.正常心电图

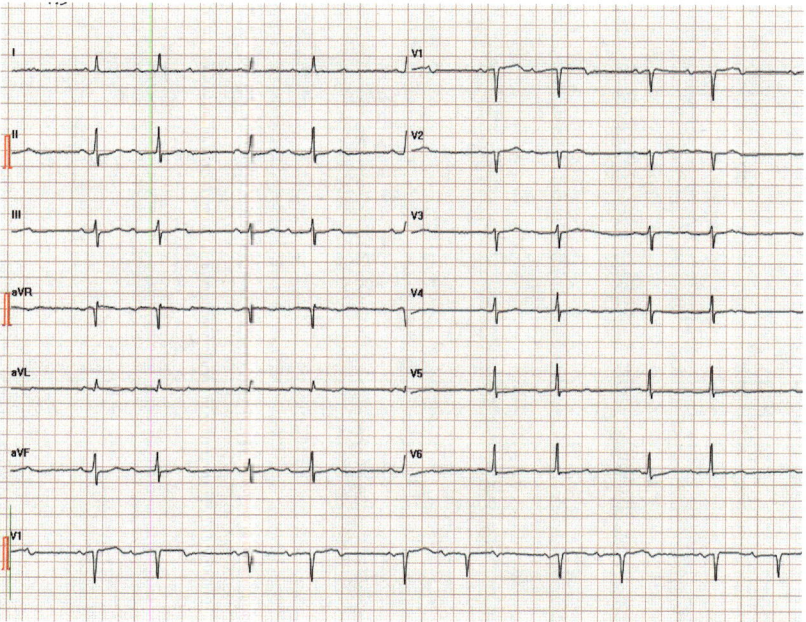

246.男性，47岁，胸闷1天，心电图正确诊断是：

A.一度房室阻滞　B.二度Ⅰ型房室阻滞　C.二度Ⅱ型房室阻滞　D.窦性停搏

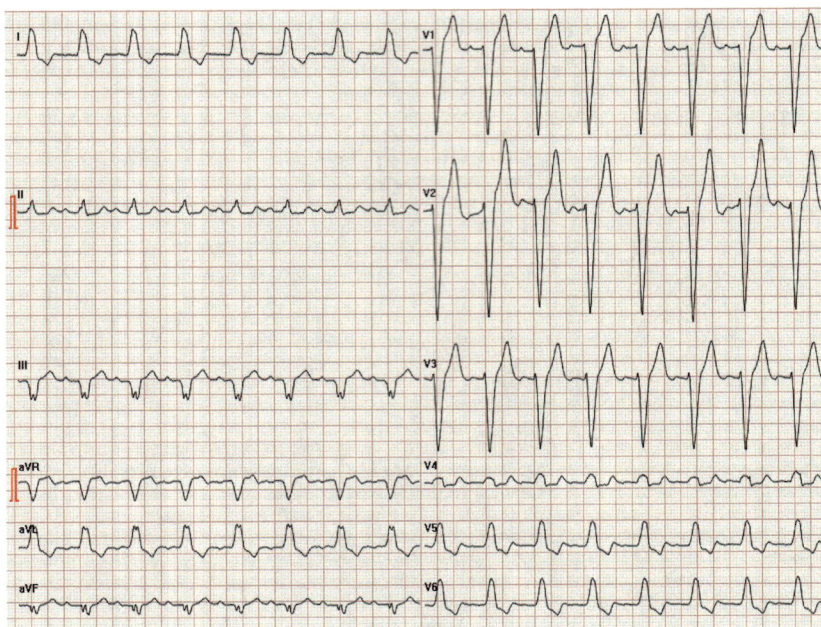

247.女性，72岁，白内障，心电图正确诊断是：

    A.正常心电图　B.心肌缺血　C.完全性左束支阻滞　D.高血钾心电图改变

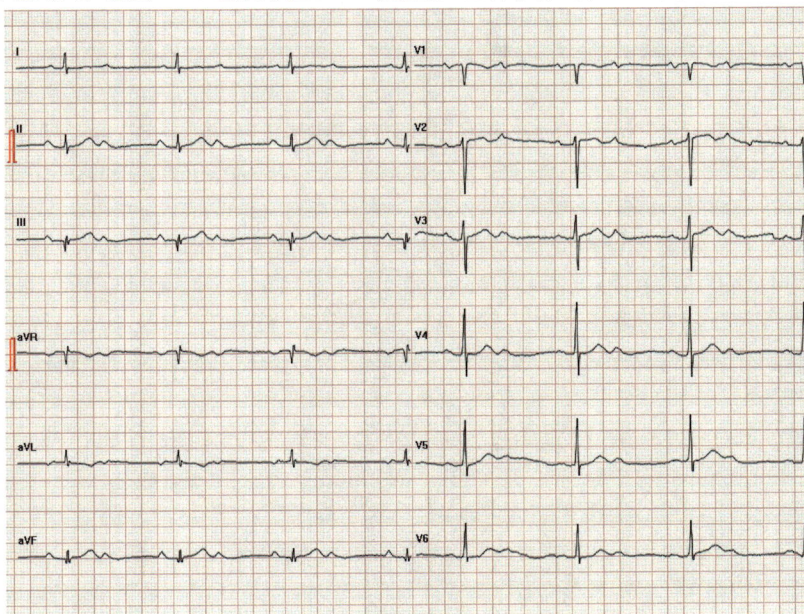

248.男性，67岁，脑出血，心电图正确诊断是：

    A.房性早搏未下传　B.窦性心动过缓　C.三度房室阻滞　D.2:1房室阻滞

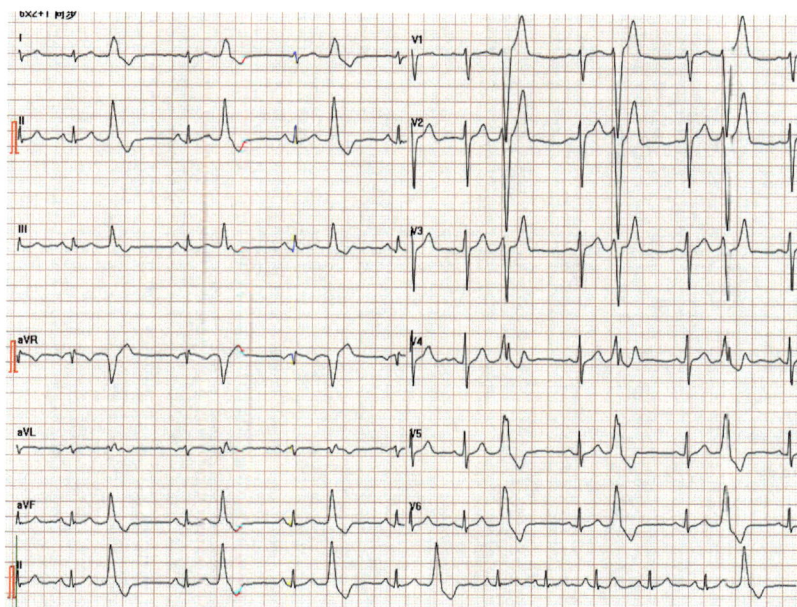

249.男性，34 岁，肾结石，心电图正确诊断是：

　　A.房性早搏　　B.室性早搏呈二联律　　C.左室肥厚　　D.间歇性预激综合征

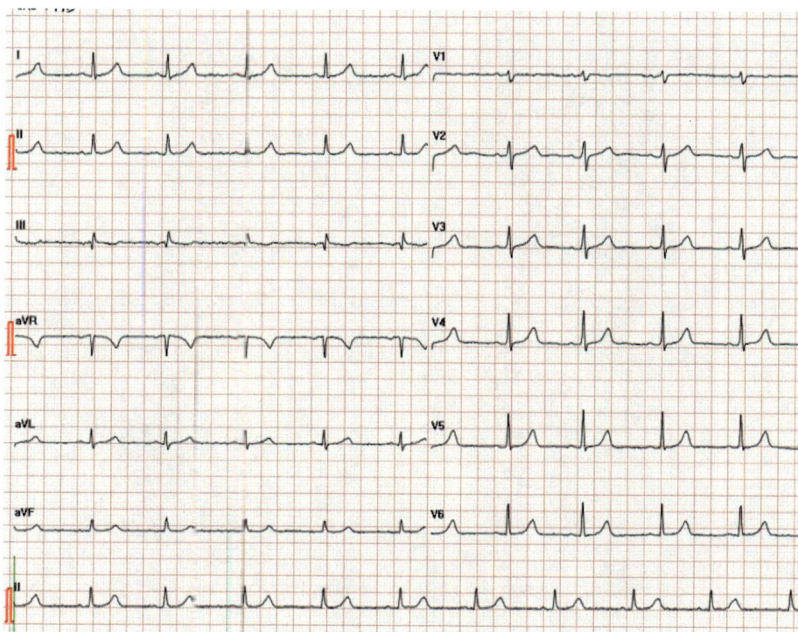

250.女性，63 岁，体检，心电图正确诊断是：

　　A.正常心电图　　B.高血钾心电图改变　　C.室性早搏　　D.房性早搏

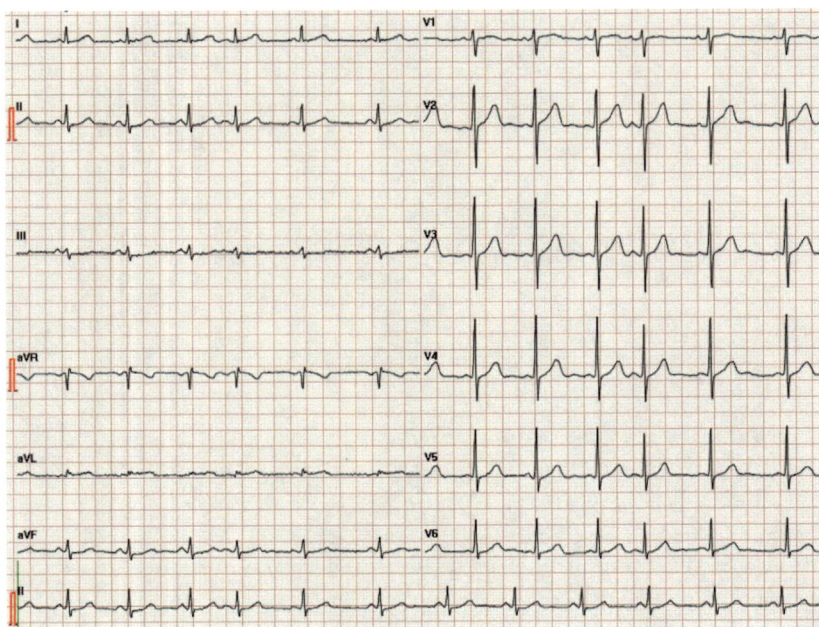

251.男性，65岁，体检，心电图正确诊断是：

    A. 房性早搏   B. 窦性心动过速   C. 窦性心律不齐   D. 正常心电图

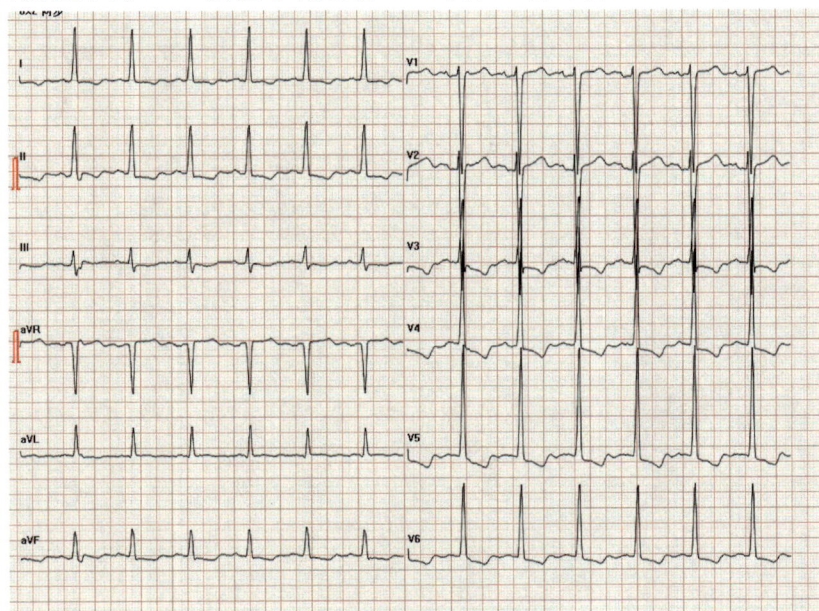

252.女性，74岁，冠心病，心电图正确诊断是：

    A. 左室肥厚   B. 正常心电图   C. 急性广泛前壁心肌梗死   D. 室性早搏

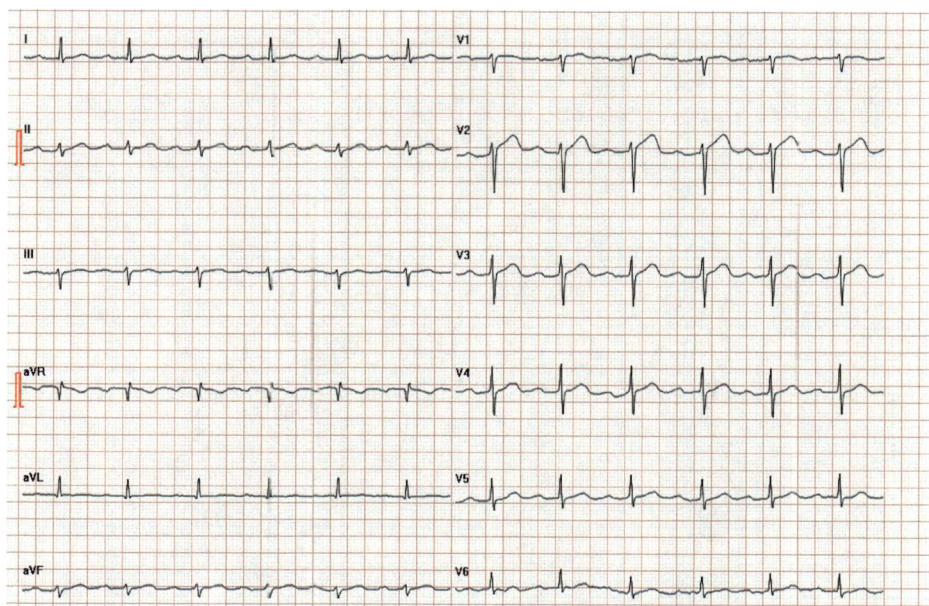

253.男性，58岁，心绞痛3小时，心电图正确诊断是：

　　A.正常心电图　B.一度房室阻滞　C.心肌缺血　D.急性前间壁心肌梗死

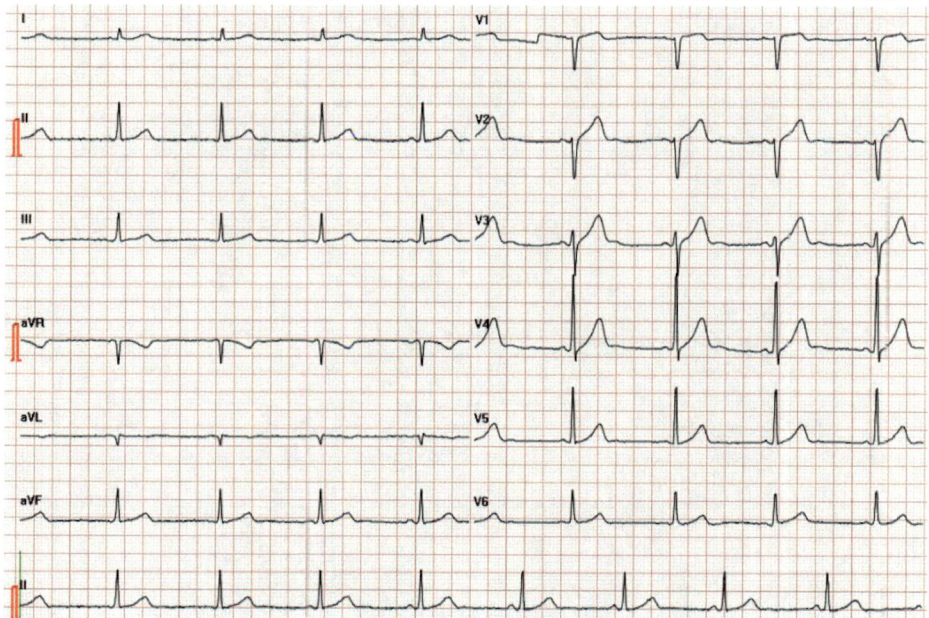

254.男性，60岁，高血压2年，心电图正确诊断是：

　　A.正常心电图　　B.左室肥厚　　C.房性早搏　　D.窦性心动过缓

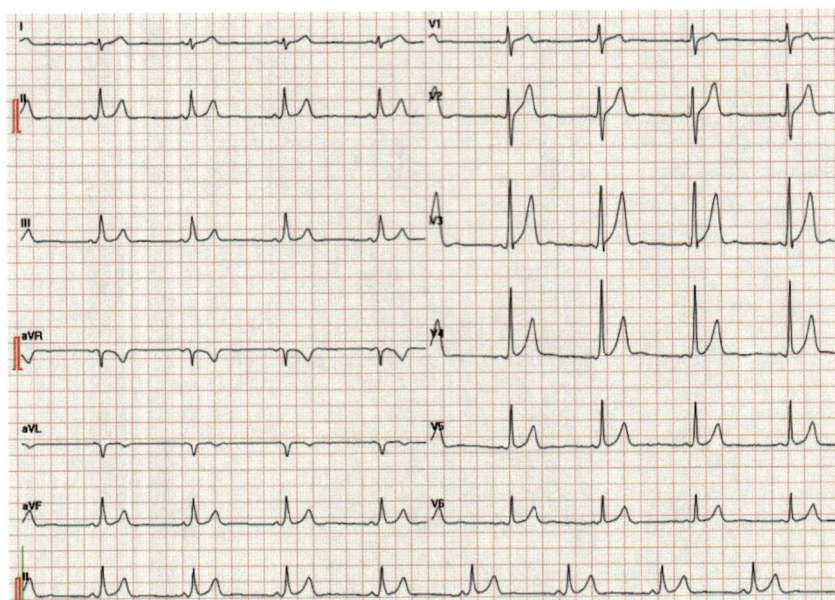

255.男性，25岁，高血压1年，心电图正确诊断是：

    A. T波高耸，提示心肌缺血   B. 左室肥厚

    C. 高血钾心电图改变   D. 窦性心动过缓

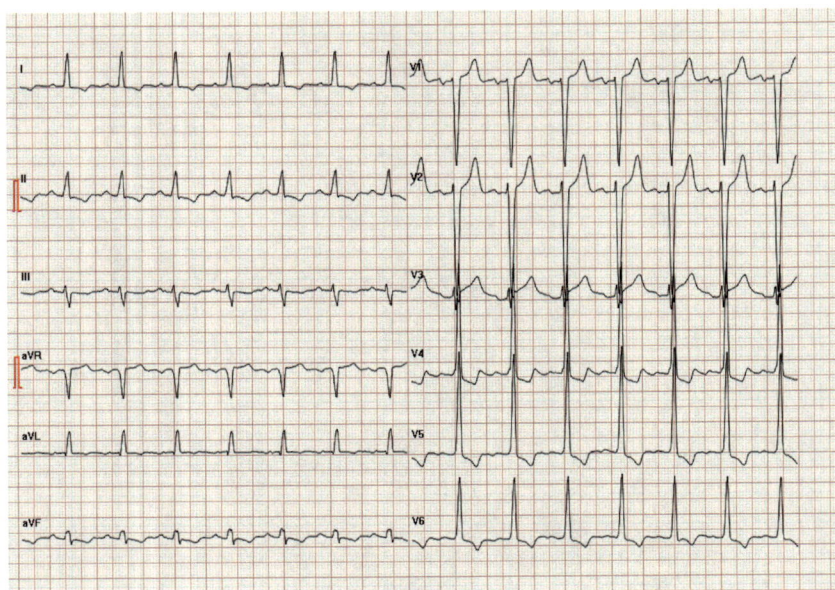

256.男性，57岁，脑梗塞，心电图正确诊断是：

    A. 正常心电图   B. 左室肥厚   C. 完全性左束支阻滞   D. 预激综合征

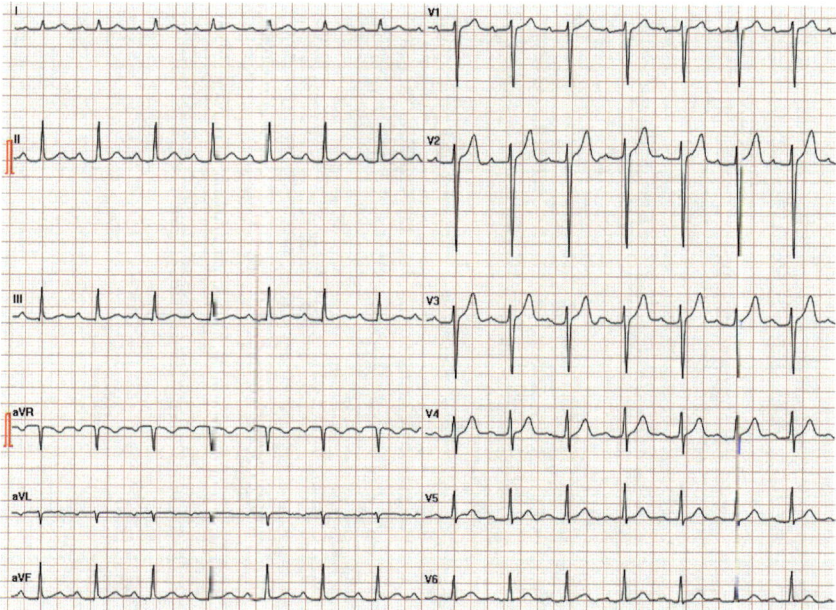

257.男性，23 岁，突发性耳聋，心电图正确诊断是：

    A.正常心电图　　B.左室肥厚　　C.一度房室阻滞　　D.右室肥厚

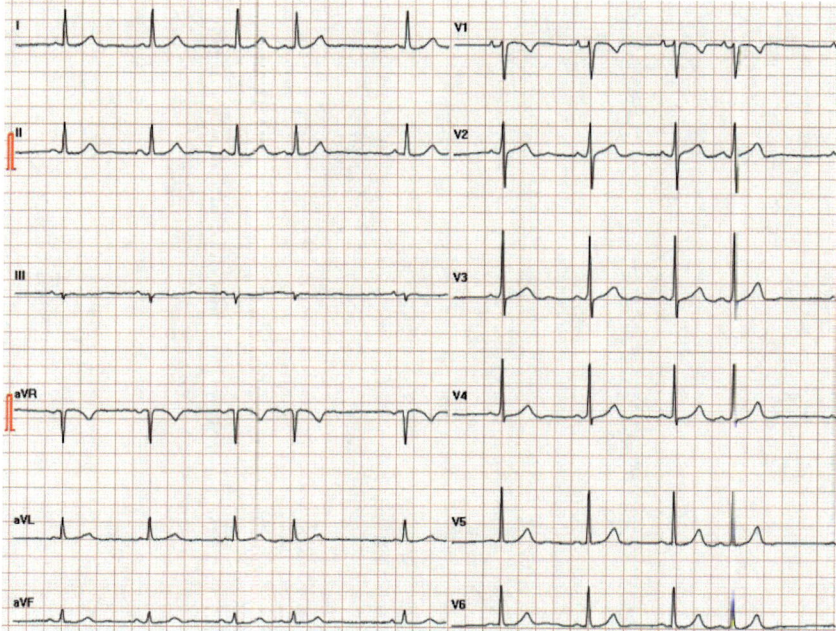

258.女性，72 岁，大便带血 2 天，心电图正确诊断是：

    A.正常心电图　　B.室性早搏　　C.房性早搏　　D.左室肥厚

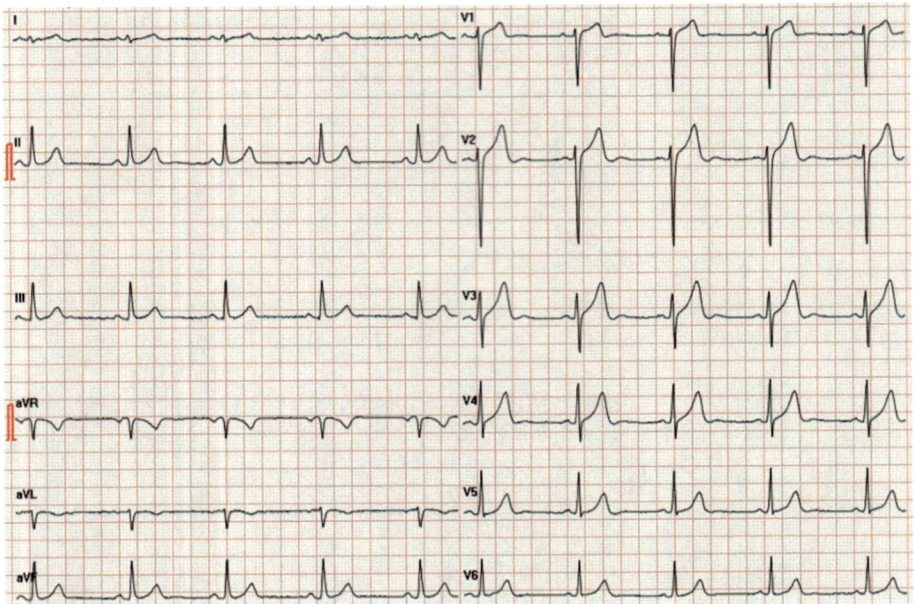

259.男性，50岁，右股骨骨折3小时，心电图正确诊断是：

    A.正常心电图　　B.房性早搏　　C.左室肥厚　　D.窦性心动过缓

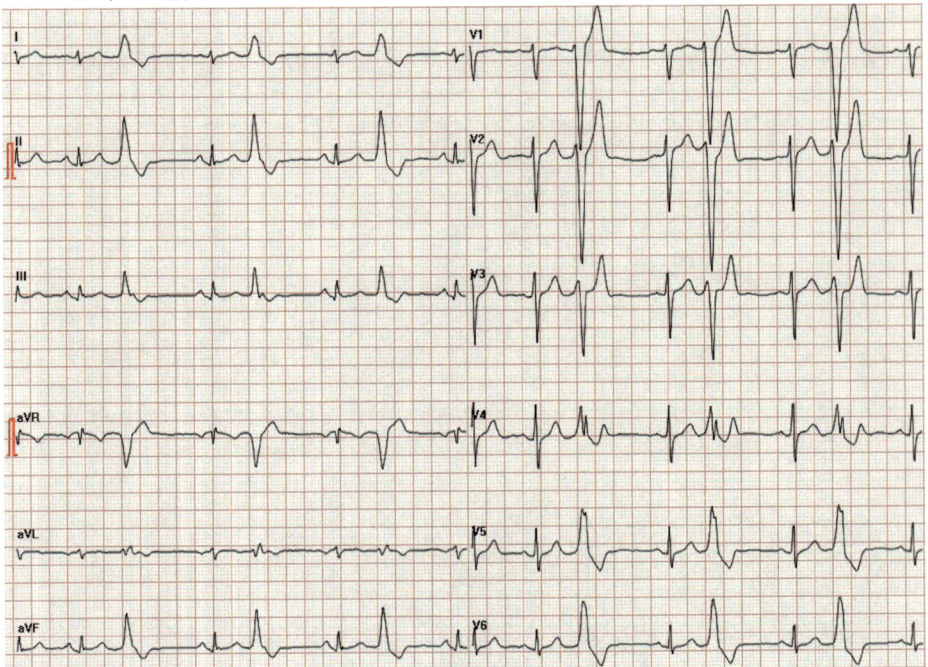

260.男性，43岁，输尿管结石，心电图正确诊断是：

    A.窦性心律不齐　B.正常心电图　C.完全性左束支阻滞　D.室性早搏呈二联律

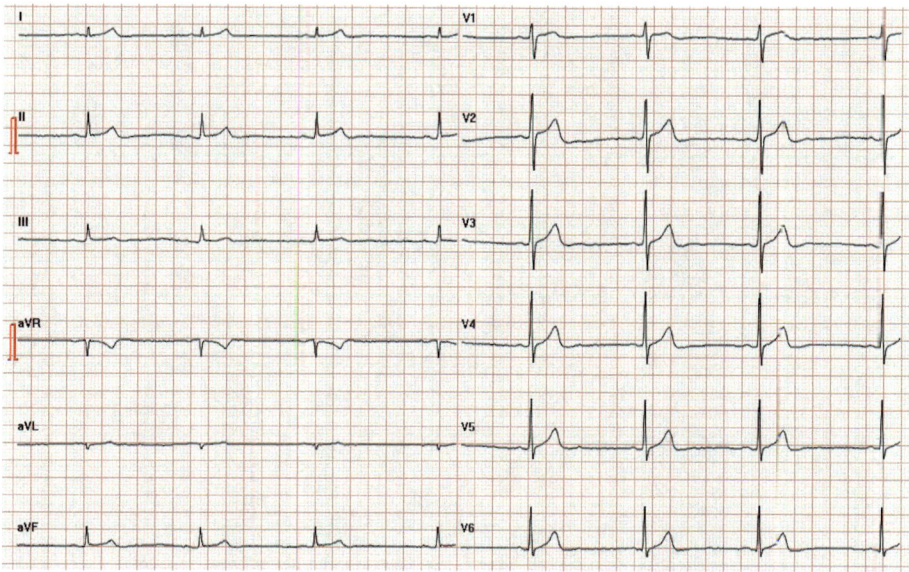

261.男性，26 岁，体检，心电图正确诊断是：

A. 三度房室阻滞　　B. 一度房室阻滞　　C. 正常心电图　　D. 窦性心动过缓

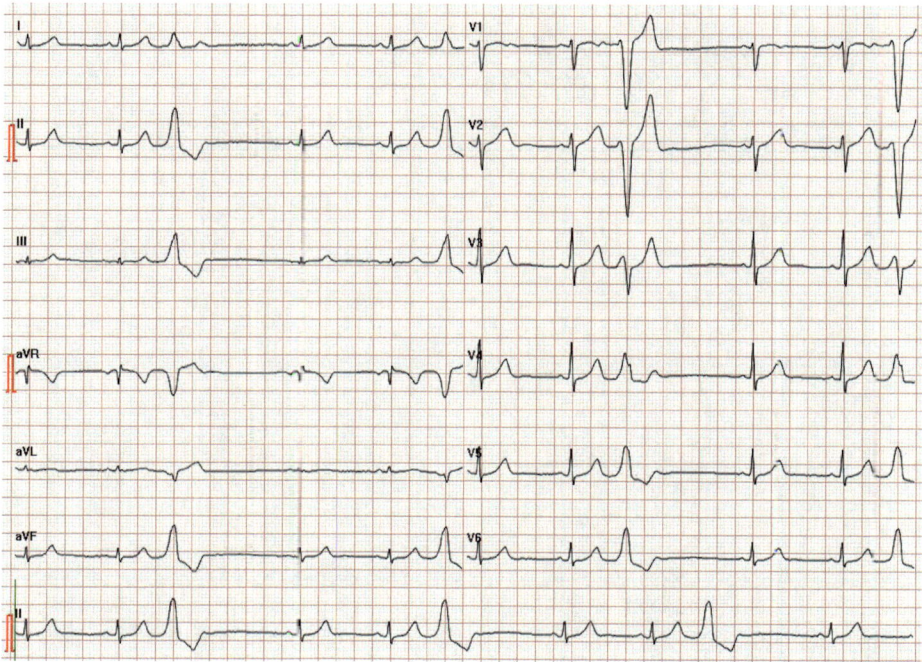

262.女性，37 岁，消化道大出血，心电图正确诊断是：

A. 室性早搏呈三联律　　B. 心肌缺血　　C. 正常心电图　　D. 窦性停搏

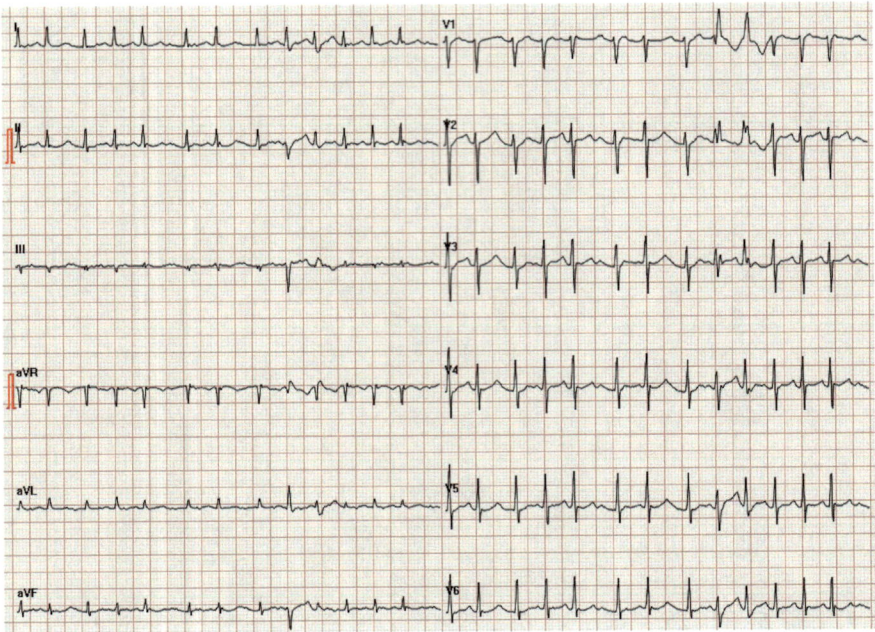

263.男性，43 岁，心悸数月，心电图正确诊断是：
    A. 窦性心动过速　　　　B. 阵发性室上性心动过速
    C. 心房颤动　　　　　　D. 室性早搏成对出现

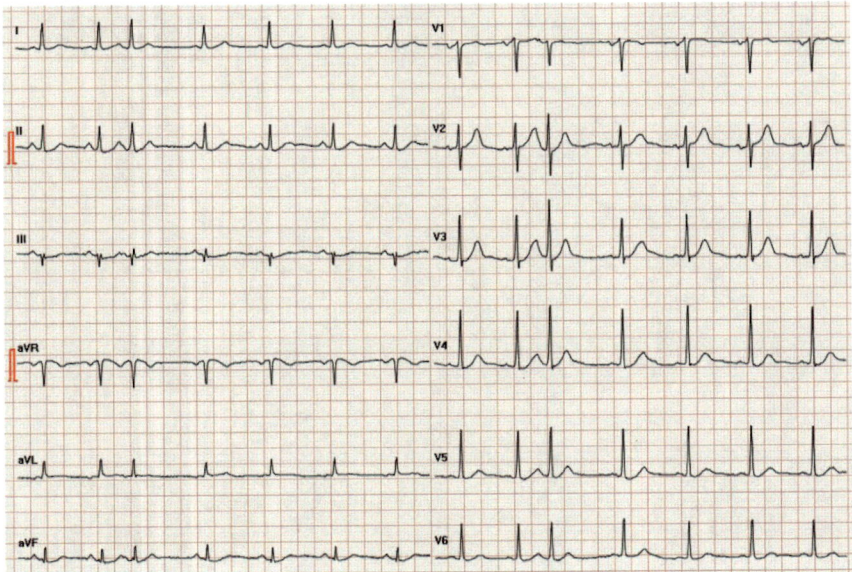

264.男性，71 岁，脑梗塞，心电图正确诊断是：
    A. 心房颤动　　B. 左室肥厚　　C. 房性早搏　　D. 窦性心律不齐

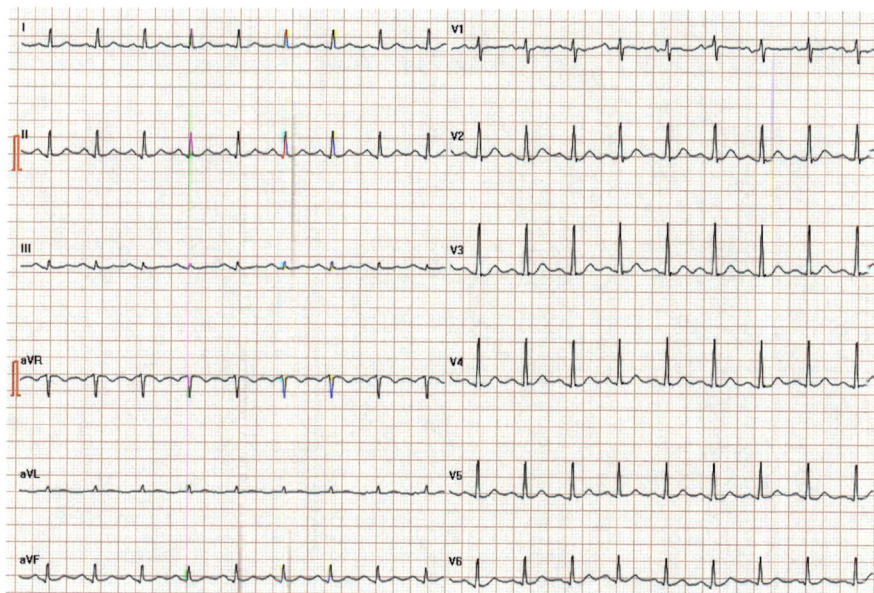

265.男性，64 岁，头昏眼花 3 小时，心电图正确诊断是：

    A.窦性心动过速   B.心肌缺血   C.正常心电图   D.房性早搏

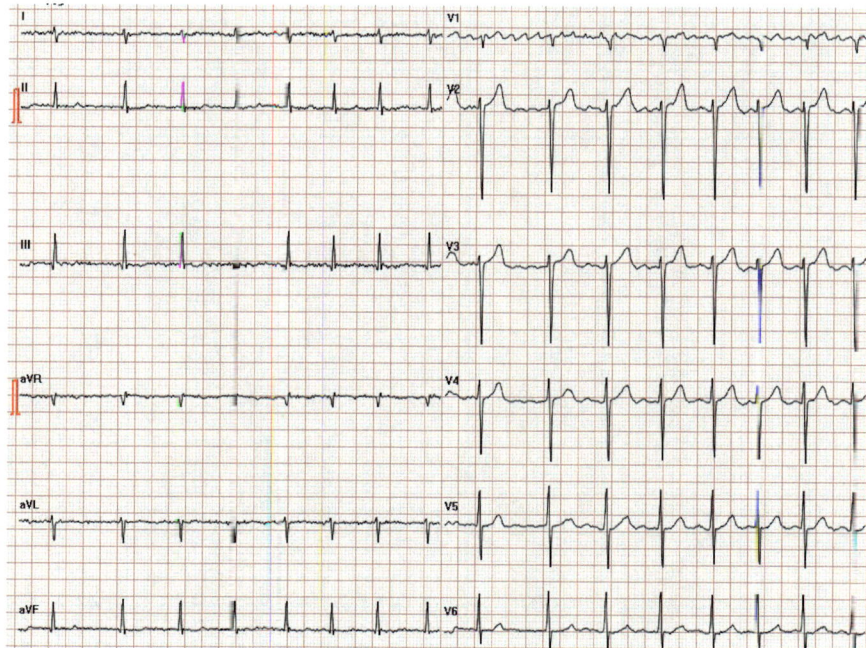

266.男性，45 岁，体检，心电图正确诊断是：

    A.窦性心动过速   B.心房颤动   C.房性早搏   D.窦性心律不齐

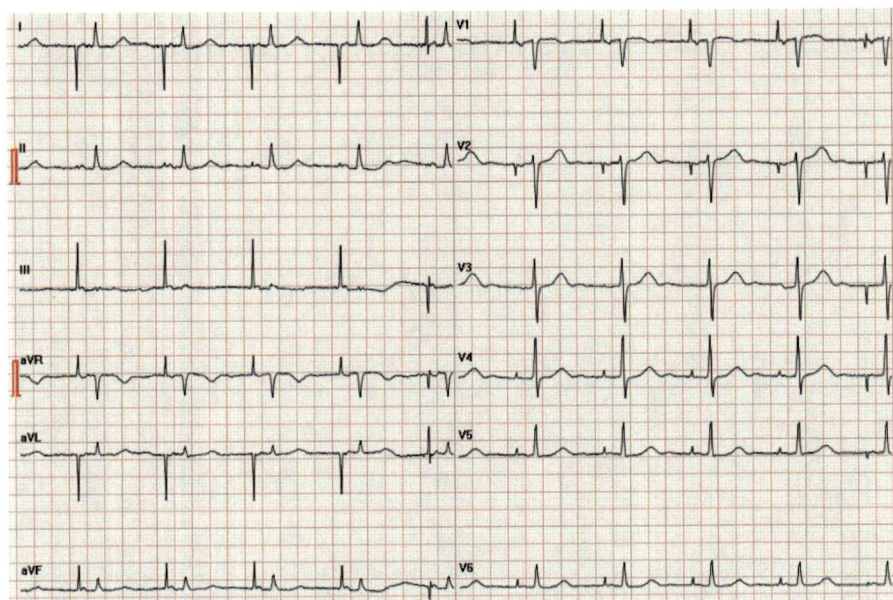

267.男性，75 岁，窦性停搏，植入人工心脏起搏器 4 年，该起搏器的起搏方式是：

    A. DDD   B. AAI   C. VV1   D. VDD

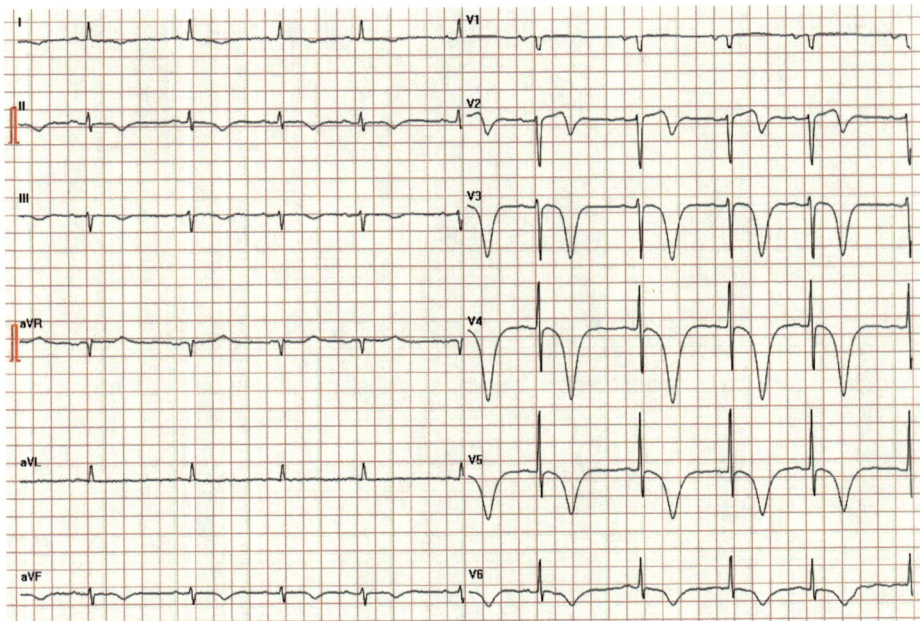

268.男性，69 岁，胸闷胸痛，伴活动后气促，心电图正确诊断是：

    A. 心肌缺血   B. 左室肥厚   C. 房性早搏   D. 正常心电图

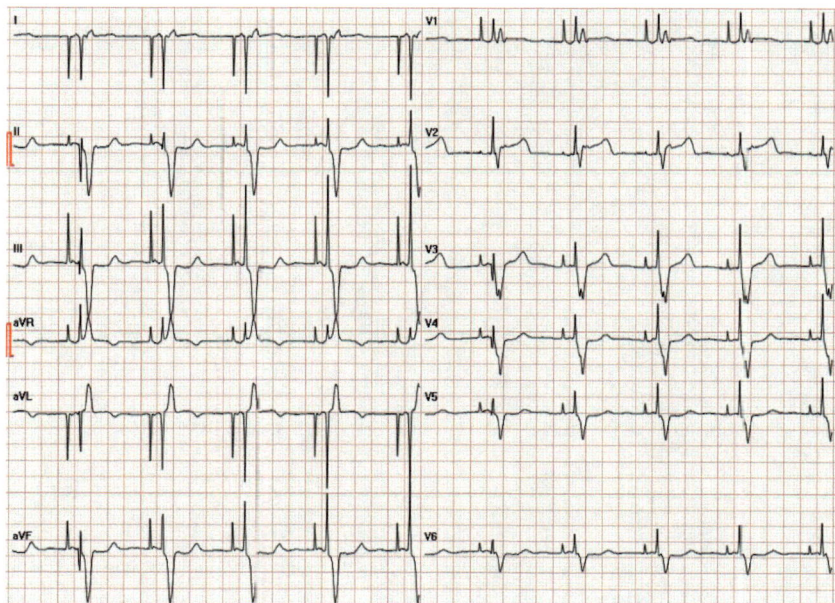

269.男性，66 岁，病态窦房结综合征，植入人工心脏起搏器 2 年，该起搏器的
起搏方式是：

    A. DDD   B. AAI   C. VVI   D. VDD

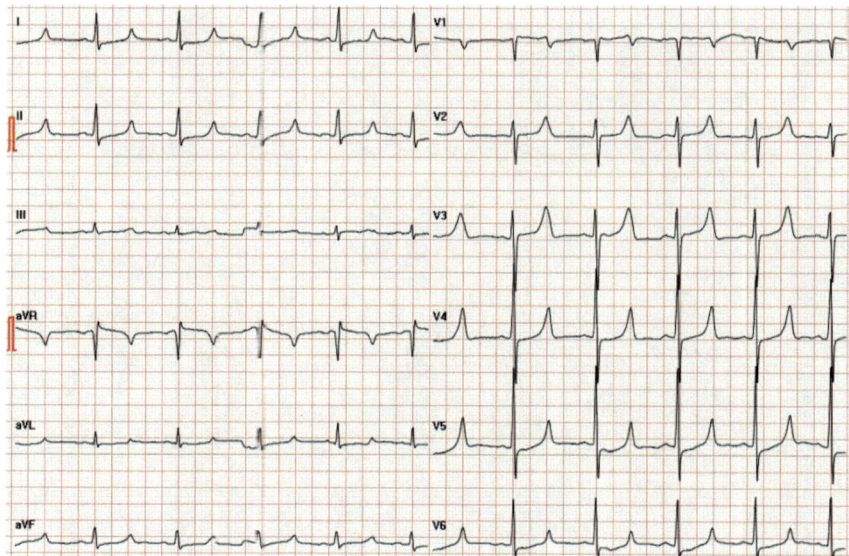

270.女性，50 岁，全身乏力，活动气促后半年，门诊查心电图如上，其心电图
正确诊断是：

    A. 一度房室阻滞   B. T 波高尖，提示高血钾   C. 正常心电图   D. 心房颤动

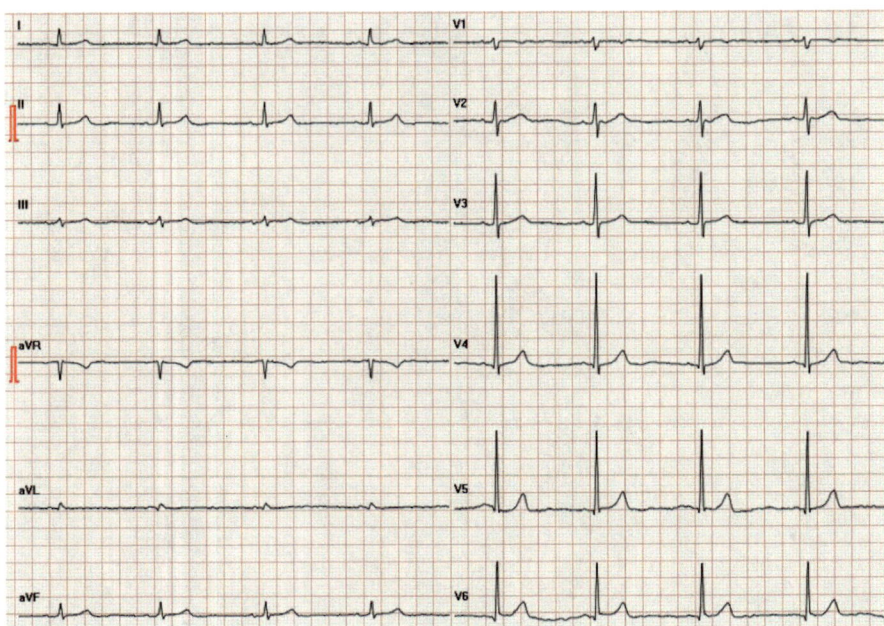

271.女性，70 岁，大便带血一周，心电图正确诊断是：

    A.三度房室阻滞   B.正常心电图   C.左室肥厚   D.窦性心动过缓

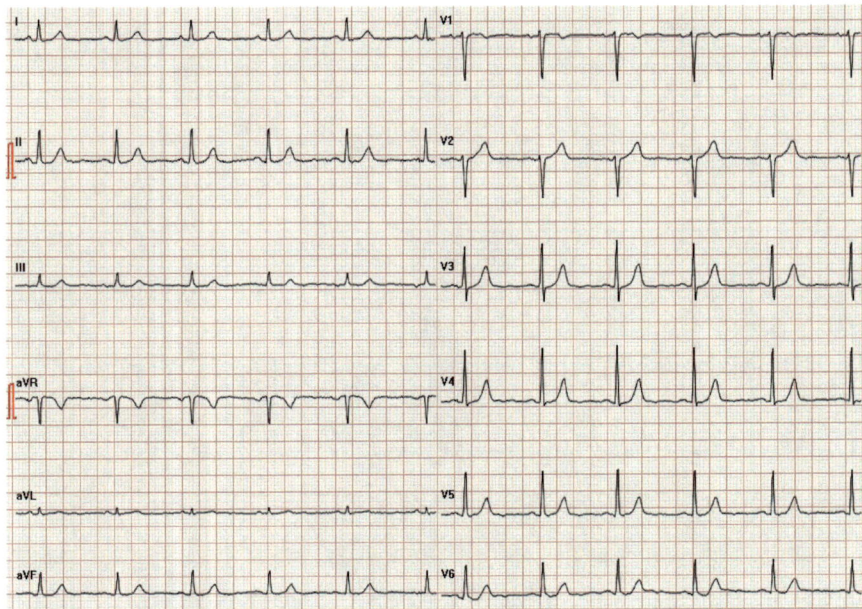

272.女性，51 岁，胃痛 2 天，心电图正确诊断是：

    A.高血钾心电图改变 B.室性早搏 C.正常心电图 D.急性前间壁心肌梗死

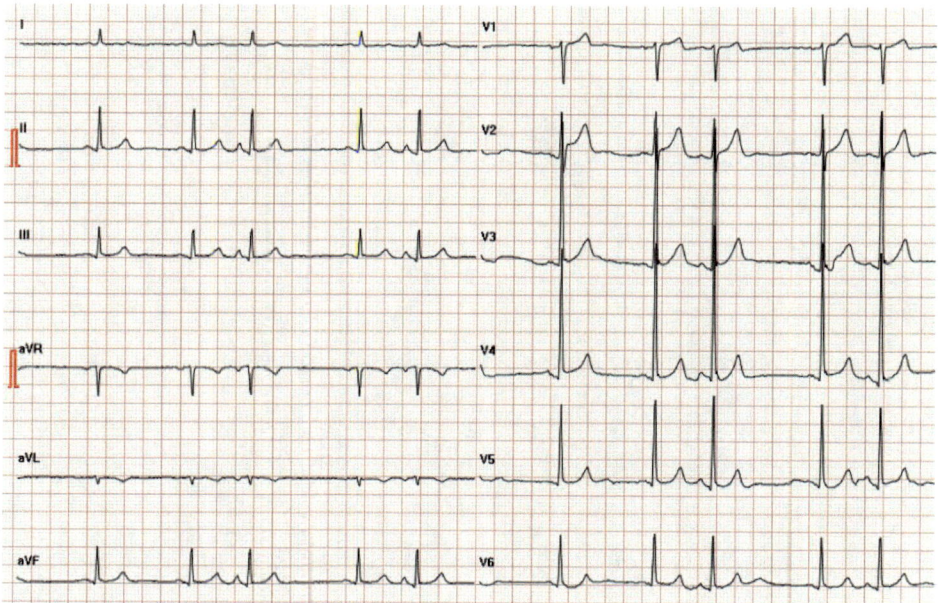

273.男性，65岁，慢阻肺，心电图正确诊断是：

A.正常心电图　　B.房性早搏　　C.左室肥厚　　D.室性早搏

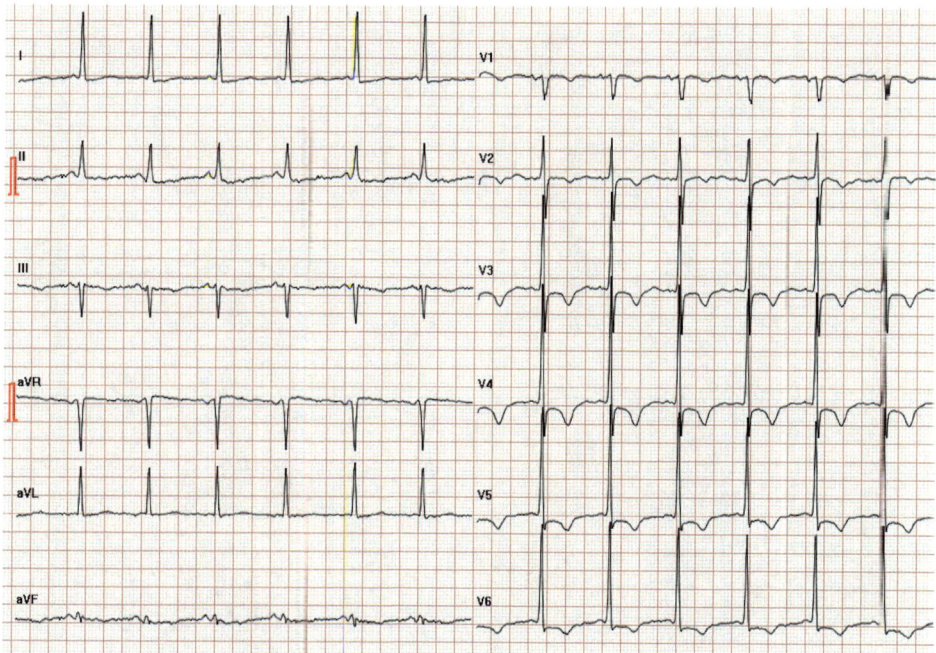

274.女性，74岁，电击伤，心电图正确诊断是：

A.急性广泛前壁心肌梗死　B.预激综合征　C.左室肥厚　D.低血钾心电图改变

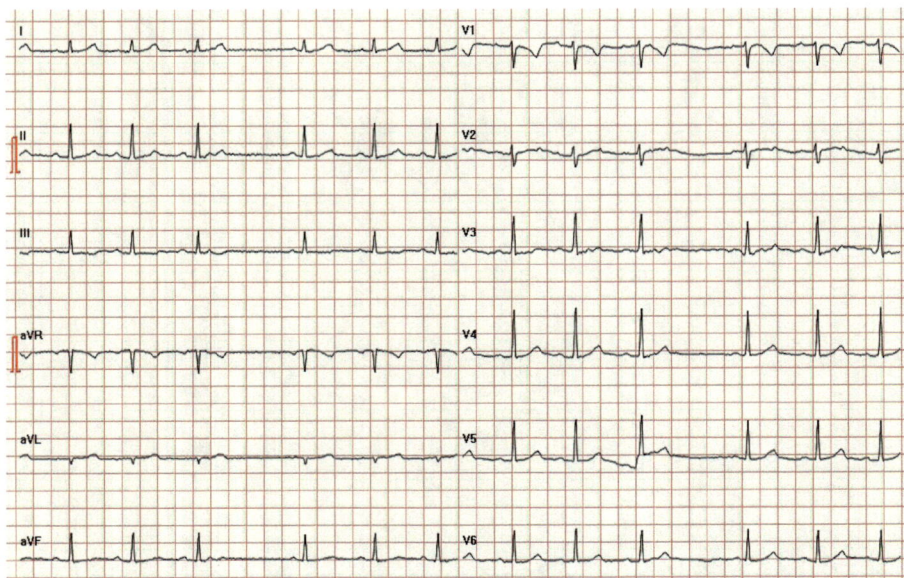

275.女性，20 岁，体检，心电图正确诊断是：

    A.窦性心动过速   B.窦性停搏   C.房性早搏未下传   D.窦性心律不齐

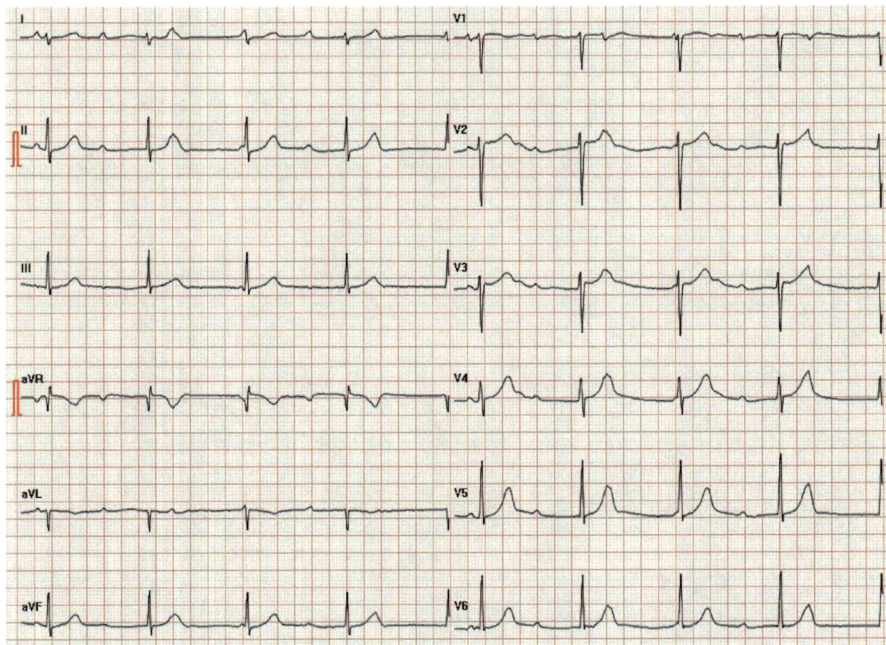

276.男性，11 岁，心肌炎，心电图正确诊断是：

    A.窦性心动过缓   B.一度房室阻滞   C.二度房室阻滞   D.三度房室阻滞

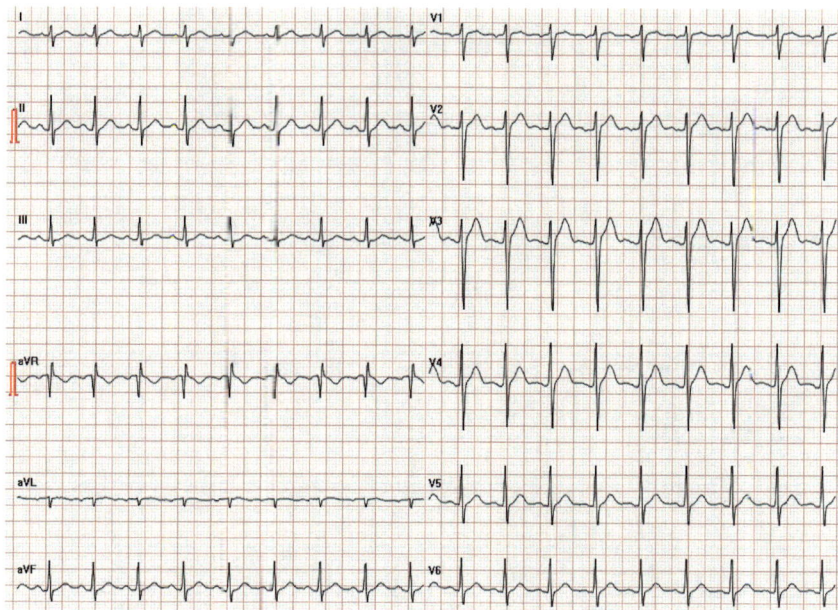

277.男性，31 岁，心悸 2 小时，心电图正确诊断是：

    A.心室预激   B.房性早搏   C.窦性心动过速   D.正常心电图

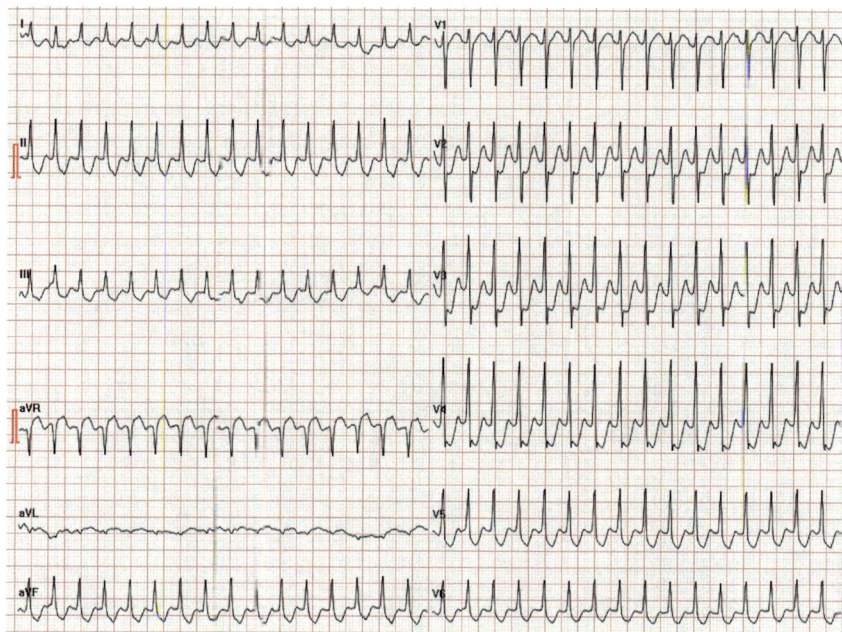

278.男性，45 岁，突发心悸 30 分钟，心电图正确诊断是：

    A.心肌缺血   B.阵发性室上性心动过速   C.房性早搏   D.心房颤动

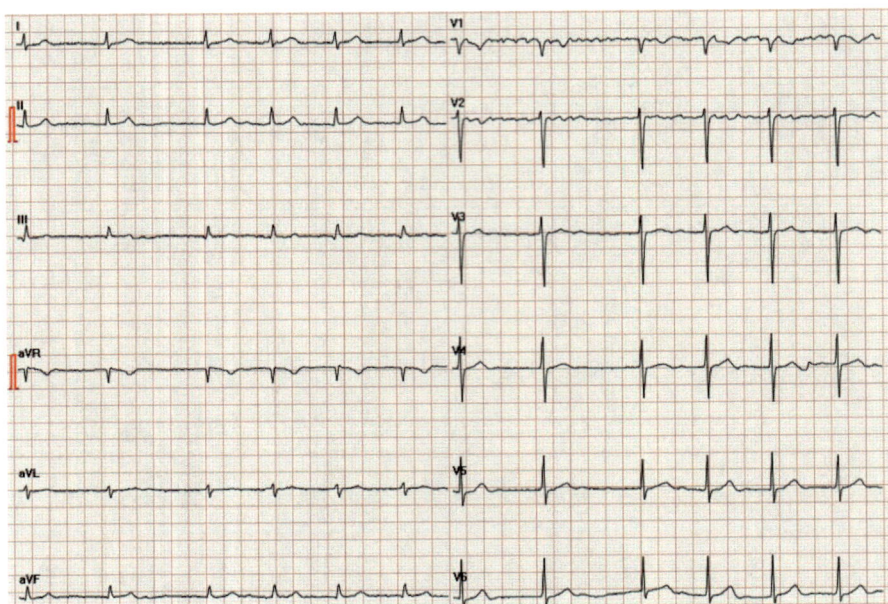

279.女性，66岁，肝硬化，心电图正确诊断是：

    A. 二度房室阻滞　　B. 房性早搏　　C. 心房颤动　　D. 窦性心律不齐

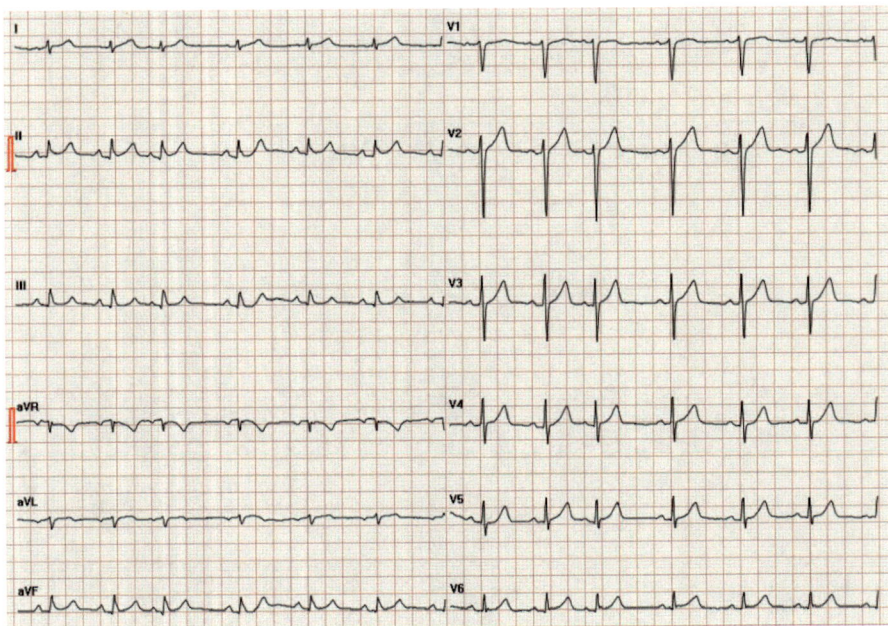

280.男性，36岁，体检，心电图正确诊断是：

    A. 正常心电图　　B. 窦性心律不齐　　C. 房性早搏　　D. 一度房室阻滞

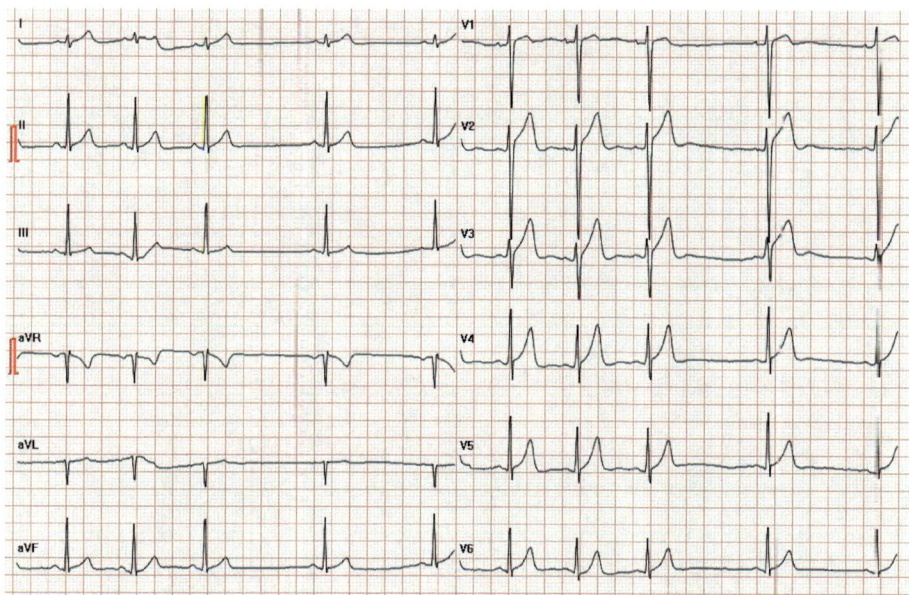

281.男性，26岁，体检，心电图正确诊断是：

　　A.正常心电图　　3.窦性心律不齐　　C.房性早搏　　D.一度房室阻滞

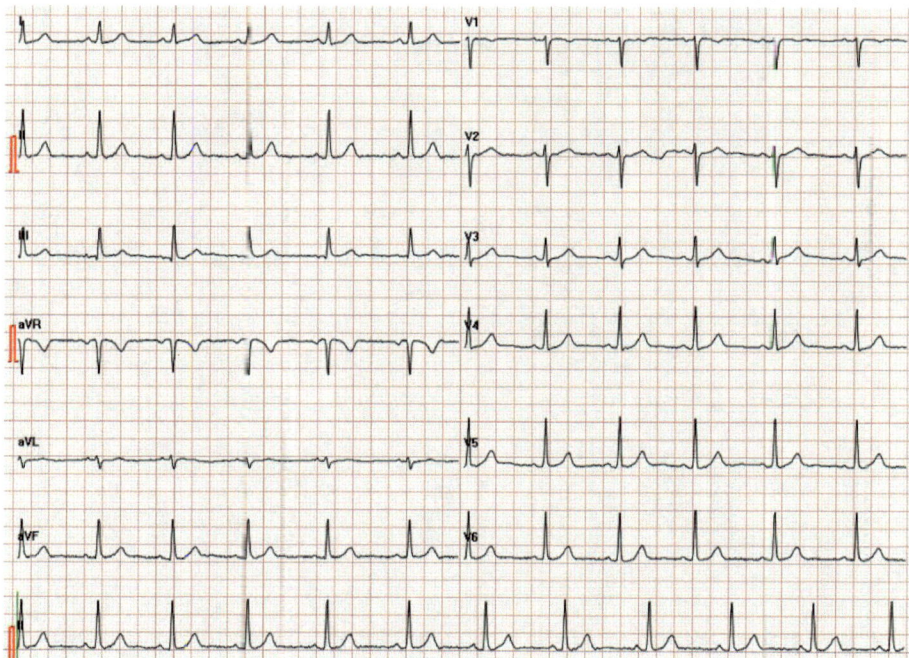

282.女性，35岁，体检，心电图正确诊断是：

　　A.房性早搏　　B.一度房室阻滞　　C.正常心电图　　D.室性旦搏

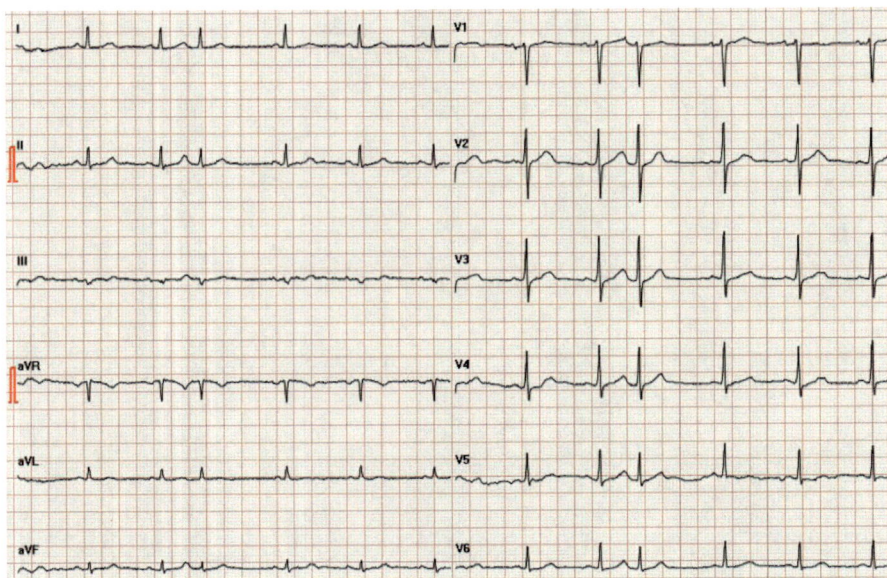

283.男性，55 岁，胸闷 2 小时，心电图正确诊断是：

    A.心肌缺血   B.房性早搏   C.室性早搏   D.正常心电图

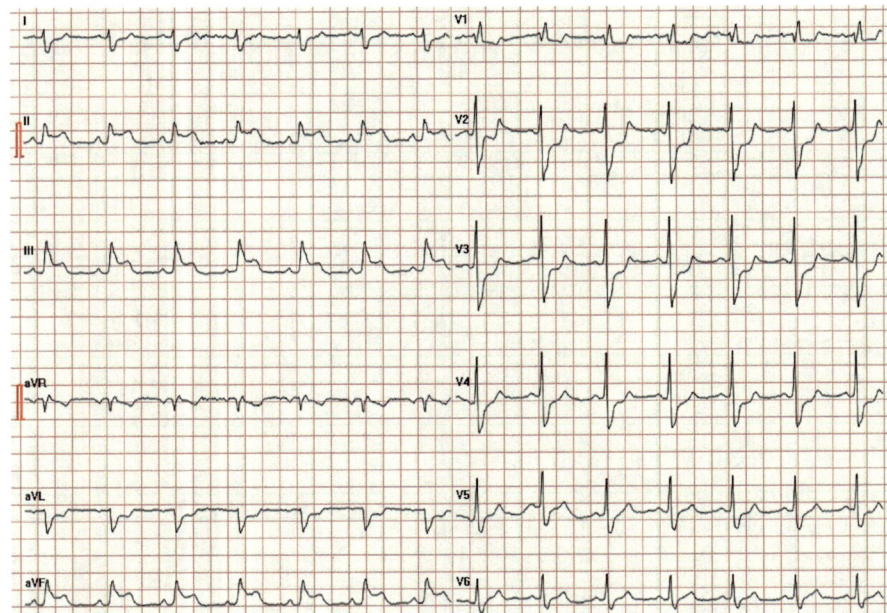

284.男性，70 岁，胸痛半小时，1 年前心电图曾诊断"完全性右束支阻滞"，
    本次心电图除完全性右束支阻滞的心电图改变外还有：

    A.下壁心肌损伤   B.右室肥厚   C.早期复极   D.正常心电图

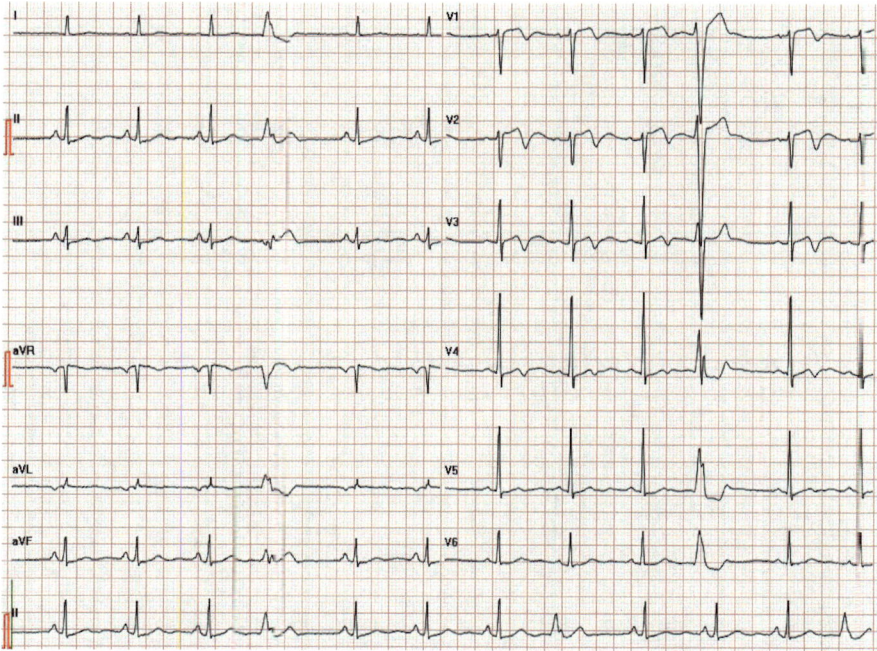

285.男性，60 岁，高血压病，心电图正确诊断是：

  A.房性早搏 B.室性早搏 C.左室肥大 D.急性前间壁心肌梗死

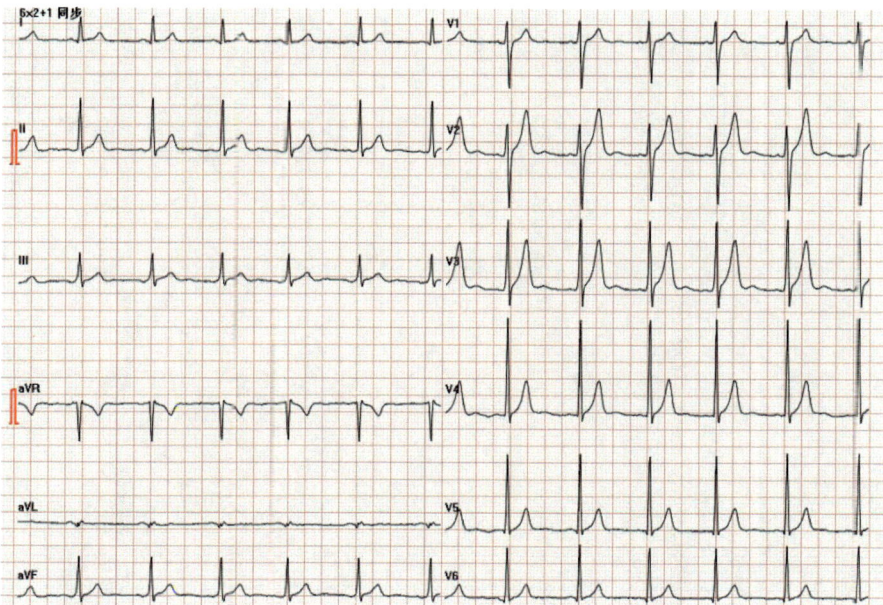

286.男性，22 岁，胸痛 1 小时，心电图正确诊断是：

  A.左室肥大 B.高血钾心电图改变 C.房性早搏 D.正常心电图

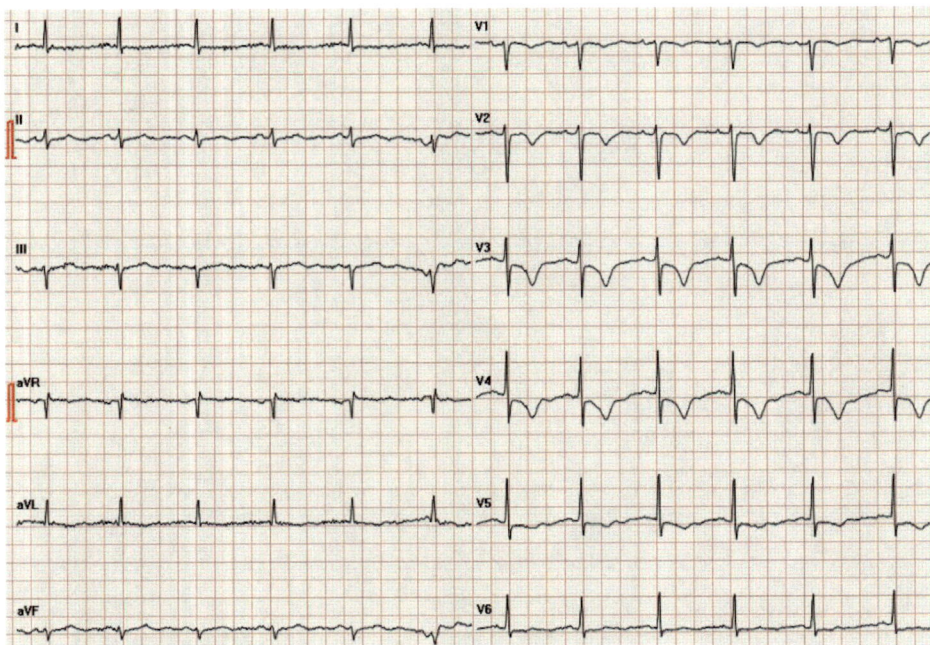

287.男性，55 岁，胸痛 2 小时，心电图正确诊断是：

  A.房性早搏 B.心肌缺血 C.急性广泛前壁心肌梗死 D.正常心电图

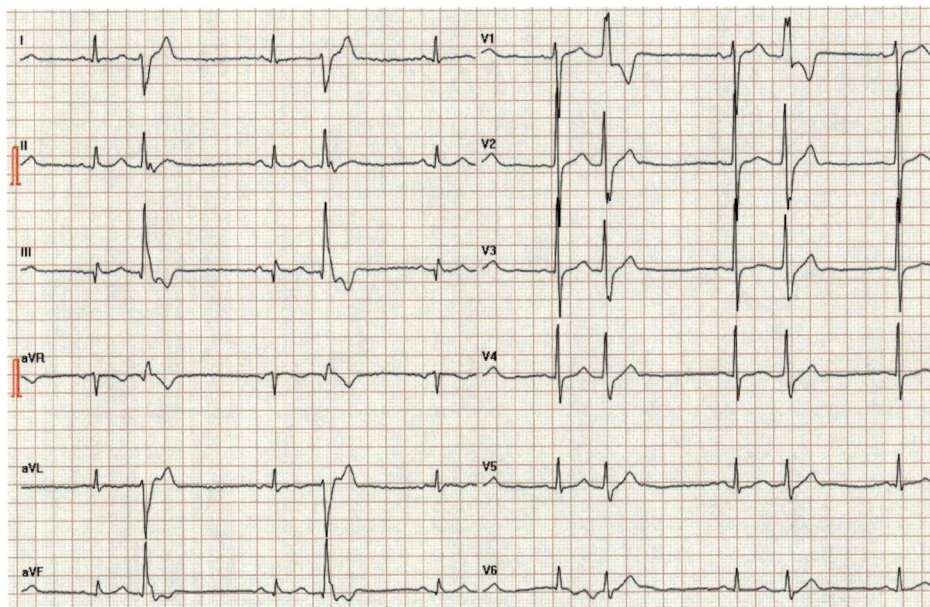

288.男性，54 岁，心绞痛 3 小时，心电图正确诊断是：

  A.完全性右束支阻滞 B.正常心电图 C.室性早搏 D.房性早搏

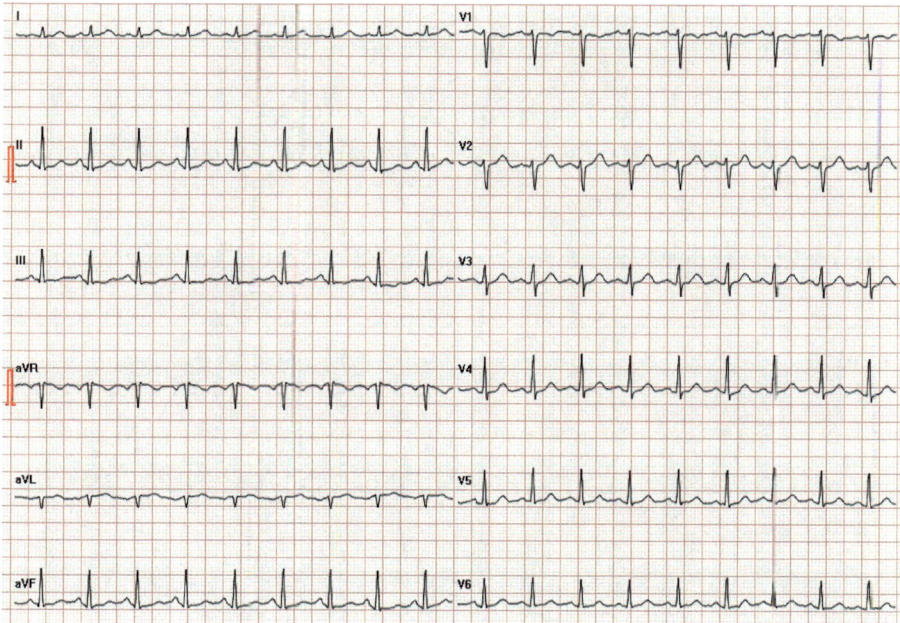

289.女性，39岁，胸痛1小时，心电图正确诊断是：

　　A.正常心电图　　B.早期复极　　C.房性早搏　　D.窦性心动过速

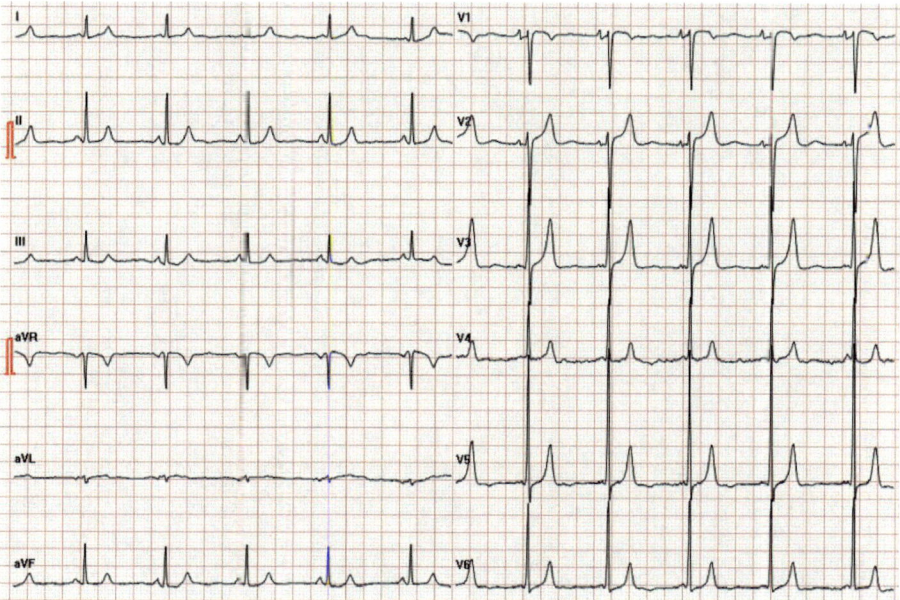

290.女性，39岁，反复腹泻，食少纳差，心电图正确诊断是：

　　A.正常心电图　　B.早期复极　　C.心肌缺血　　D.高血钾心电图改变

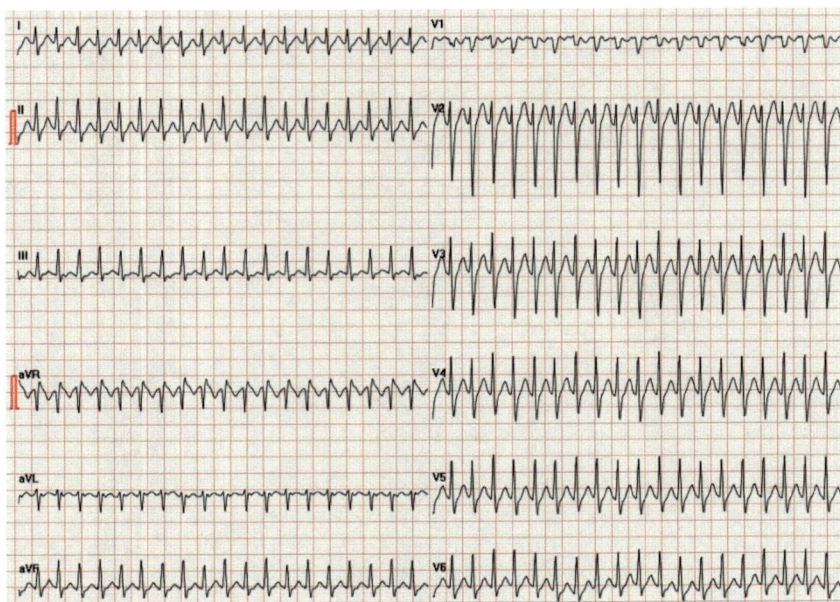

291.男性，27 岁，突发心慌气促 3 小时，心电图正确诊断是：

    A.房性早搏   B.一度房室阻滞   C 心房颤动   D.阵发性室上性心动过速

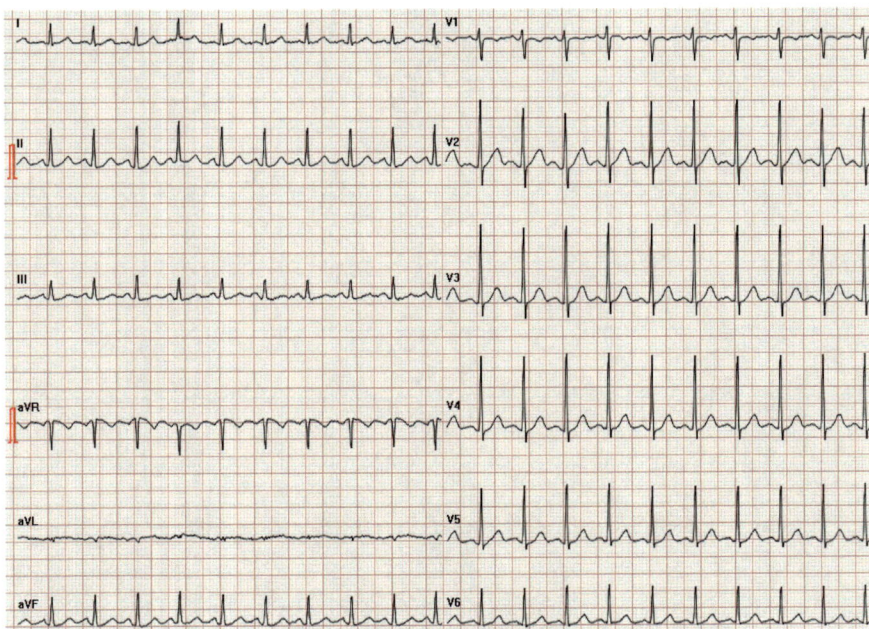

292.女性，61 岁，体检，心电图正确诊断是：

    A.窦性心动过速   B.早期复极   C.左室肥厚   D.正常心电图

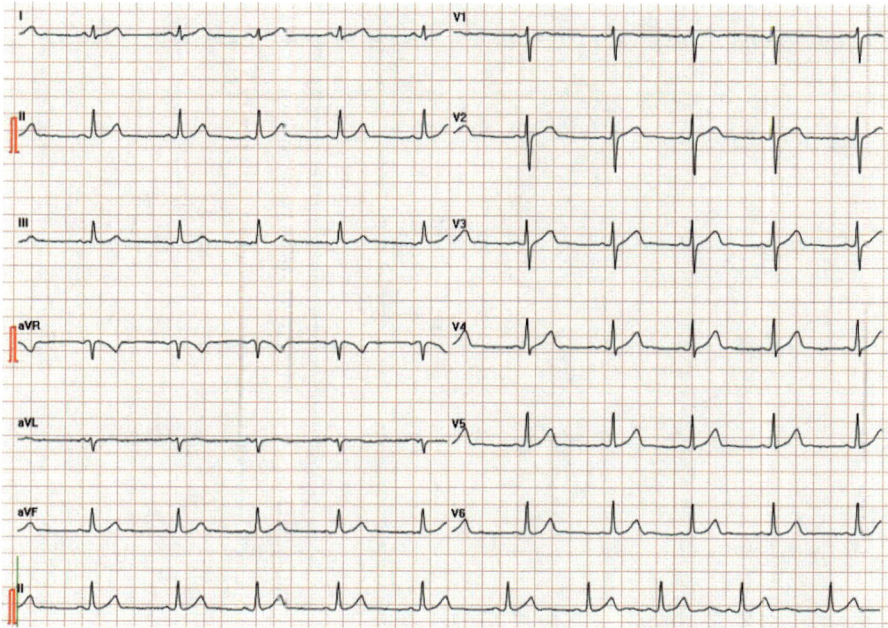

293.女性，30岁，体检，心电图正确诊断是：

　　A.正常心电图　　3.房性早搏　　C.室性早搏　　D.室性早搏

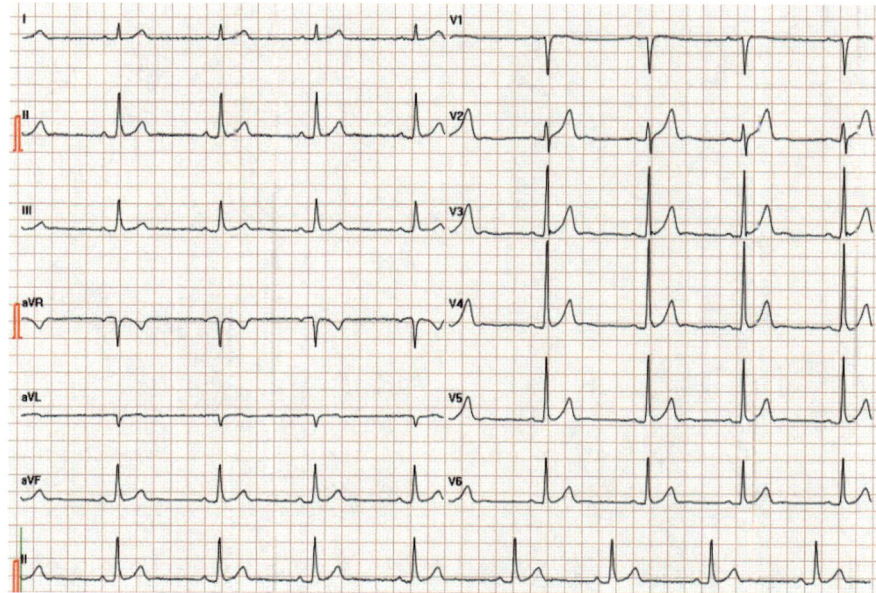

294.男性，53岁，心绞痛1小时，心电图正确诊断是：

　　A.早期复极　　B.正常心电图　　C.左室肥大　　D.窦性心动过缓

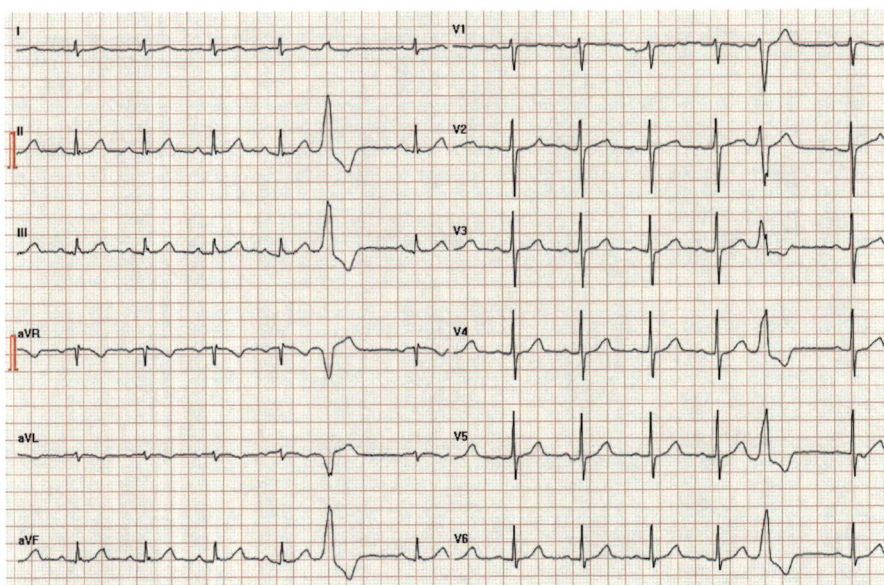

295.男性，72 岁，鼻咽癌，心电图正确诊断是：

    A.室性早搏   B.房性早搏   C.正常心电图   D.心肌缺血

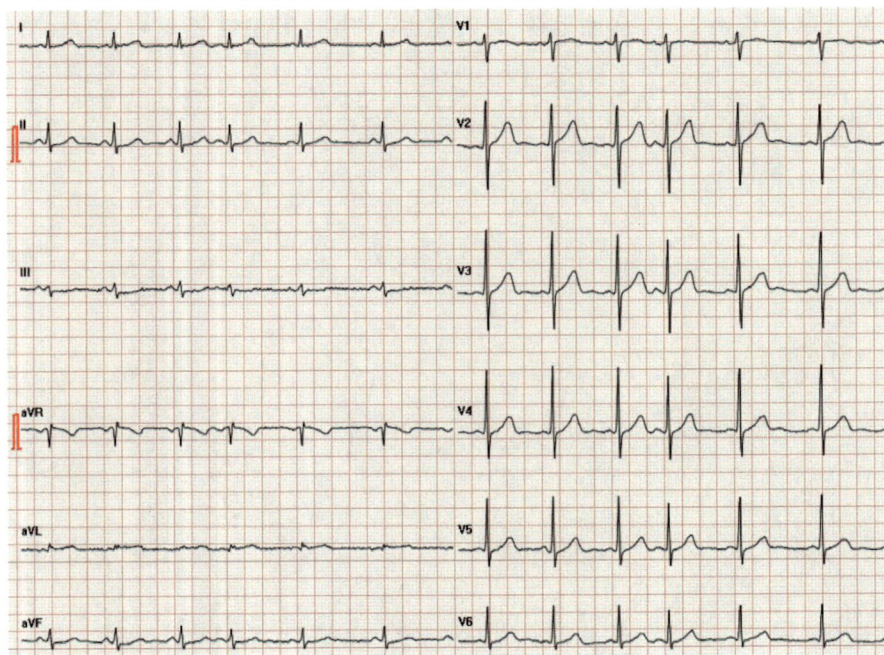

296.男性，56 岁，头痛 2 天，心电图正确诊断是：

    A.心肌缺血   B.正常心电图   C.房性早搏   D.室性早搏

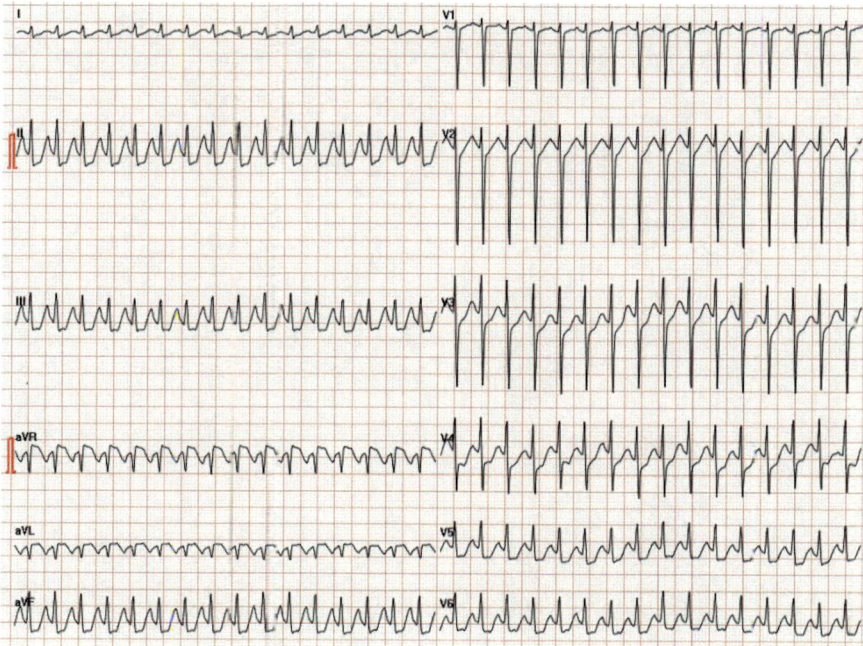

297.女性，54岁，突发心悸 1 小时，心电图正确诊断是：

    A.心肌缺血   B.窦性心动过速   C.阵发性室上性心动过速   D.心房颤动

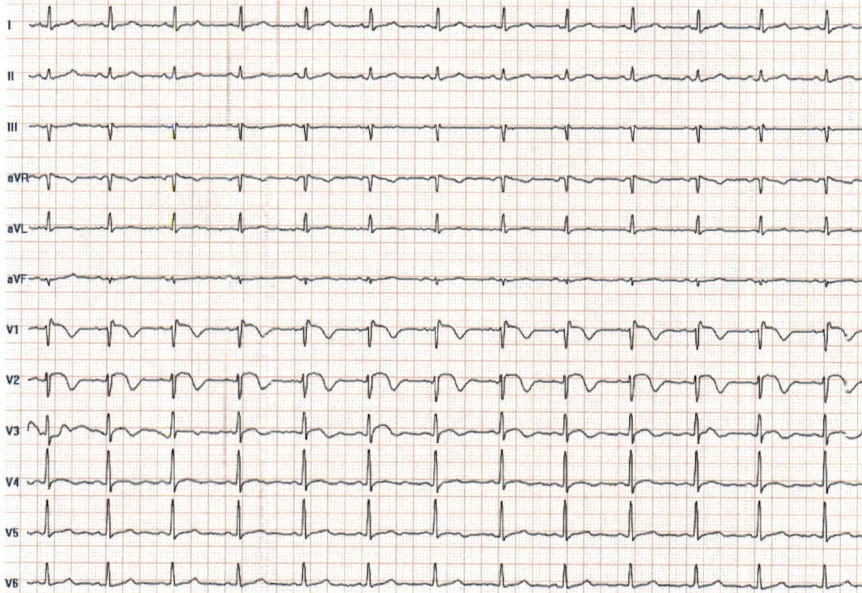

298.男性，62岁，突发胸痛 1 小时，心电图正确诊断是：

    A.心肌缺血   B.窦性心动过速   C.正常心电图   D.一度房室阻滞

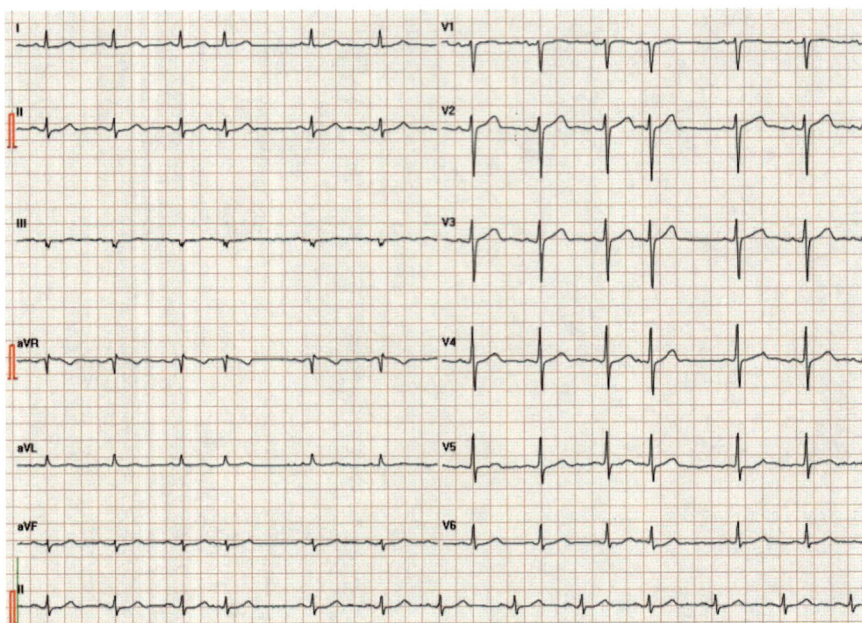

299.男性，73 岁，胸闷不适 1 周，心电图正确诊断是：

    A.急性下壁心肌梗死   B.房性早搏   C.室性早搏   D.心肌缺血

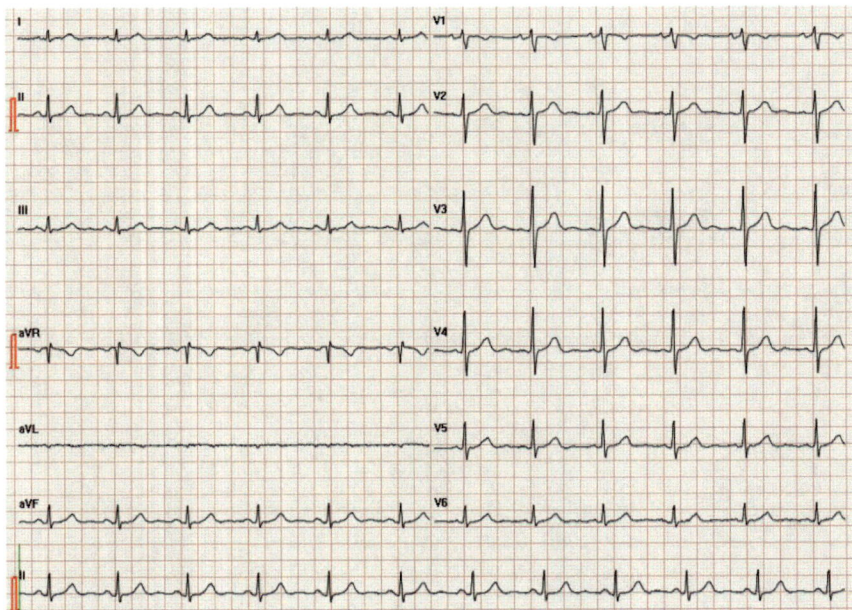

300.男性，70 岁，高血压复查，心电图正确诊断是：

    A.肢导低电压   B.正常心电图   C.房性早搏   D.一度房室阻滞

参考答案

1～50 题									
1	2	3	4	5	6	7	8	9	10
C	B	B	D	D	C	B	B	C	C
11	12	13	14	15	16	17	18	19	20
B	C	A	A	C	B	B	B	C	D
21	22	23	24	25	26	27	28	29	30
B	A	A	B	C	A	D	A	B	A
31	32	33	34	35	36	37	38	39	40
D	C	C	B	D	A	D	C	B	C
41	42	43	44	45	46	47	48	49	50
D	C	D	B	A	C	B	A	A	B

51～100 题									
51	52	53	54	55	56	57	58	59	60
C	D	C	A	C	B	D	B	A	B
61	62	63	64	65	66	67	68	69	70
D	B	C	B	A	B	C	C	B	A
71	72	73	74	75	76	77	78	79	80
B	C	A	B	D	C	C	D	C	A
81	82	83	84	85	86	87	88	89	90
B	C	D	B	B	C	B	C	A	B
91	92	93	94	95	96	97	98	99	100
C	A	B	D	C	A	C	C	B	B

101～150 题									
101	102	103	104	105	106	107	108	109	110
C	D	B	C	D	C	C	B	D	A
111	112	113	114	115	116	117	118	119	120
B	A	D	B	D	B	C	B	A	B
121	122	123	124	125	126	127	128	129	130
C	C	B	B	C	C	D	B	A	C
131	132	133	134	135	136	137	138	139	140
D	B	B	D	B	C	D	B	B	D
141	142	143	144	145	146	147	148	149	150
D	D	D	A	C	B	C	C	A	D

151～200 题									
151	152	153	154	155	156	157	158	159	160
D	A	C	D	B	B	A	D	A	B
161	162	163	164	165	166	167	168	169	170
D	C	A	B	B	D	C	C	A	A
171	172	173	174	175	176	177	178	179	180
D	B	A	A	B	C	B	B	C	C
181	182	183	184	185	186	187	188	189	190
A	B	C	C	A	D	D	B	C	B
191	192	193	194	195	196	197	198	199	200
C	C	D	B	D	C	B	B	A	B

201～250 题									
201	202	203	204	205	206	207	208	209	210
C	D	A	C	B	B	A	A	C	B
211	212	213	214	215	216	217	218	219	220
B	D	B	C	B	B	B	D	C	B
221	222	223	224	225	226	227	228	229	230
C	D	C	B	C	A	C	D	C	A
231	232	233	234	235	236	237	238	239	240
B	A	B	B	C	C	D	C	A	A
241	242	243	244	245	246	247	248	249	250
D	B	B	B	B	B	C	D	B	A

251～300 题									
251	252	253	254	255	256	257	258	259	260
A	A	B	D	D	B	C	C	D	D
261	262	263	264	265	266	267	268	269	270
D	A	C	C	A	B	B	A	A	B
271	272	273	274	275	276	277	278	279	280
D	C	B	C	C	D	C	B	C	C
281	282	283	284	285	286	287	288	289	290
B	C	B	A	B	D	B	C	D	D
291	292	293	294	295	296	297	298	299	300
D	A	A	D	A	C	C	A	B	B